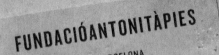

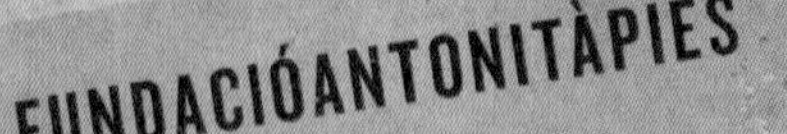
FUNDACIÓANTONITÀPIES
ARAGÓ, 255 - 08007 BARCELONA
TEL.+34 934 870 315 - FAX +34 934 870 009
MUSEU@FTAPIES.COM
WWW.FUNDACIOTAPIES.ORG
REPUBLIKA HRVATSKA
0,10
DUBROVNIK
SAGEB
AÉROPORT
INTERNATIONAL
BEAUVAIS
18 DES. 2013

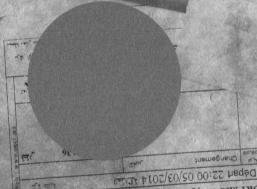

Changement
Départ 22:00 05/03/2014
AEROPORT Med V
CASA VOYAGEURS

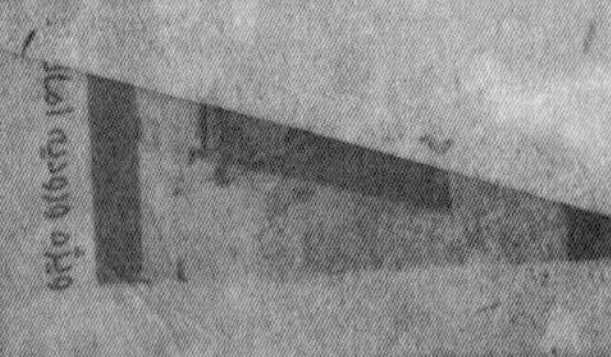

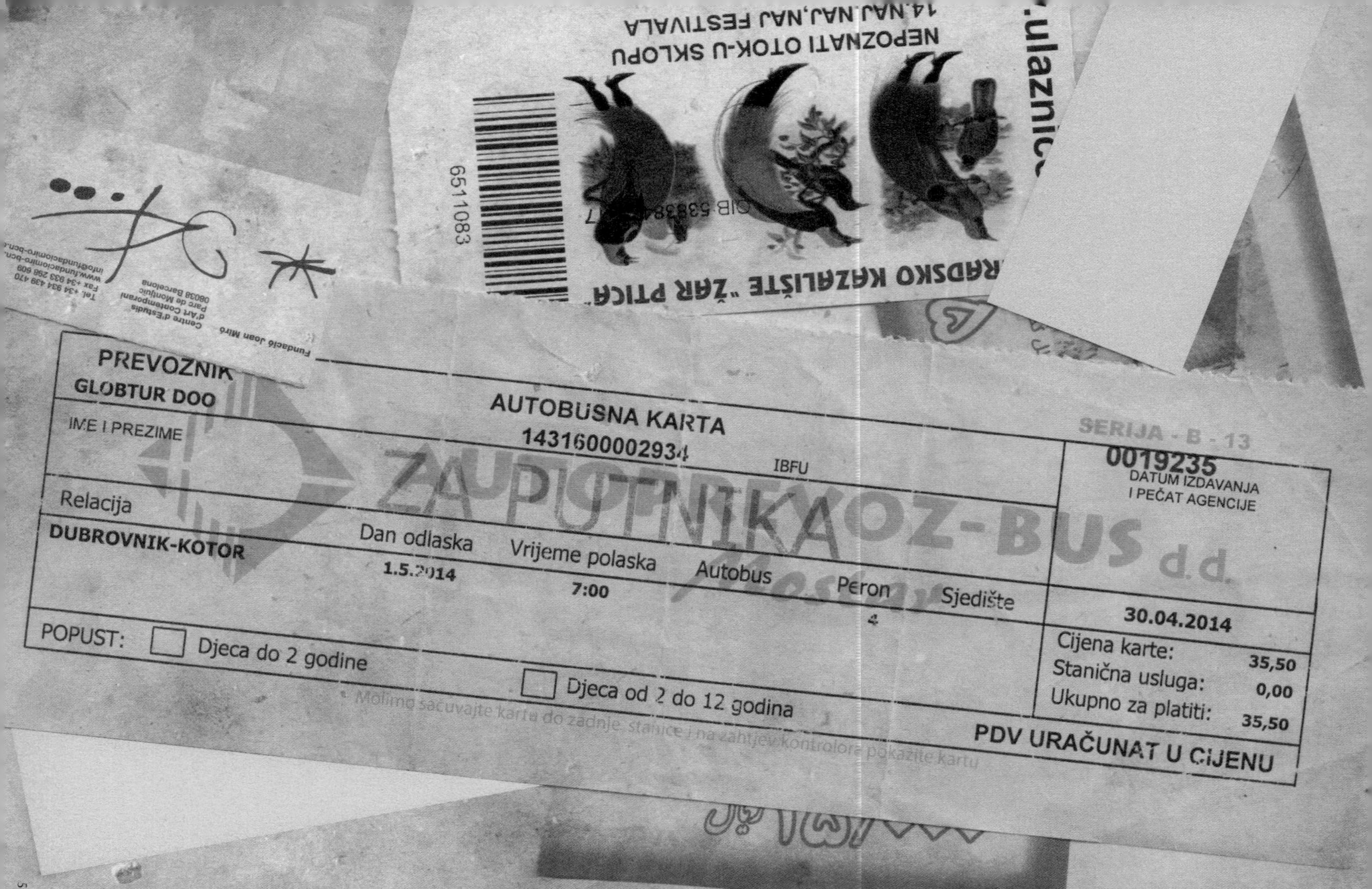

PREVOZNIK
GLOBTUR DOO

AUTOBUSNA KARTA
1431600002934

SERIJA - B - 13
0019235

IME I PREZIME

IBFU

DATUM IZDAVANJA
I PEČAT AGENCIJE

AUTOPREVOZ-BUS d.d.
Mostar

ZA PUTNIKA

Relacija	Dan odlaska	Vrijeme polaska	Autobus	Peron	Sjedište
DUBROVNIK-KOTOR	1.5.2014	7:00		4	

30.04.2014

Cijena karte:	35,50
Stanična usluga:	0,00
Ukupno za platiti:	35,50

POPUST: ☐ Djeca do 2 godine ☐ Djeca od 2 do 12 godina

PDV URAČUNAT U CIJENU

* Molimo sačuvajte kartu do zadnje stanice i na zahtjev kontrolora pokažite kartu

.ulaznic

RADSKO KAZALIŠTE "ŽAR PTICA"

NEPOZNATI OTOK-U SKLOPU
14.NAJ,NAJ,NAJ FESTIVALA

OIB 53838

6511083

Fundació Joan Miró
Centre d'Estudis
d'Art Contemporani
Parc de Montjuïc
08038 Barcelona
Tel. +34 934 439 470
Fax +34 933 298 609
www.fundaciomiro-bcn.
info@fundaciomiro-bcn.

目錄

崩壞

躊躇

找尋

序／請跟著我好好的迷路一次

施權峰故事／蔡旭偉整理

每個人對旅行都懷抱著浪漫，環遊世界幾乎是和我同一世代每個人的夢想。畢業後工作好些年，兩度澳洲打工渡假，也到中國做過玩具設計師，而橫跨歐亞非的旅行大計畫始終縈繞在心頭。浪漫的異國、新鮮的視野，土耳其、摩洛哥、法國、克羅埃西亞、西班牙、保加利亞、幾乎沿著地中海繞了一圈的計畫，充斥著因為遙遠陌生而令人興奮的空氣。

然而老天就是不甘心讓我順利上路吧。2013年快成行時，家裡發生劇變。親族對我和母親的住所起了覬覦之心，從小就是單親家庭的我們，在家族裡處於弱勢，對於掛名於長輩的房產毫無置喙的餘地，只能坐視良知與貪婪交戰後的宣判。感到荒謬的是，異地旅途總有無求回報的陌生人伸出援手，而所謂的親戚，卻能當著你的面說「怎麼樣，我就是愛錢！所以你走吧！」

當時雖說一切未成定局，卻足以強迫這趟旅行面對人生的現實，浪漫的成分蒸發殆盡。也動過放棄的念頭，把旅費留下來應急好了，母親卻叫我趕快出發。出發了、出發了！不然，誰知道又會發生甚麼呢？混亂焦躁的處境裡，我簡直逃難般趕上飛機，一顆心顛顛簸簸一路飛到土耳其。現在回想，倒是浪費那些絕世美景與史蹟了，因為眼前越美、越珍貴，越燃起我的愧疚感。我白天如遊魂穿梭異地城市街巷，夜晚急著回到旅店，找網路、打電話，那些住在台北的人性又扭曲到了甚麼地步啊？

「天啊，我在這裡做甚麼呢？」我質疑著自己。然而，在土耳其遇到的背包客卻分散了我的注意力，讓我也開始問，他們在做甚麼呢？

那兩名來自敘利亞的背包客，在背包客棧的雙層床上，用保鮮膜纏繞包裹衣物。我得到的回答是待會要去游泳。越過博斯普魯斯海峽的一段游泳。聽起來就像開玩笑，但真相是2013年敘利亞如煉獄般的內戰，他們好不容易逃出來，打算從土耳其的亞洲區游泳橫跨到對岸的歐洲區，尋求政治庇護。我不知道傍晚的海水將如何冰冷刺骨，保鮮膜能否真能幫他們保有衣物的乾暖，讓他們在幸運上岸後不至失溫。

那天只留下如常的道別，卻是旅途的第一場震撼，讓我把眼睛睜開，開始問，他們在做甚麼呢？這世界在做甚麼呢？

這只是其中一件事。甚麼流浪、甚麼冒險，都已無法形容這些旅程教我的事情。沿途我得一邊計算要留給台北母親的生活費，一邊錙銖著旅費，回頭再看，這其實是一件非常奢侈的事。那不是物質上的鋪張，而是我這渺小生命，居然得靠無窮無垠的世界與苦難，才得以獲得甚麼啟發。旅程上那些猜忌、熱情、貧苦、良善、欺瞞、貪婪、憤怒、虛無、期盼、驚喜、害怕、仗義、懦弱、喜悅…反覆淬鍊著我，直到旅程後段，我彷彿有種改變自我的錯覺。然而，這段路因為家裡又一次災厄而被迫中斷了。

因為爺爺去世了，縱使我爭取一份到波蘭以設計工作交換食宿的機會，仍得直接飛回台灣奔喪。病床前他得面對子孫爭產的醜陋，走後在他的靈堂上，仍不得安寧。那些人表面哀情慰問，背後卻各懷算計，用話語與眼神上演著種種分化親情、爭奪財產的肥皂劇。本以為這趟旅行回來，一切會更好，但我沒有更好。我和母親被迫搬離原本的住房，她的床上堆滿了因遷移而無處置放的物品，甚至她無法躺平。我也沒有地方睡了，剛回台灣沒工作，每天在大馬路閒逛，累了就輪流到好意接待的朋友家睡沙發、睡地板，在旅行時重新建立起來的自我，一天一天的消磨，而恨意也一天一天的累積滋長，悲傷、憤怒，那些感覺甚至大到忘了自己為何原因而悲而怒，只想要毀滅，毀滅是唯一的路，毀滅那些可惡的人，讓我用剩下的生命跟你們同歸於盡、跟這些痛苦同歸於盡。我對人的信任、對自我的信任，隨著內心的火焰燃燒殆盡。

直到有一天，我看見鏡子裡的自己，也恰好瞥見一旁母親的鏡影。她早年喪夫，長久以來活在抑鬱裡，到處紊亂堆放的雜物、了無生氣的人生，全塞在這間陰暗窄小的房間，我發現，自己也慢慢變成了這裡的一部分了。母親說不出鼓勵的話語，然而她的模樣像甩了我一個耳光，我不能和她一樣！旅行的所見所聞都還留在我的身體，我和她不一樣，我不該再自溺傷懷了。

我開始整理這段環繞地中海的旅程，卻也意外接續另一段內心旅程。因緣際會獲得金色三麥執行長葉冠廷的贊助，同時為自己的手機攝影策畫「再見之後再見」展覽，一面整理照片的過程，一面啟動了創作的動力。原本只是展示這趟旅程的紀錄而已，隨著一天一天過去，有些情緒沉澱、有些想法萌發，我動手把旅行沿途所撿拾的廢棄物，一件一件拼湊組合成各種裝置，展覽一天一天的成形，我的內在似乎也一寸一寸重建出對人性、對自我的信任。期間我仍得面對家族裡的紛爭，可是雙手彷彿漸漸生出力量。

我發現，旅途那些奇景、古蹟固然珍貴，更啟發我的，是散落在不同城市的「垃圾」。它們看似無用，在我的眼裡，其實都閃現著奇異的可能性，我一片一片的收集起來，朋友老問我，你怎麼知道要把它留下來？我回答不出來。我唯一想到的是，當初我根本無用得像一只垃圾，我是垃圾人，幫不了家裡任何忙。可是，我能給這些垃圾一回新的生命，轉化成為獨一無二的立體裝置。我剖開娃娃頭做了燈罩，送給法國友人；我切斷廢棄的公車頭，重新打造一座可以投影的視聽間。整個展覽都是用國貨用的棧板堆砌起來，乘載著大大小小由廢棄物裝置而成的創作。它們曾經都是垃圾，可是現在卻乘載著與眾不同的美感，帶每一雙眼睛看見到新的感受。之所以是垃圾，只因為它們還沒改變。

這一本「地中海逃生手冊」也是同一時期的紀錄。它就像是一雙重新審視的眼睛，帶我回到 2013 年逃離台北的當下、回到那些倉皇不安的旅程、回到 2014 年被迫中斷旅程的不甘，也重新梳理糾結在我內心、藏在每一則故事背後的故事。其實到展覽開始前兩天，我對自己還是不太相信，不相信自己可以打動任何人，可是那些悲傷與負面的過去，此刻，都已經轉化成眼前的創作了：那些垃圾，它們已非垃圾，是這世界不知道把它們放在甚麼地方。那些內在的負面情緒，你不需要逃避，你也只是不知道該把它們放在甚麼位置。也許我找到了。這本書收錄了「再見之後再見」影像裝置展歷程，也記錄了許多展覽未展出的真實情緒與現在故事。翻閱這些文字與圖像，在我眼底都微微發著亮光，採擷自世界各地每一個角落，是這些吉光片羽照亮了我的創作與回憶。有些人的遭遇沉重到自覺好好的活著本身就是一種奇恥大辱。把他們當成我故事的背景，不禁感到羞愧，但又不得不好好把握這些墊在血肉災厄之上的珍貴禮物。這是我能唯一表達感謝的方式。

我想起我喜愛的作家赫拉巴爾，他在一本描寫社會底層的短篇小說集寫道：「像是坐夜行列車，我們窺見了旁人微微發亮的人生。」旅途上遇見的人事物不論好壞都在發光，這一路上幫助我的人，也都是一次又一次閃亮的溫暖。在我看見這些光亮的同時，如果可以，透過這些照片、這些紀錄，我也應該成為別人眼底那微小的光亮。之所以名為「逃生手冊」，出自這整趟旅程從一開始就是為了逃離台北，沿途想要逃離貧窮的生活、想逃離平凡的人生、想逃離自我的恐懼、對未來的焦慮，沒想到這一逃，卻讓天涯海角拉開了距離，也拉開了視野，啟動了新生的可能性。我把逃生闡釋為「逃離，是為了新生」。也許有時候，一個過程、一個信念，就能成為星星之火，引燃一回改變的可能。或許這本書完全無法作為歐亞非的旅遊指南，可是我非常希望讀者能夠在書裏面跟著我好好的迷路一次，如果有些微微的光亮觸動了甚麼，這場曠日費時的逃亡，就算在人們的心底新生了。

施權峰

視覺設計師，大葉大學視覺傳達系畢業，畢業之後在《故事島》工作，負責劇場、專案設計。2010年，在中國東莞《美聲》工作兩年，擔任木頭玩具設計師。2012年前往澳洲，每天兼兩份工作，一日工時長達12小時，一邊規劃歐亞非的旅行，回台灣期間家裡發生劇變，旅行於2013年10月啟程，2014年6月回台灣。旅程中攝影作品、故事盒在同年10月獲得金色三麥贊助策展《再見之後再見影像／裝置展》。現為自由創作者。

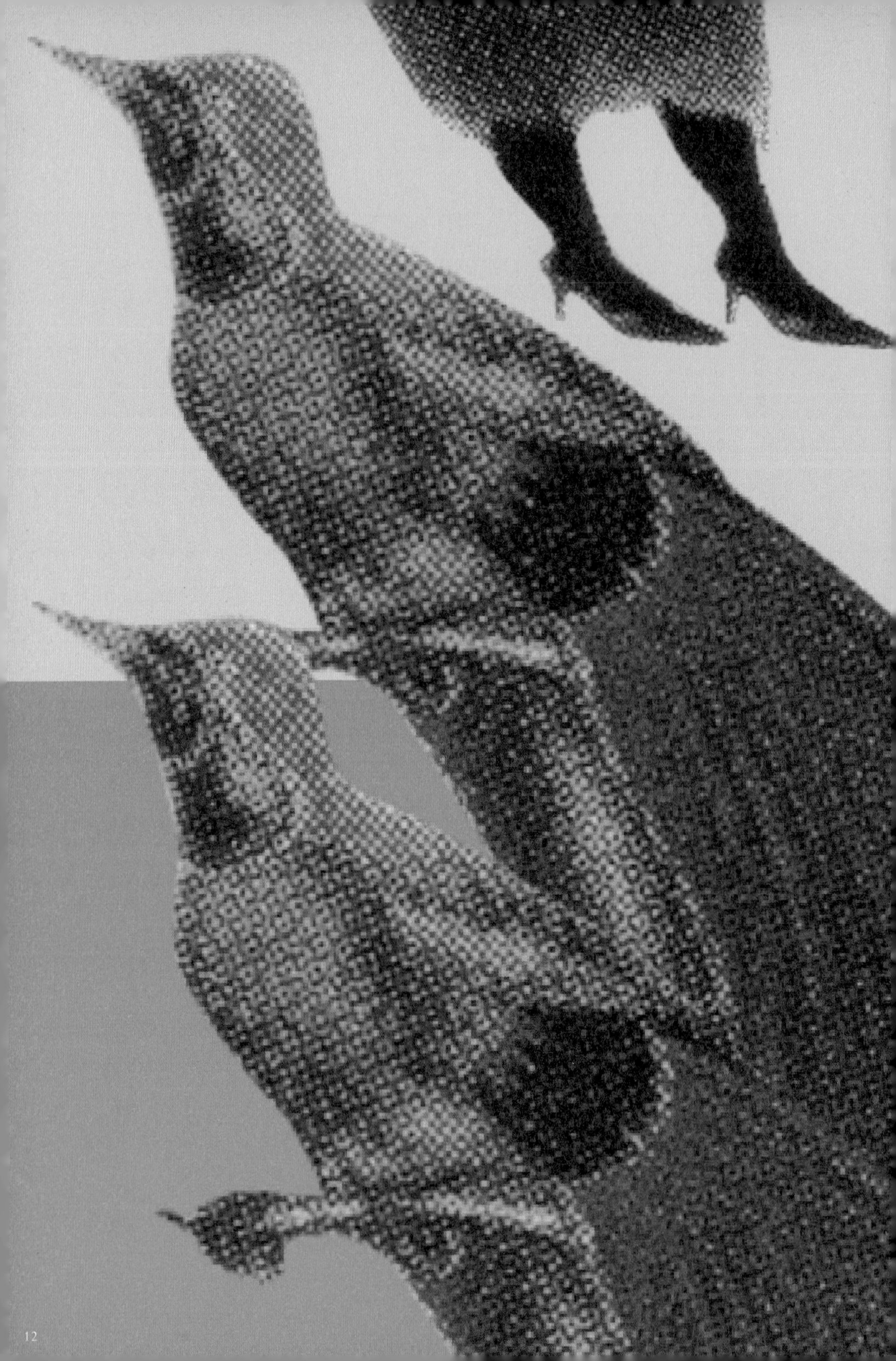

●●●●○ 台湾大哥大 3G 下午5:35 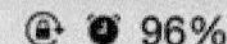 96%

討論串 1/2

謝謝你今天帶來的感動與分享，從國小三年級到現在，我一直都知道你是一個心思細膩且堅強的兄弟，到現在還時時刻刻為我著想，怕我吃虧，
我以前話不多，是因為每次聽到你的遭遇總讓我不知道如何表達自己，更不懂如何分享力量給你，深怕你覺得我同情你，所以往往都是靜靜的聽，
20幾年了，我們很清楚彼此都保有最真的自己，始終如一，回台灣10年的我，深深感受到是責任與擔當讓我快速的成長，我很感激我經歷的一切，
今天老天再次讓我們結合，把你的力量讓我來放大它吧，將這份正能量感染更多需要它的朋友。

再次翻閱了你的作品，第24張: 死海求生，是我最喜歡的，更喜歡你那句，"原來這一切的荒謬，其實都源自於心魔。"

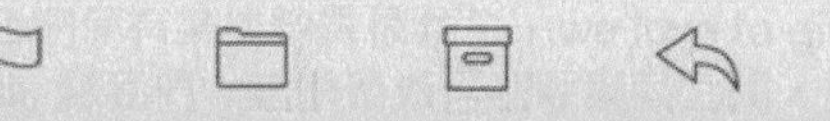

by 贊助人 金色三麥執行長 葉冠廷

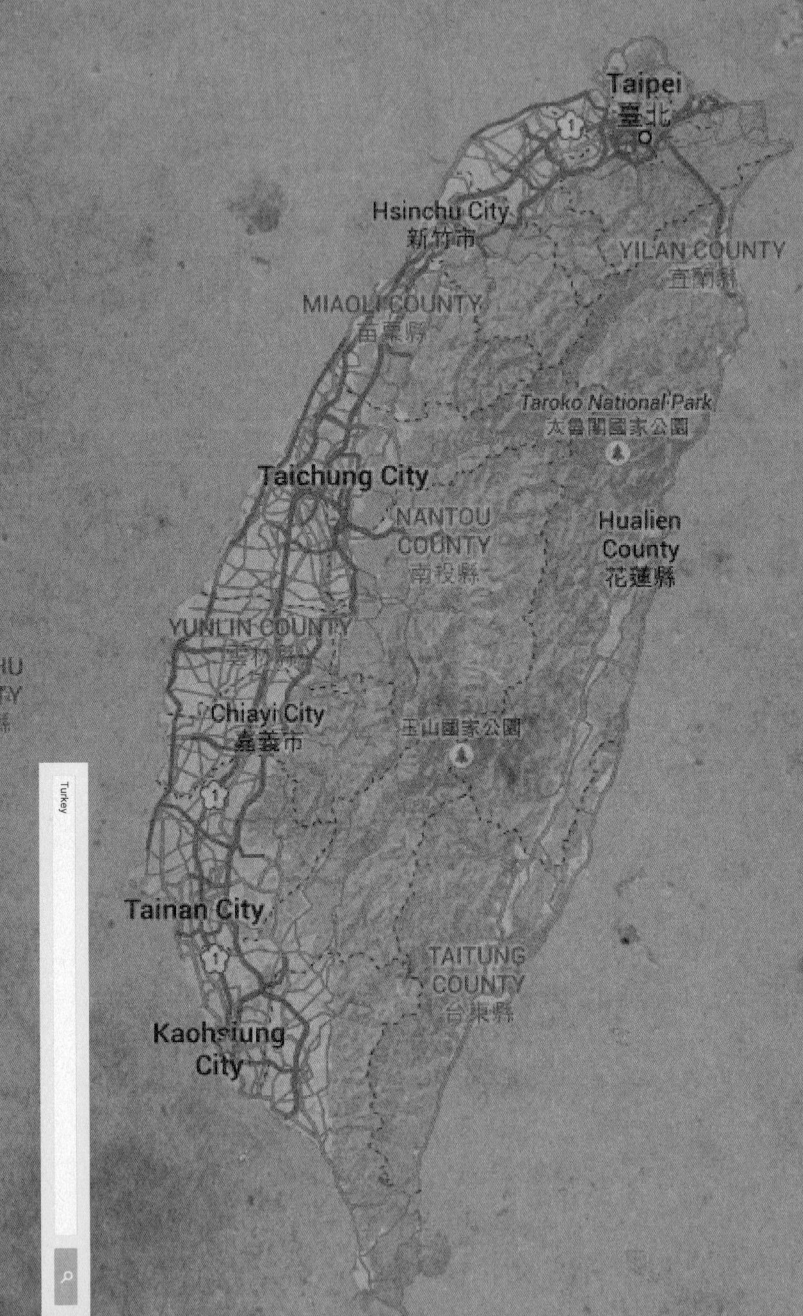
Taipei
臺北
Hsinchu City
新竹市
YILAN COUNTY
宜蘭縣
MIAOLI COUNTY
苗栗縣
Taroko National Park
太魯閣國家公園
Taichung City
NANTOU COUNTY
南投縣
Hualien County
花蓮縣
YUNLIN COUNTY
雲林縣
PENGHU COUNTY
澎湖縣
Chiayi City
嘉義市
玉山國家公園
Tainan City
TAITUNG COUNTY
台東縣
Kaohsiung City
Turkey

Turkey Istanbul

Miyakojima
宮古島
Tarama
多良間村
Yonaguni
与那国町
Ishigaki
石垣
Taketomi
竹富町

從台灣一路崩壞到伊斯坦堡

這一段橫跨歐亞非的旅程已計畫多年，為了籌旅費花了一年時間到澳洲打工存旅費。2013 年 8 月當我存夠了錢回到台灣，卻遇上一場家族爭奪財產的荒謬劇，混亂中被家人催促提前啟程，逃離越演越烈的風暴，避免成為被利用的犧牲品。感到諷刺的是，原本對旅行充滿浪漫想像，它卻變成一場逃生般的放逐。誰知道再度回台灣的時候，一切會變得如何？離開了，彷彿就再也無法回頭。懷著對人性的失望、破碎的情緒，一顆心懸吊在來不及說再見的台灣，我不禁想問，從這樣的眼睛看到會是甚麼風景？

未知數像遠雷，蠢蠢欲動令人不安

出發了，飛往新加坡。穿越機場與飛機的通道，消毒水味衝鼻而來，一時百感交集。腦袋仍空白，無法跟上身體的移動，心裡還繫著剛分開的朋友與家人，出發的第一個夜晚，凌晨四、五點窗外持續半小時以上的閃電雷鳴，想起身記錄這一刻，卻只剩下閃動的光線，與帶著隱隱約約的悶響。出發一刻，未知數像遠雷，蠢蠢欲動令人不安。

2013年10月14日

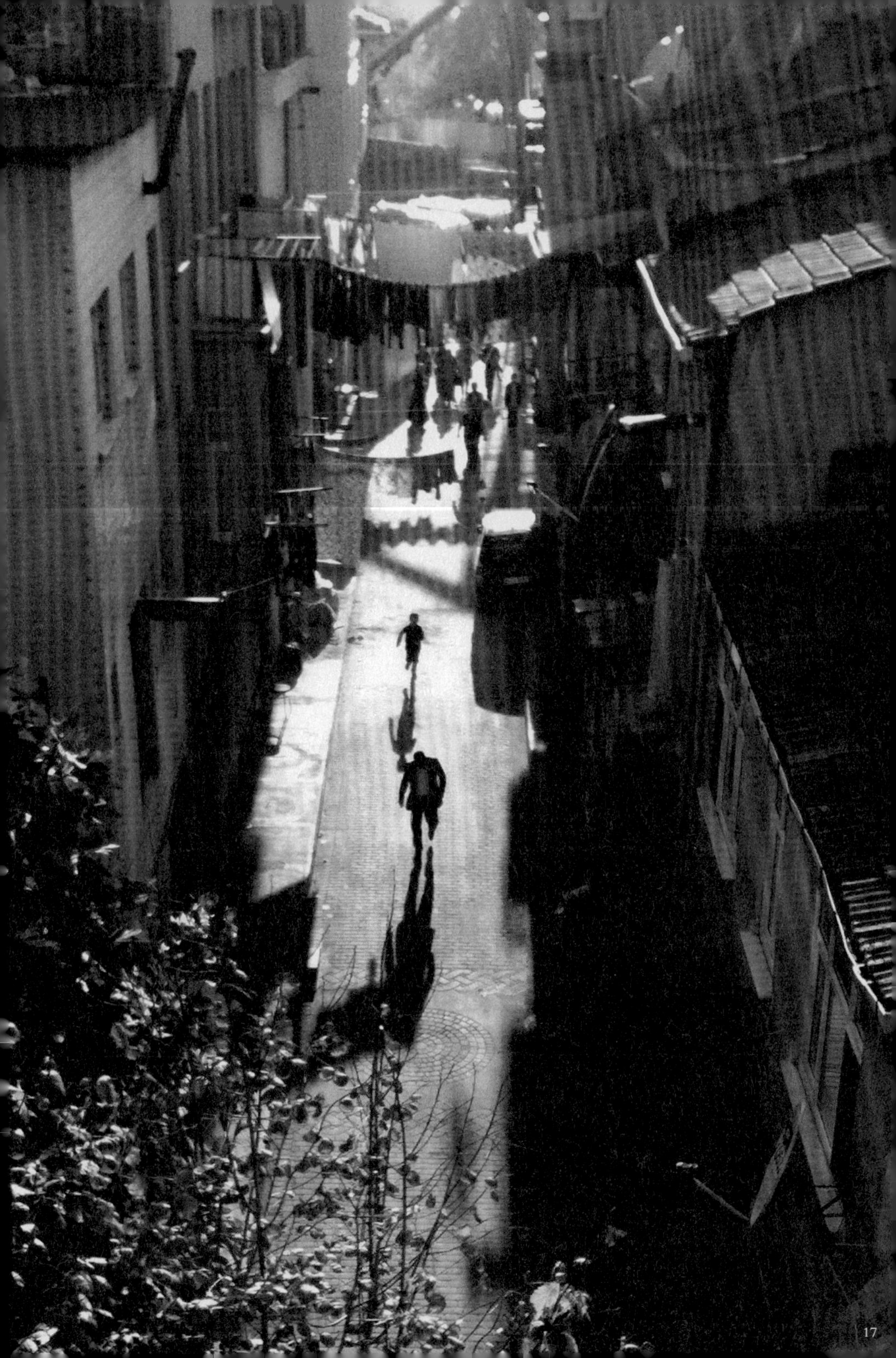

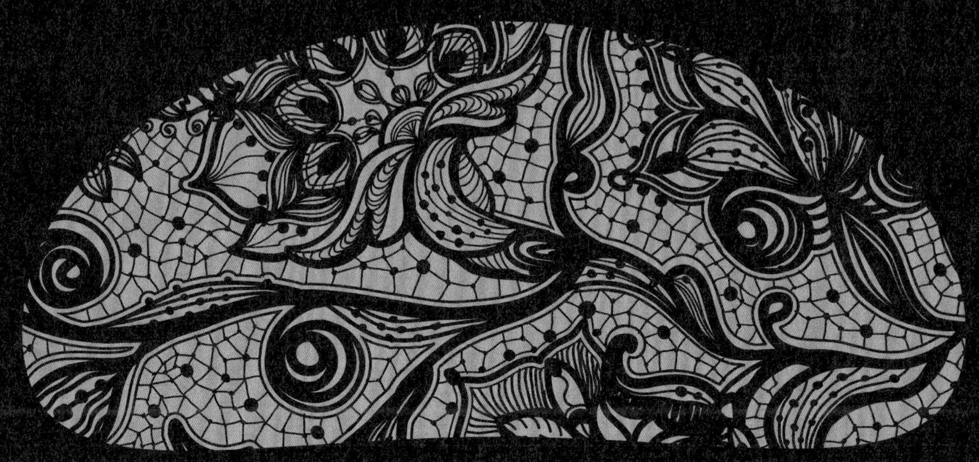

未知的世界，揭開我的無知

在新加坡飛往沙烏地阿拉伯的航程上，前方座位的中東少婦不停自拍。嘟嘴、仰頭、甚至還露出胸線，不停的用APP專注的修圖，修完了圖向老公獻寶，跟印象中的阿拉伯世界完全不同。然而正當飛機宣布要降落的時刻，只見她匆匆忙忙把黑袍罩住全身，性感少婦瞬間變身。每個婦人都轉為印象中的一頂一頂黑袍，落差極大的轉變。這一幕，告訴我，這是個我一無所知的世界。

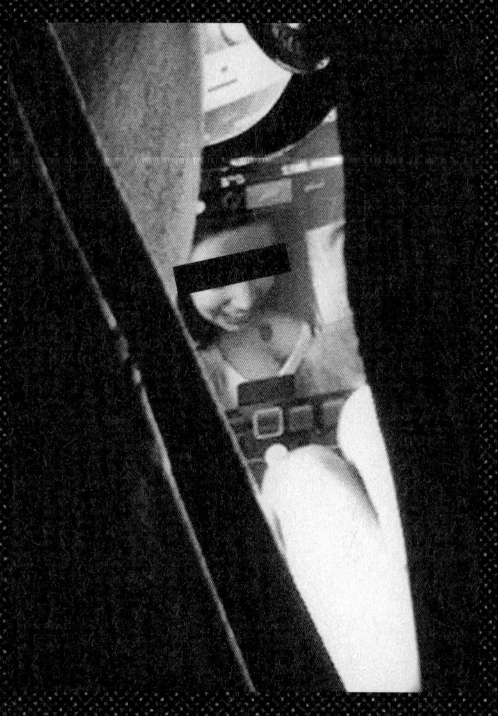

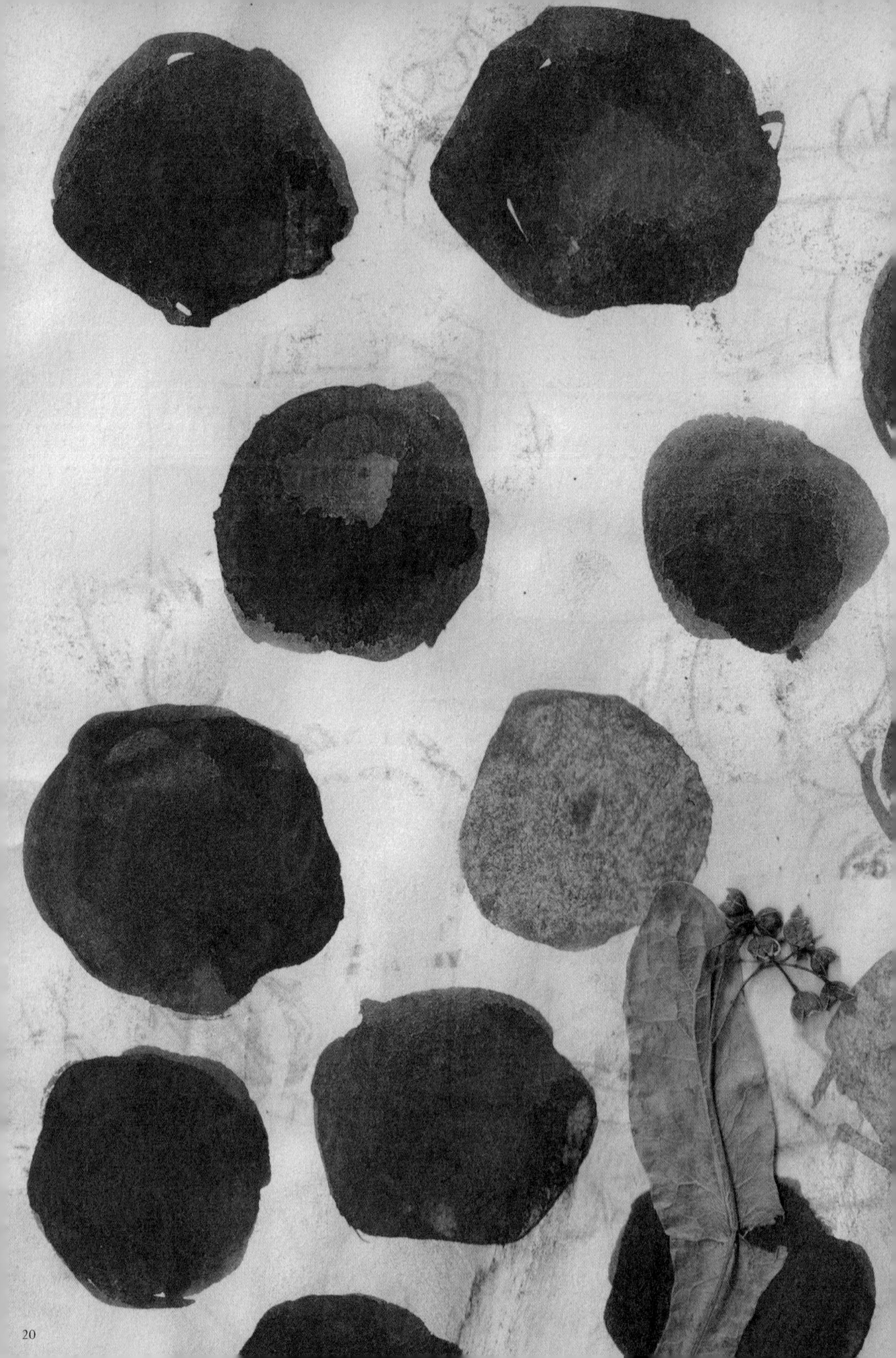

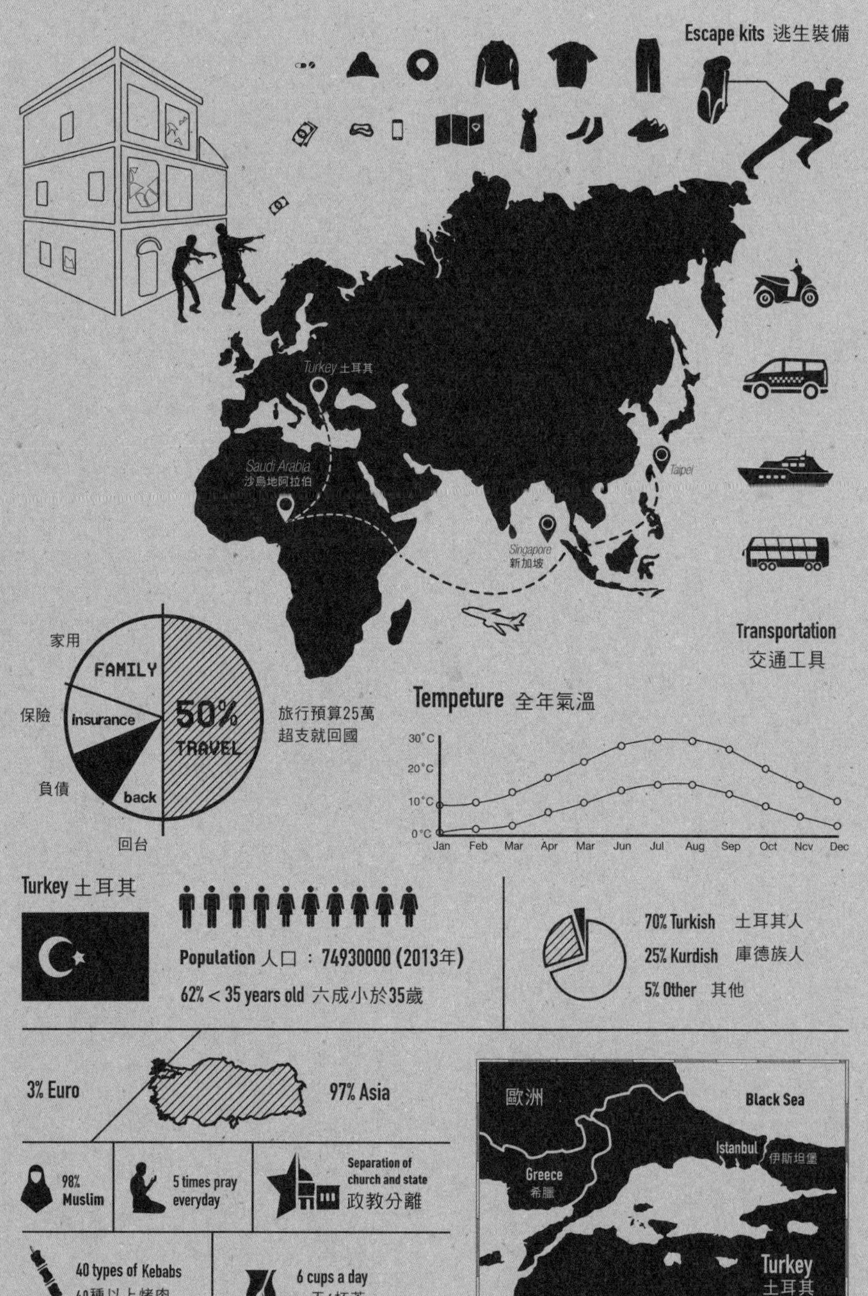

Escape kits 逃生裝備
Turkey 土耳其
Saudi Arabia
沙烏地阿拉伯
Taipei
Singapore
新加坡
Transportation
交通工具
家用
FAMILY
保險
insurance
50%
TRAVEL
負債
back
回台
旅行預算25萬
超支就回國
Tempeture 全年氣溫
30°C
20°C
10°C
0°C
Jan
Feb
Mar
Apr
Mar
Jun
Jul
Aug
Sep
Oct
Ncv
Dec
Turkey 土耳其
Population 人口 ： 74930000 (2013年)
62% < 35 years old 六成小於35歲
70% Turkish 土耳其人
25% Kurdish 庫德族人
5% Other 其他
3% Euro
97% Asia
歐洲
Black Sea
Istanbul 伊斯坦堡
Greece
希臘
98% Muslim
5 times pray everyday
Separation of church and state
政教分離
40 types of Kebabs
40種以上烤肉
6 cups a day
一天6杯茶
Turkey
土耳其

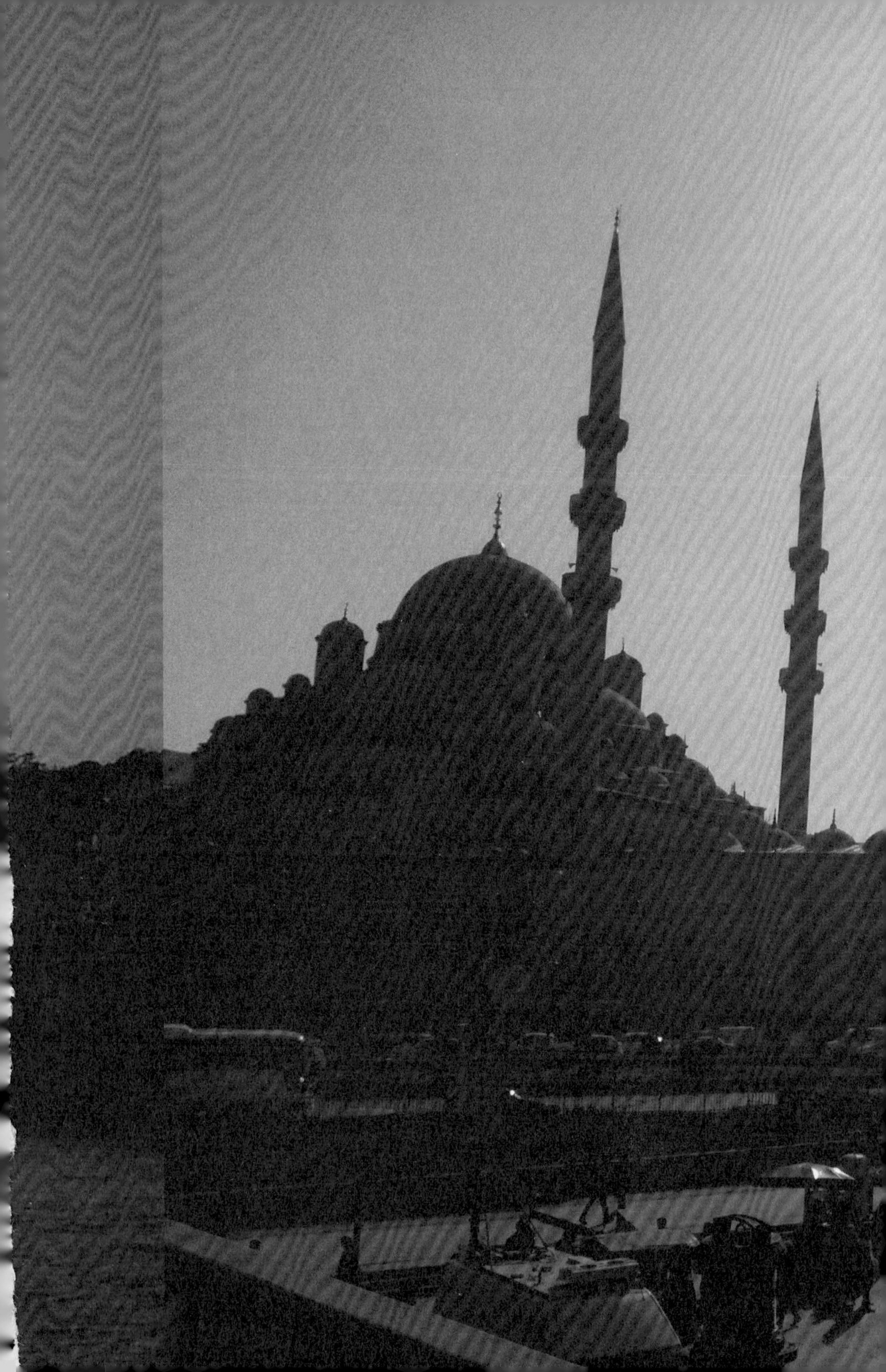

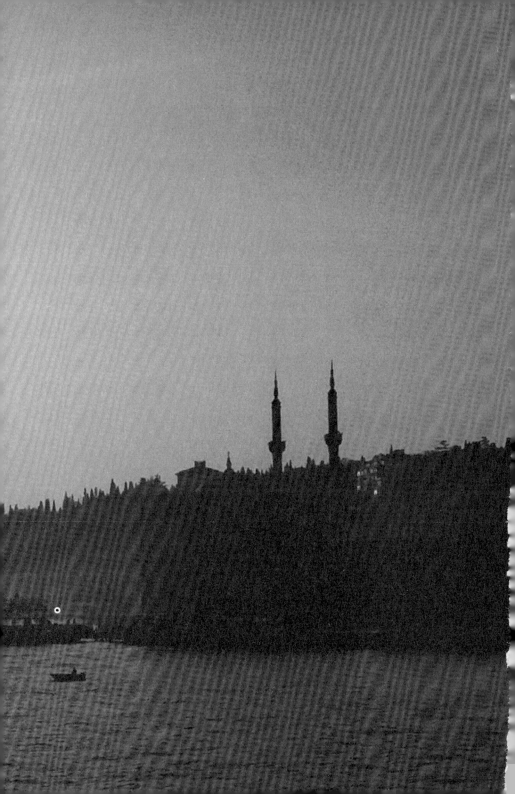

眾獸之城

搖晃的輕軌電車，止步於東方快車的終點站、歐亞文明交會的起始點。這裡是土耳其－伊斯坦堡（Istanbul）。

強烈的視覺衝擊、漂浮魔幻的氣氛，我聯想到作家卡爾維諾筆下那些「看不見的城市」，街上矗立帶著藍光的建築物，在市區裡起伏、重疊，黃昏的金色光線下，清真寺如巨獸伏坐，環繞在獸腳旁覓食的螻蟻人群，穿梭於喧鬧的市集，博斯普魯斯海峽則劃開兩岸的建築物與街道，連接黑海與地中海。還來不及將這新鮮的一切納入眼簾時，成群海鳥已漫天壓境，為這座劇場般的城市升起開場簾幕。

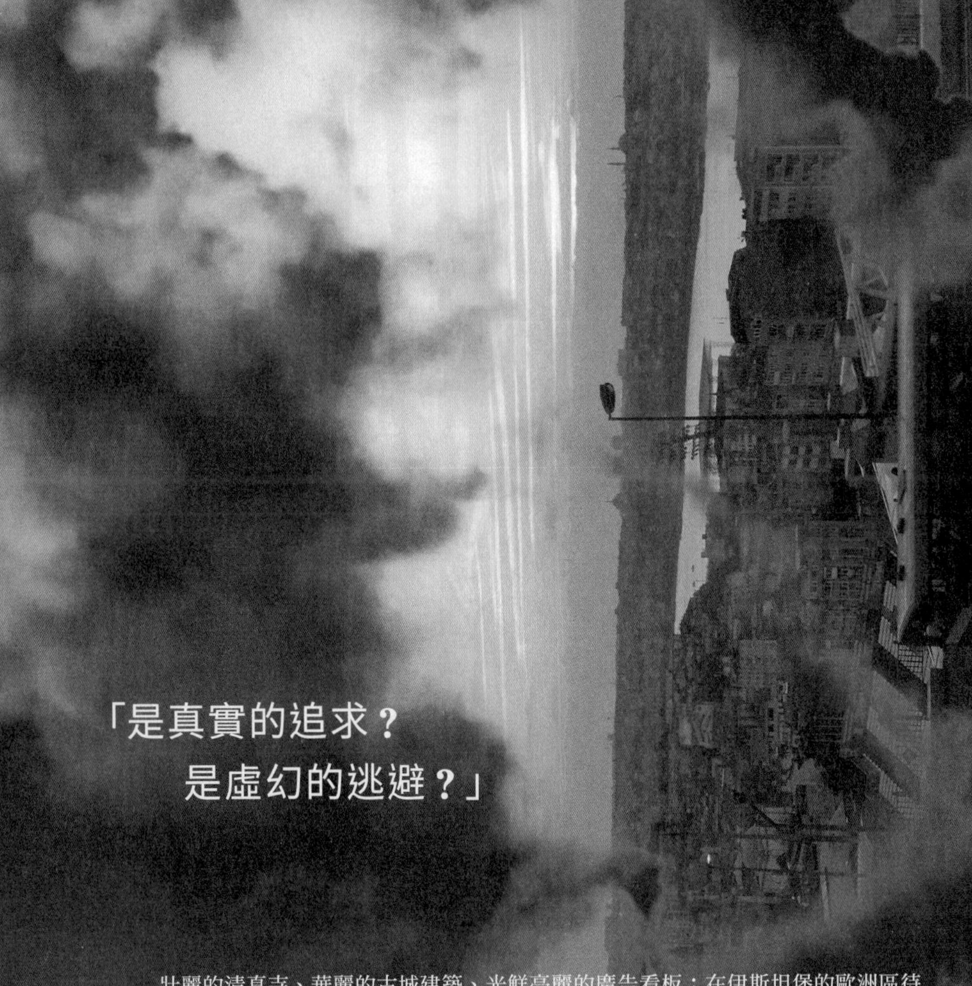

「是真實的追求？
是虛幻的逃避？」

壯麗的清真寺、華麗的古城建築、光鮮亮麗的廣告看板；在伊斯坦堡的歐洲區待了兩周後，我搭乘交通船橫渡博斯普魯斯海峽，同船的居民也都為了生活往返其間。來到亞洲區，街道不再像是首都歐洲區戲劇化的場景，彷彿從虛幻墜入現實；平凡的市井小民、嗆鼻的茴香烤肉味、菜攤、乞丐、路邊的炒栗子、黯淡的老公寓，像是舞台的後台，表演散場後燈光亮起，彷彿一記真實感的重拳衝擊了我，讓人頓失這兩周的異國浪漫興味，歐洲區的風景如同扁平卻巨大的舞台道具，像電影楚門的世界，是專為遊客所存在的布景之城。我不禁開始懷疑旅行是為了甚麼，是真實的追求，還是虛幻的逃避？

2013 年 10月 25日

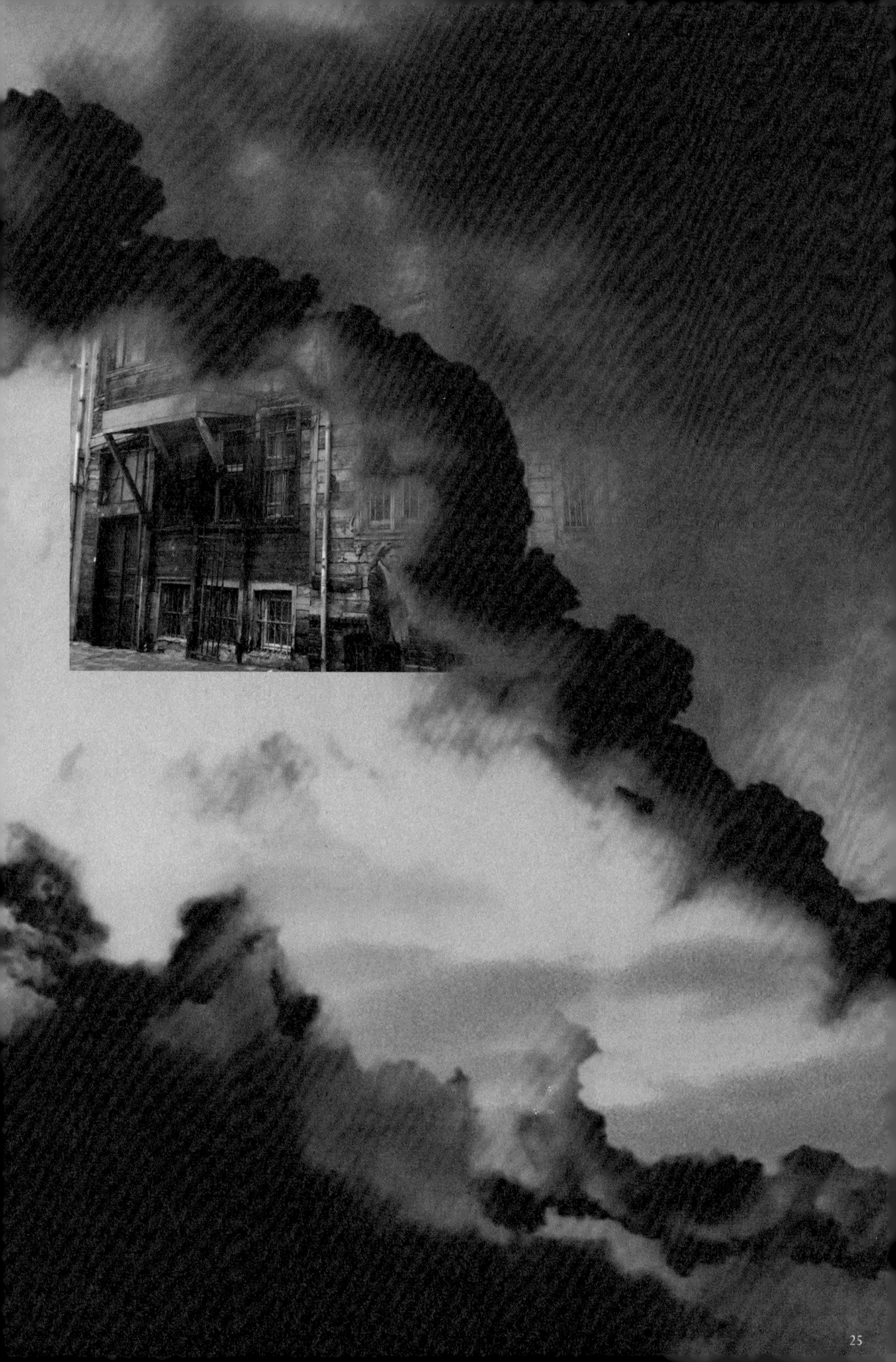

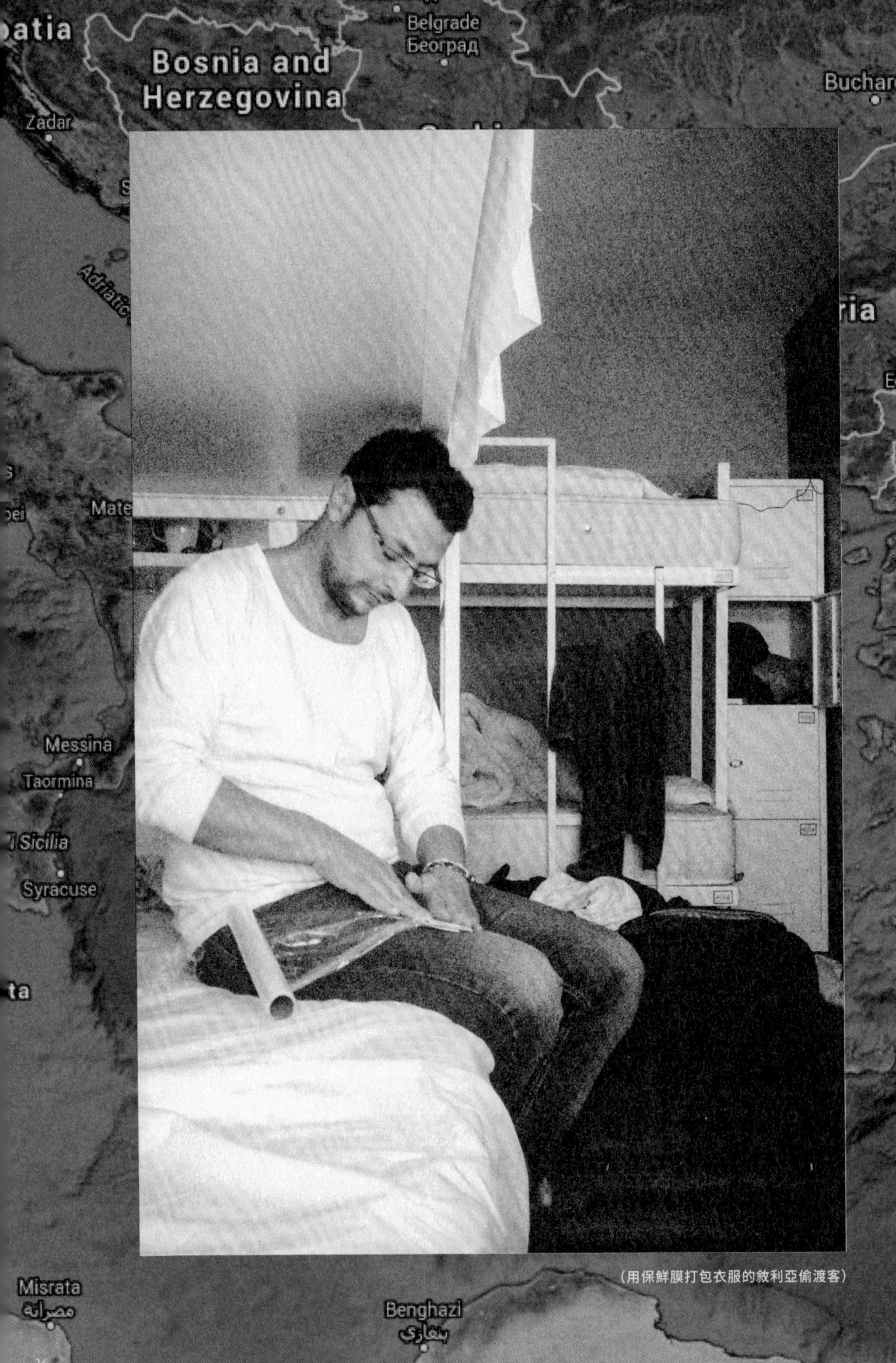

（用保鮮膜打包衣服的敘利亞偷渡客）

橫跨博斯普魯斯

在伊斯坦堡青年旅館幾天的住宿裡，和鄰床室友沒什麼互動，對方也不像一般背包客會安排行程外出，大部份時間，只見他偶爾和同行友人帶著焦慮丟出一兩句話、或是抑鬱的來回走廊抽菸。某天，我因為早上趕了太多路程，所以午後就先回旅館稍作休息，沒想到卻撞見了室友奇怪的舉動；他專注的把衣服一摺一摺再往內摺，一絲空隙也不留的縮緊、要擠成一顆膠囊似的，再以廚房用「保鮮膜」一一纏繞包裹。為什麼他要用保鮮膜打包衣服呢？這讓我實在忍不住疑惑，而決定開口和他閒聊。他說，待會要去游泳，趁著天未黑之前下水，用保鮮膜是怕衣服濕了。這樣的回答讓我更增加疑惑！…十月的土耳其，海水非常冰冷，是要游什麼泳？

追問下才知道，他是敘利亞逃出來的難民，和其他兩位同住的親兄弟，打算趁今天的好天氣，在黃昏時刻，游泳橫渡博斯普魯斯海峽，從土耳其偷渡進入歐洲尋求政治庇護。保鮮膜用來打包行李。

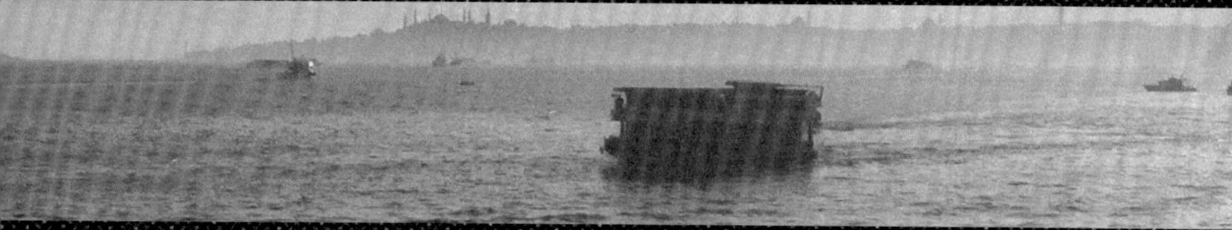

敘利亞位於土耳其的東部，由於內戰烽火遍野，成為世界上最大的難民國，半數以上國民往四周國家逃難，除了躲避戰火，也祈求一個新的人生。而無法長途跋涉的老弱婦孺，只能游移在不同的城市，試圖活到明天。敘利亞室友一臉漠然卻又語帶乾澀的苦笑說，不知道明天會在哪裡，也不知道下一步是甚麼…既然回頭無路，只有冒險偷渡往前，至少，是黑暗中的一絲光明。

在跨越博斯普魯斯的大橋上，我看著成群的遊客與海鳥恣意徜徉的陽光下，是許多沒來到伊斯坦堡的人，所嚮往的悠閒度假情景，然而在大橋下似乎有著，一批一批被迫逃離家園掙扎的偷渡客，抵抗幽黑寒冷的海面，奮力游向彷彿看不到的明天。

過去我在網路上看到這樣的新聞，只會當成是「獵奇」的資訊，如今卻這般貼近事件，讓內心震撼不已，同時也像是被甩了一巴掌，原本自憐的覺得是逃難般的上路，沒想到如今遇到真正在國家的頹敗中掙扎求生的逃亡者，而且又是用著這樣的態度去面對，並且勇敢的向前，這讓我的旅行有了一個全然不同的開場。

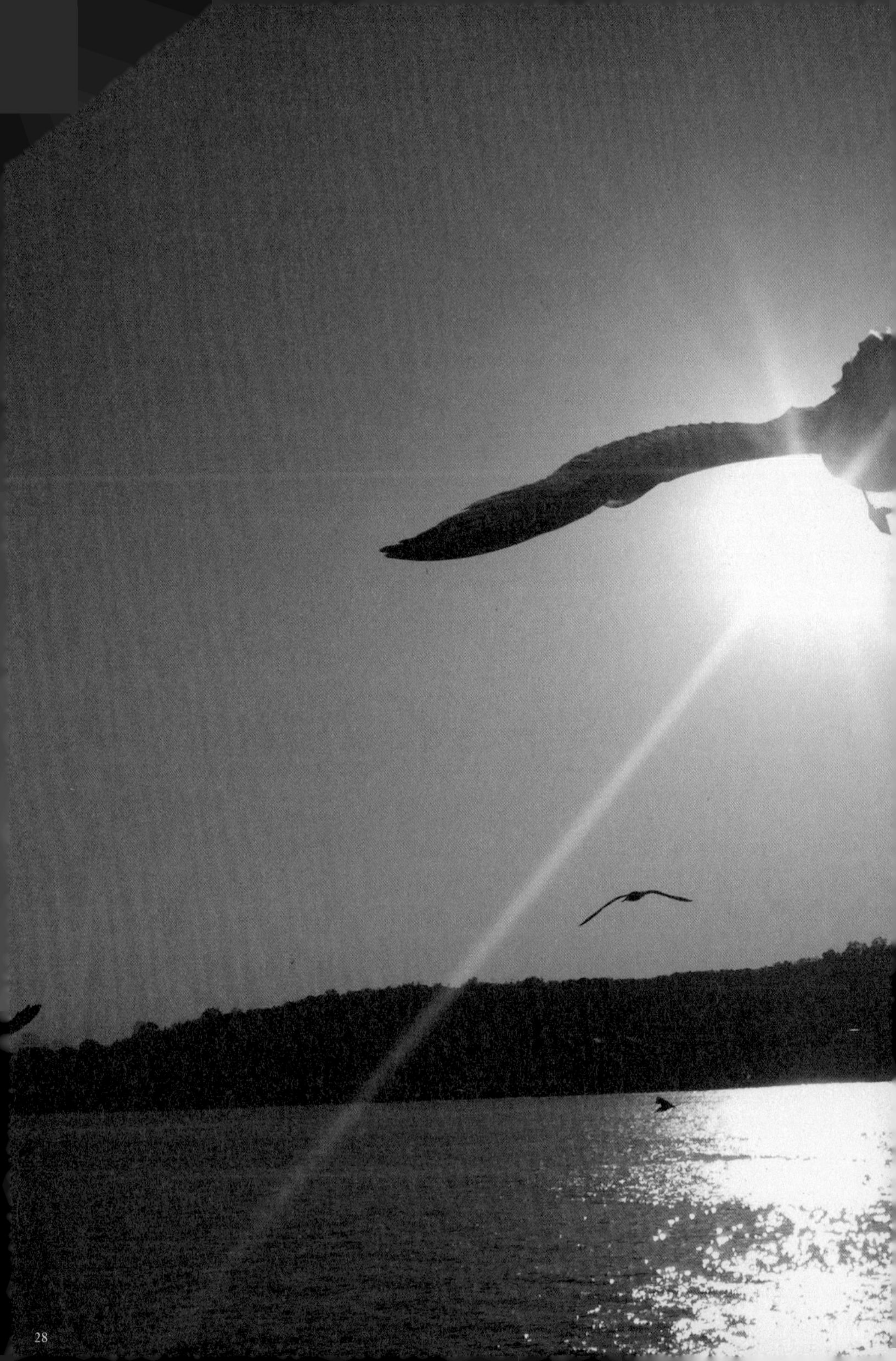

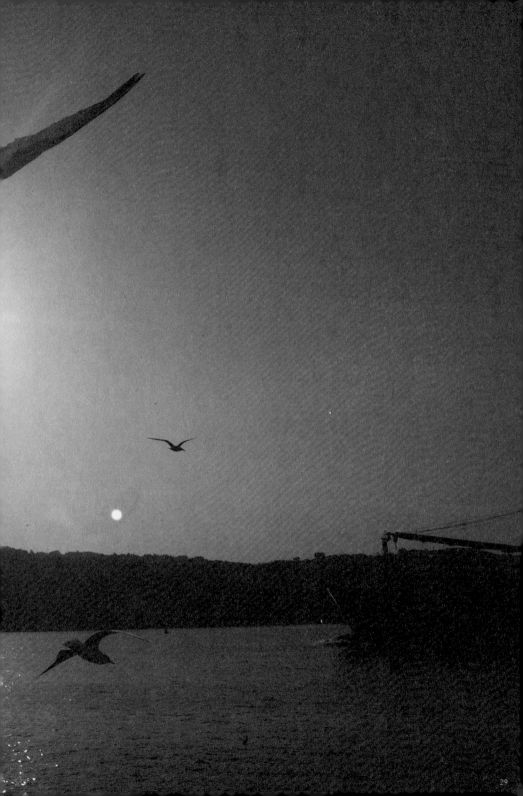

逃生工具①-保鮮膜

使用方式：游泳偷渡國界，包裹行李，避免衣物浸濕。

注意事項：多層包裹，也許如同潛水防寒衣，具保暖效果，對抗又黑又冷的海水。

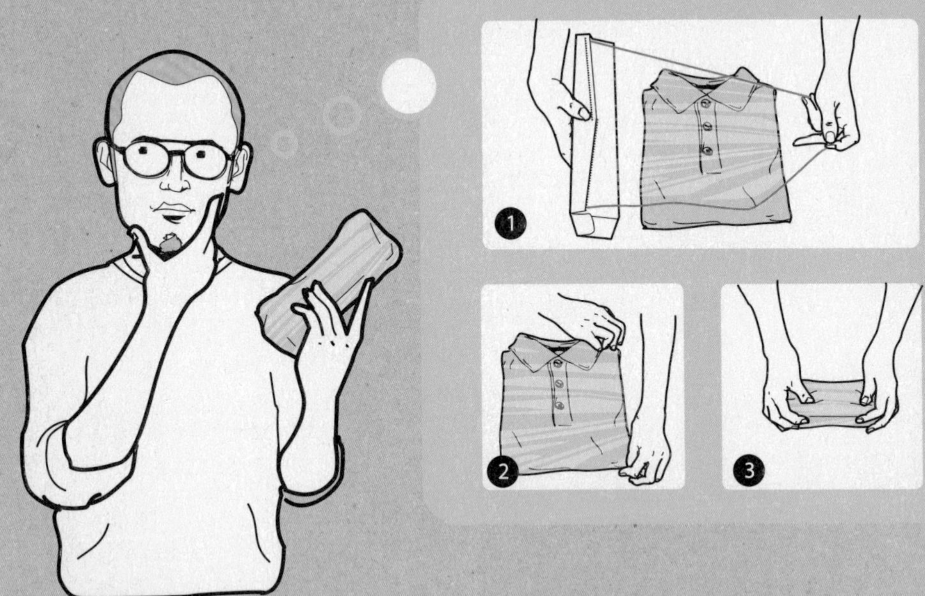

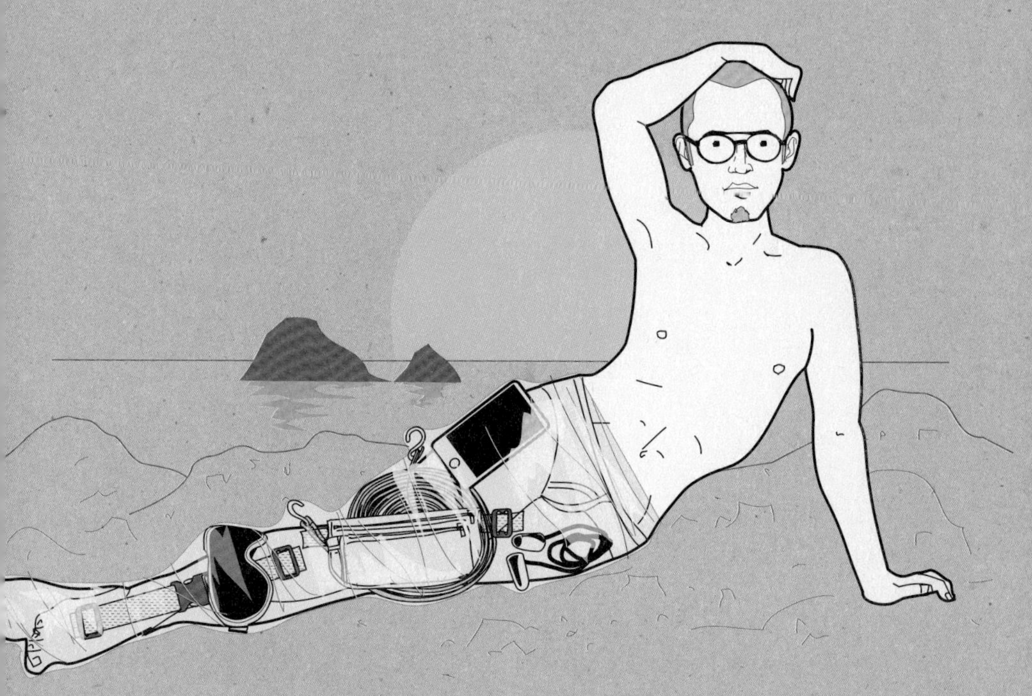

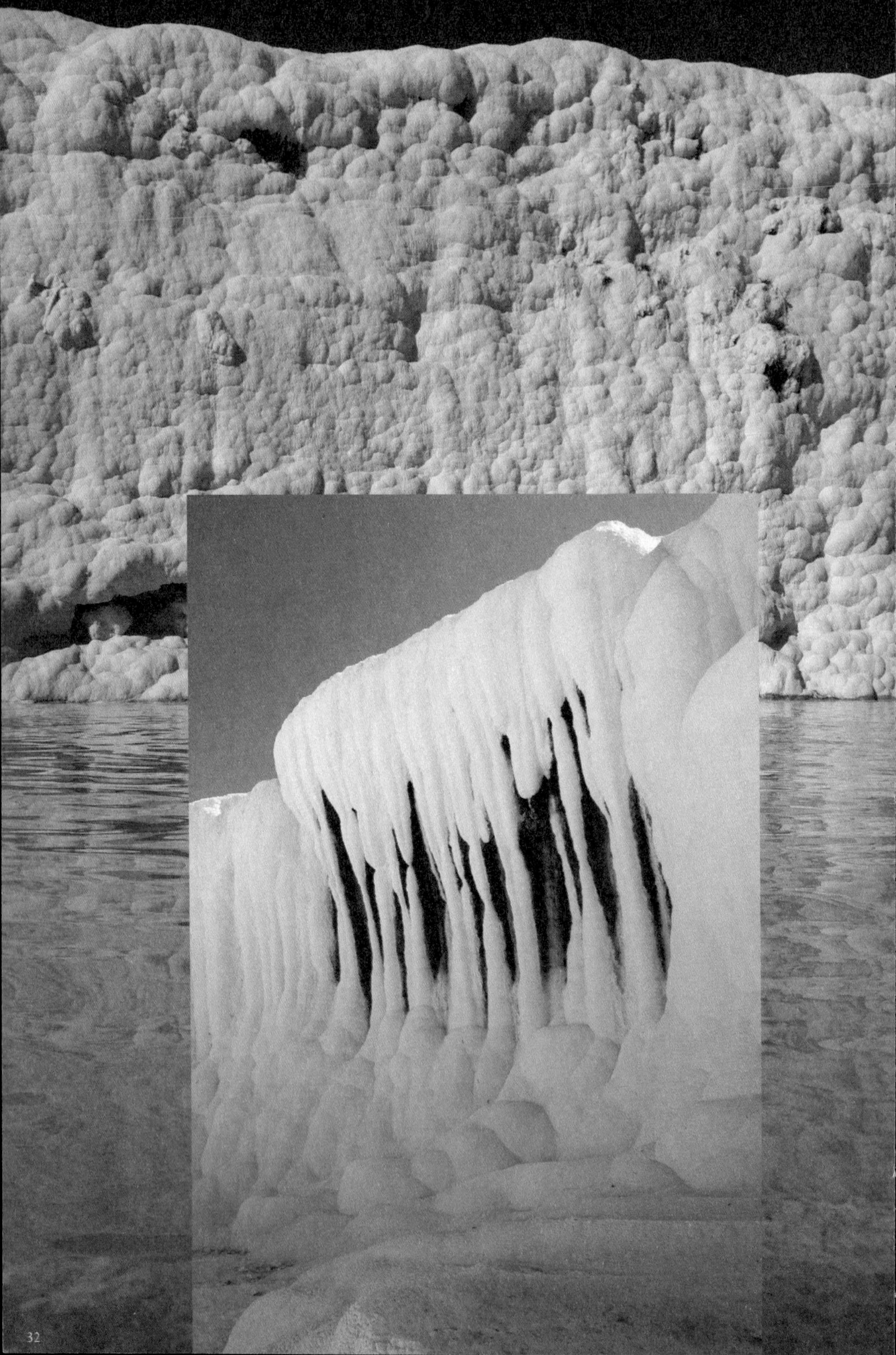

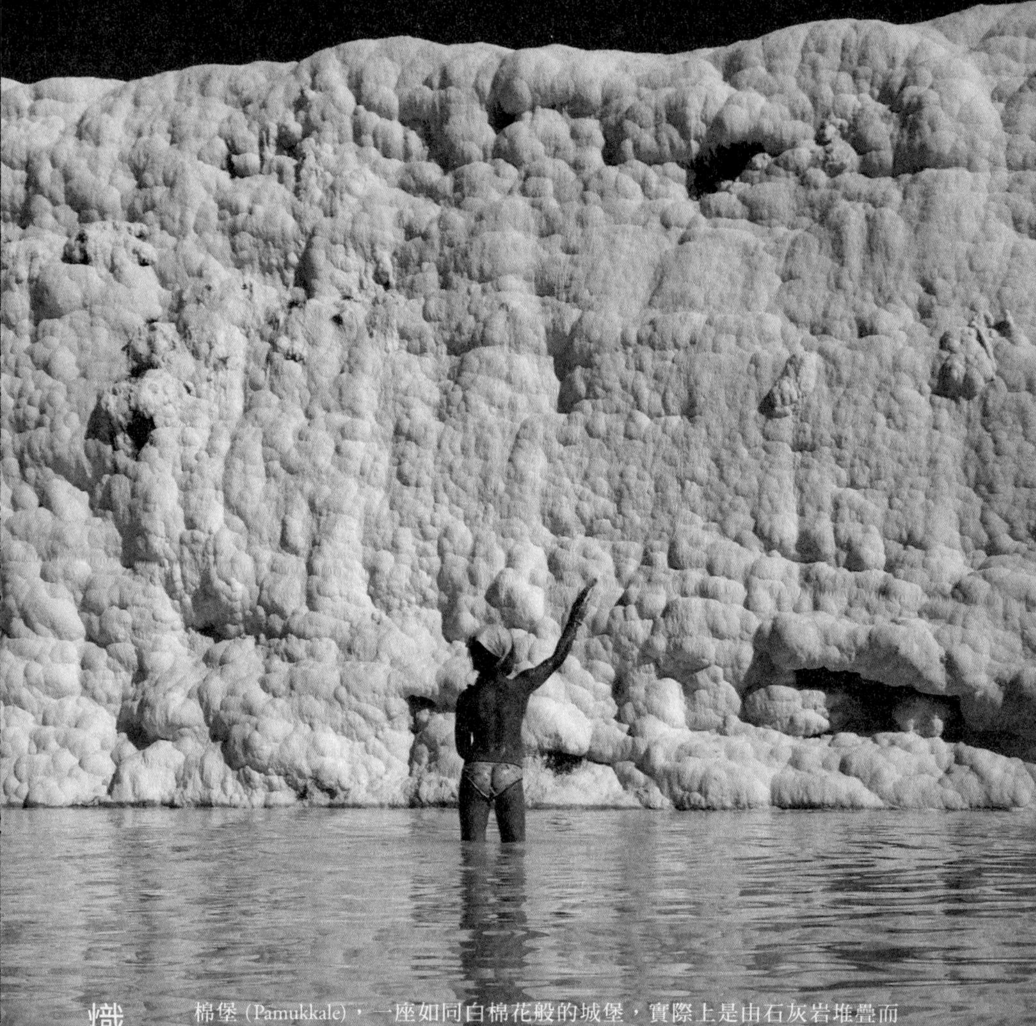

熾熱雪景

棉堡（Pamukkale），一座如同白棉花般的城堡，實際上是由石灰岩堆疊而成的白色岩洞與山峰，彷彿矗立在冰冷的雪景之中，身處其中卻是烈日高照的熾熱氣溫。這裡地處土耳其西南部的帕慕卡雷，地層流出溫泉，在含有碳酸鹽礦物的梯田般地形流動、沉積，經年累月的結晶成為自然奇景。在土耳其，白天與絕世美景一同醒來，夜晚，卻仍得守在有網路的旅館，聆聽地球另一端的台北，接二連三的家族衝突、母親的哭泣的耳語。

遠看像是雪景卻有熾熱的溫度，眼前空有壯麗，內心卻一片煩亂，這樣的強烈對比，加深了錯亂與奇幻之感。

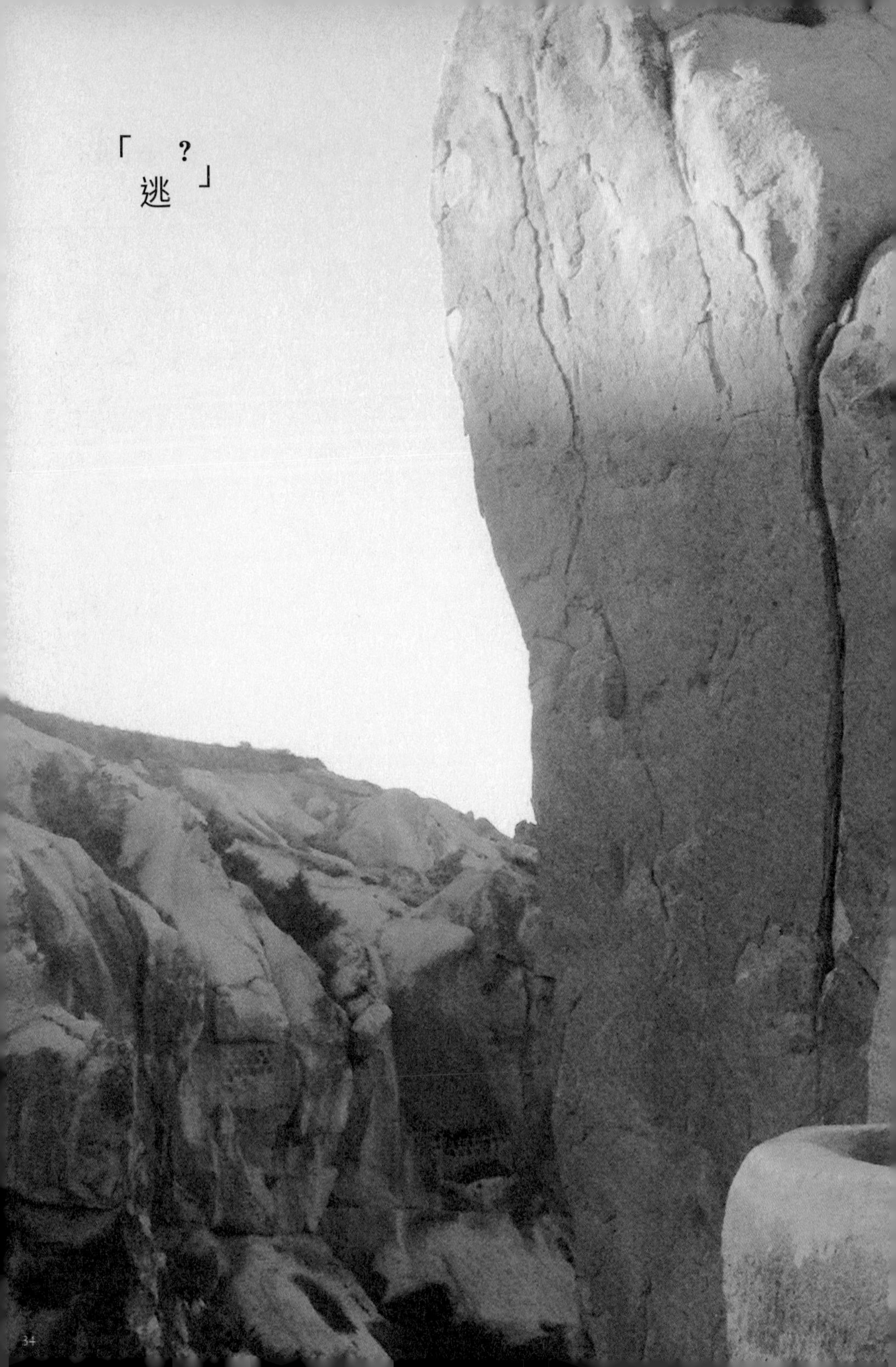
「逃?」

從伊斯坦堡離開，沿途經歷了賽爾柱克（Selcuk）、棉堡、歌樂美（Goreme），游移、晃蕩，一邊處於時時驚奇於自然或古蹟的壯麗，一邊時時處於焦慮台北家裡的變化。抵達卡帕多其亞（Cappadocia）兩天，千年奇景當前，家裡卻發生更大的打擊跟改變。 因為，親戚的私慾爭奪下，母親才是最大的受害者，無法像我一樣選擇出走，而必須任家族擺佈，獨自面對一切。從小到大我們一家三口寄人籬下住在祖父母的家中，現在卻因為不斷惡化的家族爭產，連自己的房間也沒了。我真的無法回頭了嗎？心中不斷問自己，這樣待在外面，究竟是為了甚麼？

看著遊客們挑選中意的角度，拍下充滿歡笑的回憶，身處充滿笑聲的觀光景點，我充滿罪惡感地覺得，自己沒有資格成為這樣的風景照裡的一部分。

2013 年 11 月 5 日

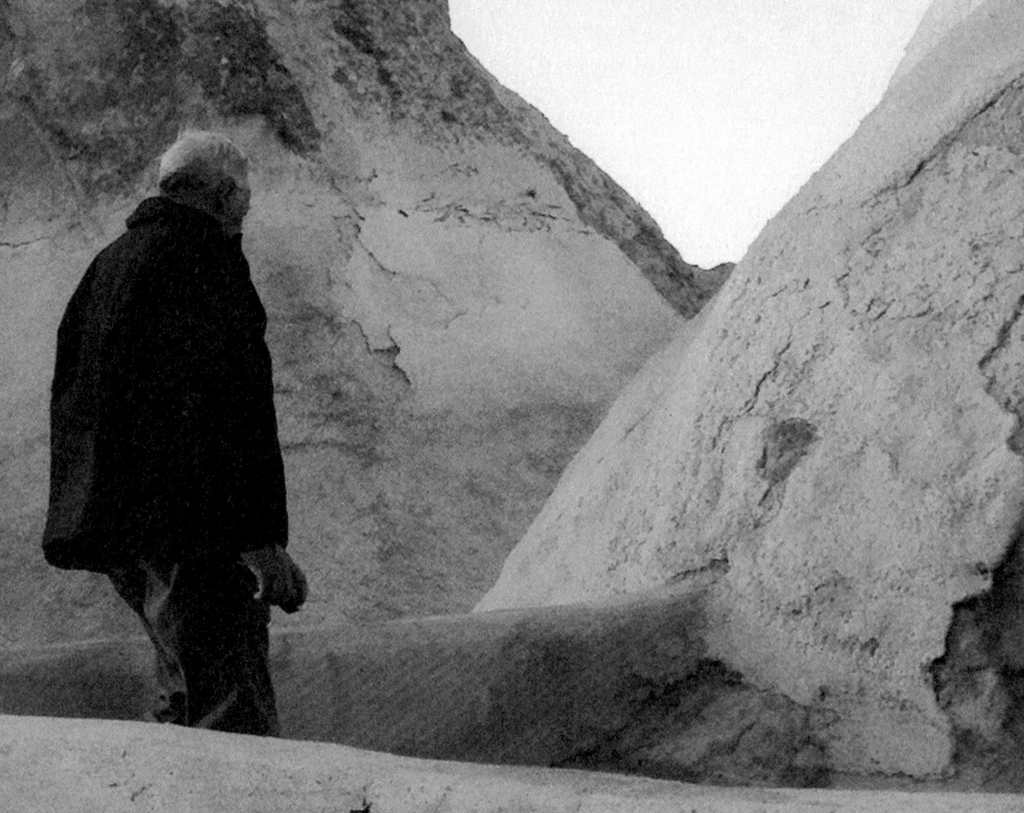

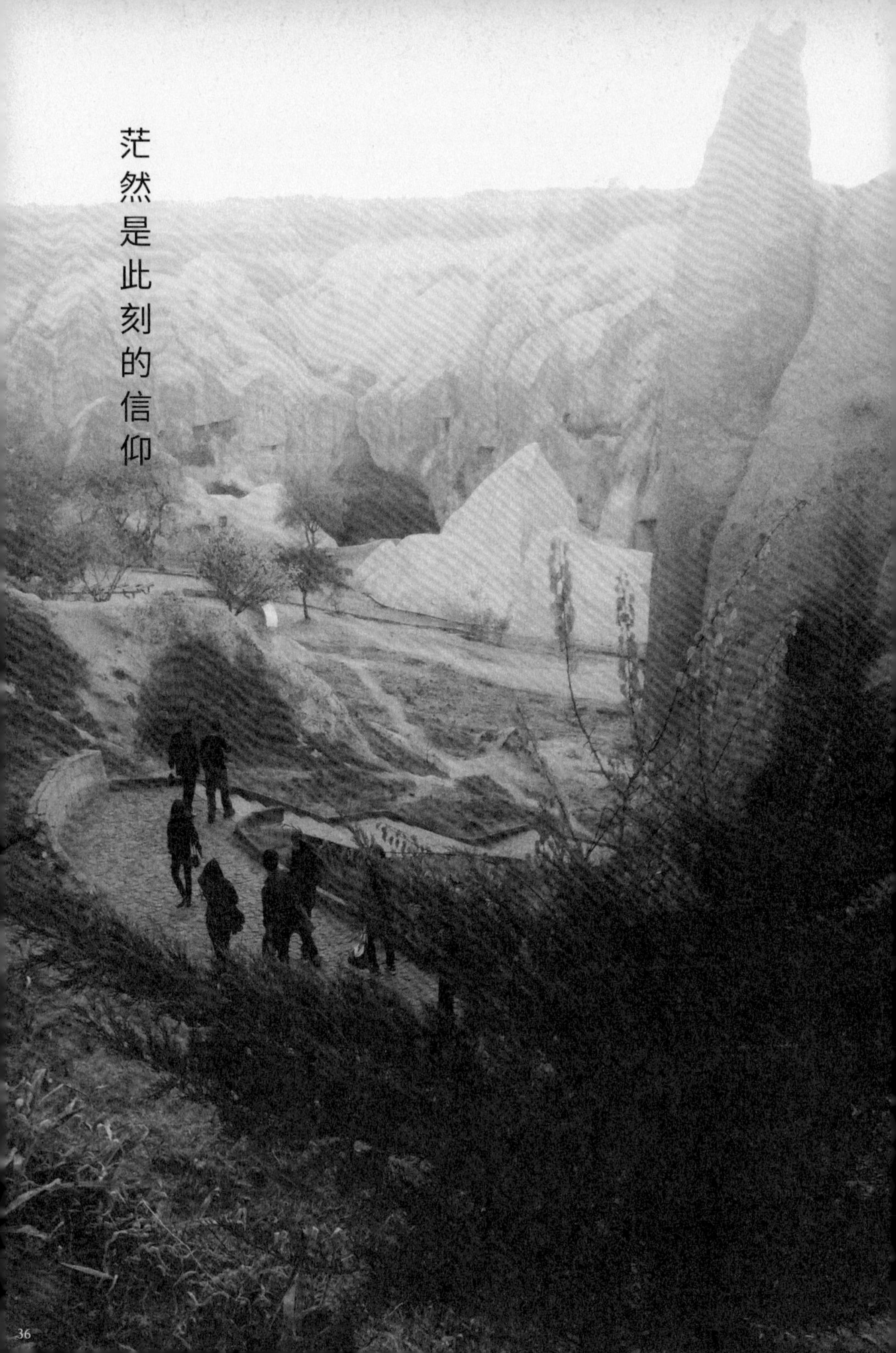

茫然是此刻的信仰

卡帕多其亞的深邃洞穴與巨型岩柱，猶如地獄之火穿刺過的神祕異域。持續千萬年的板塊運動與頻繁的地震，極端酷熱、酷寒的氣候影響，長年的河水、雨水侵蝕，以及連串的風化作用，帶來高低錯落的洞口，像極了飽受摧殘、絕望哀號卻無法出聲的嘴。

荒涼景觀之下，竟是深達八層樓的地下城市。一千多年前，基督徒為了躲避羅馬帝國追殺迫害，得面對嚴酷的自然環境，雖然石灰岩屬於軟質岩石，在逃難者物資極為缺乏的狀況之下，挖掘工作仍極為艱難，以彎曲洞穴通道構造出一座奇蹟般的地下世界，擁有錯綜複雜又規劃完整的生活機能，廚房、廁所、臥室，甚至是指引人心的信仰殿堂，樣樣克難，卻樣樣完整。

穿梭古老的洞穴，也彷彿穿梭著我心中的甚麼。一股堅毅的生命力衝擊了我，這趟匆促上路的旅程，我也是另一種逃生者，面對灰暗、晦澀的未來，我不禁想，該如何奮力挖掘出前行的路？

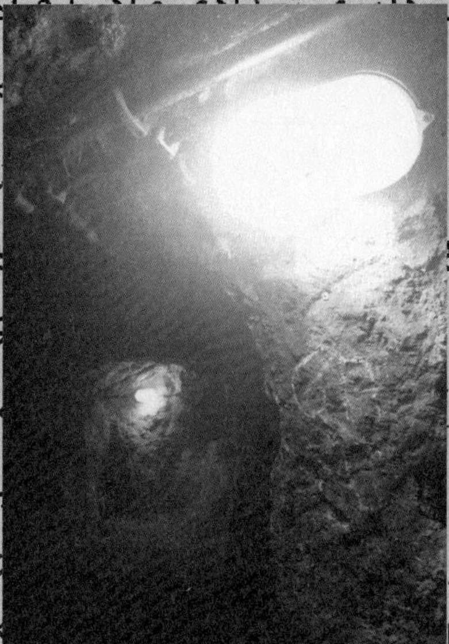

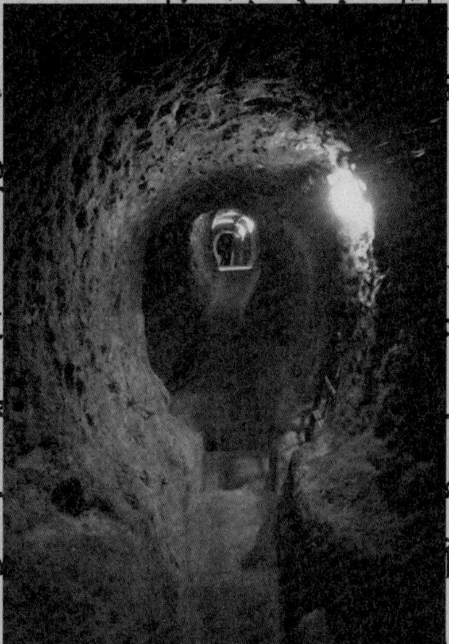

「手機車頭燈」

卡帕多其亞的範圍實在太大了，好幾百平方公里的荒涼岩景，每個景點四處分散，搭公車並不方便，所以在格雷梅附近租了單日的機車往返，沒想到騎上了一段意外的驚險旅程。

經歷大半日的旅程，天色越來越暗，想趁著還沒完全轉黑趕緊回程，這時才發現早上租車時並未仔細檢查，機車的前後燈都故障了。這裡雖然廣大遼闊但能行駛的路是非常狹小的線道，四處幾乎沒有一絲光線，就算是白天，周遭也只有石灰岩柱與滾滾黃沙荒路，極少出現車輛。

帶著極端的恐懼，往全然的黑暗前進，完全不曉得下一步是不是路？更擔心的是，由於沒有車燈，我在別人眼中也是全然的黑暗，隨時可能被呼嘯而過的車子撞上。稍早在網路上已看過類似的事件，腦中那些情節不斷浮現。

情急之下只好拿出手機，沒有訊號的手機。我和後座的旅伴，一支手機對著前方、一支放在座位後方，用極為微弱的光線，當作機車的前後燈。我的屁股坐在椅子的最前端，幾乎是半蹲的姿勢，把脖子伸到最長最長，只能看見離車頭約五十公分距離柏油與道路上的標線，一手拿手機、一手催油，全身緊繃僵硬，背上不斷冒出冷汗，下一秒就出事的恐懼感緊貼著我們，只能用時速五公里的速度逃離這個名聞世界的千古奇景，短短十幾公里卻遠得像走到下輩子了。直到看見鎮上稀稀落落的燈光，才終於得救。也許，對人生來說，這晚的經歷充滿隱喻？

2013 年 11 月 7 日

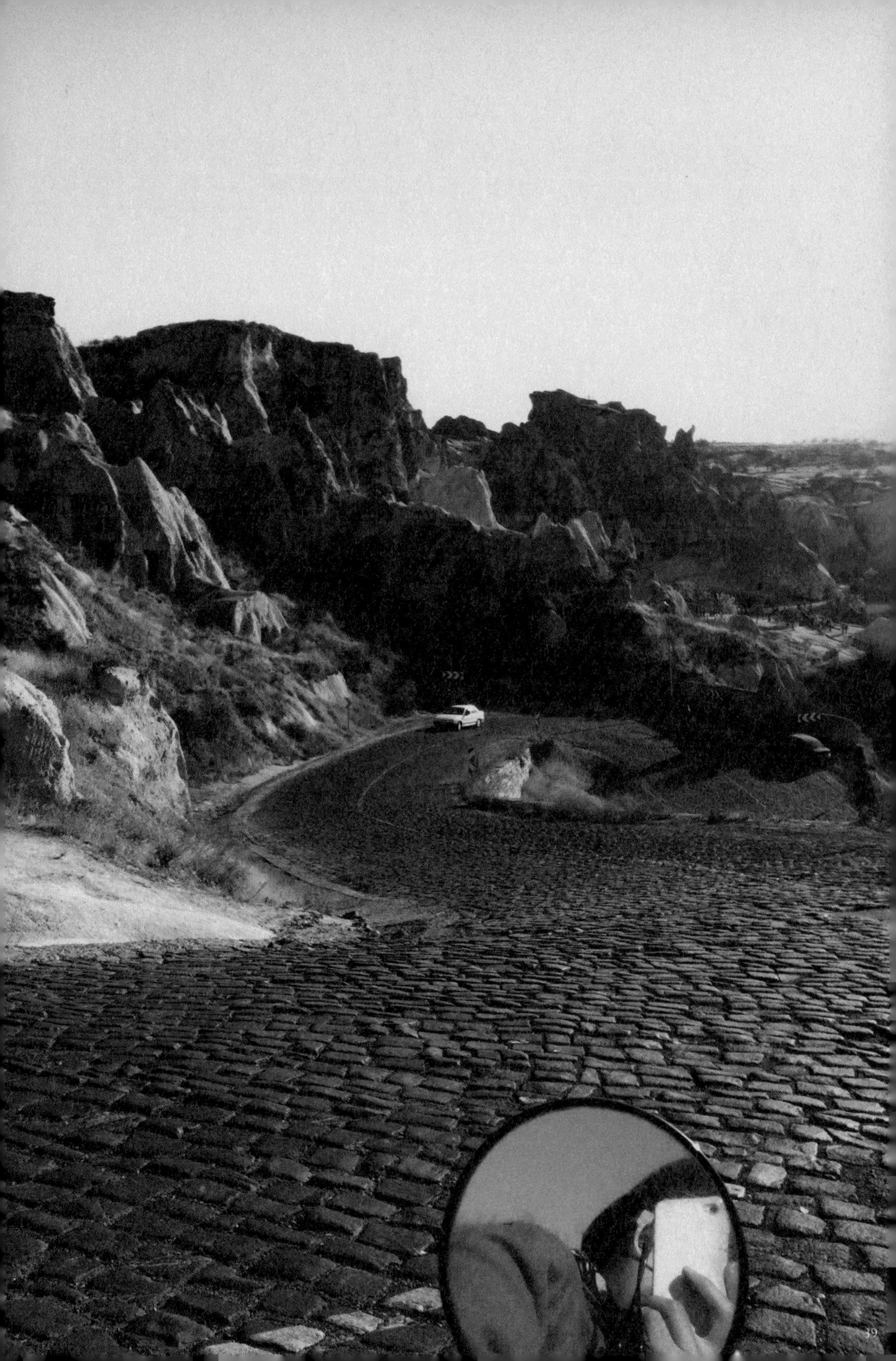

逃生工具②－手機

使用方式：在黑暗的荒野公路，充當壞掉機車的車頭燈。

注意事項：可見範圍只有五十公分，記得要伸長了脖子，以確保安全係數。

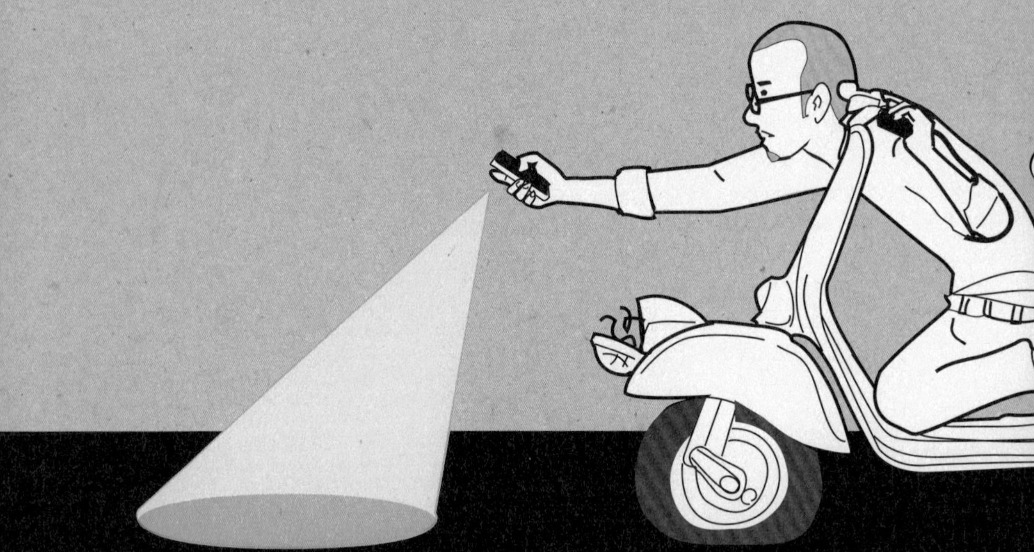

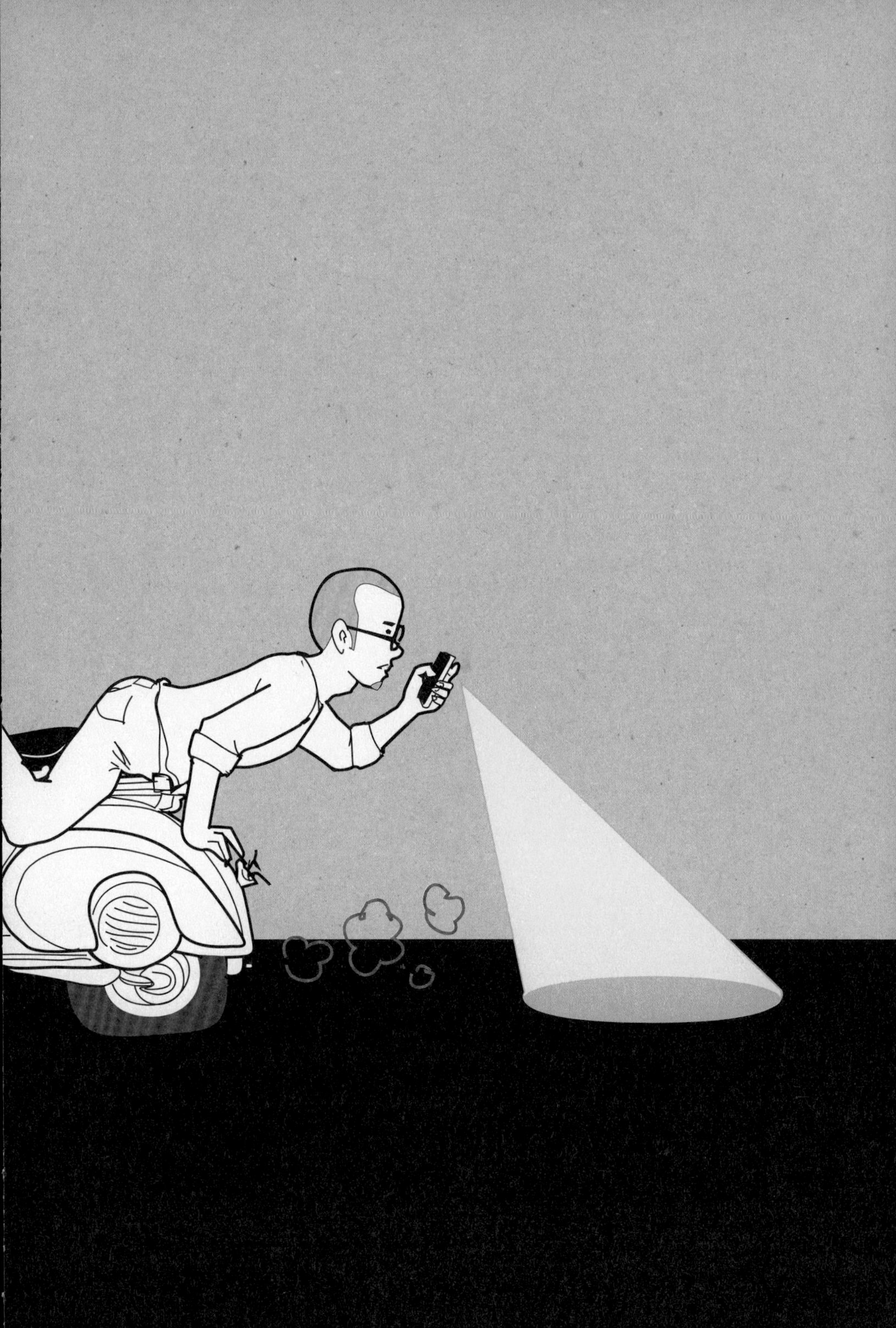

「去地下世界之前，把地上世界看個夠！」

賽爾柱克（Selcuk）旁的艾菲索斯古城（Ephesus）來自數千年歷史的希臘時代，探訪古城時，許多人會住在這個小鎮。

旅店裡同住一個六十六歲的日本背包客，他已經獨自旅行半年多了，散步時巧遇便聊起天，我問他旅行的原因，他笑著說：「要在去地下世界之前，趕快把地上世界看個夠！」「而且我聽年輕人說，亞美尼亞女生是全世界最漂亮的，我去看看男生是不是也很帥。」（亞美尼亞人居住土耳其東部）他真誠而幽默的對話，瞬間溫暖了我處於陰冷狀態的心，好像在提醒我，自己該把握這段旅程，既然都已經來到這裡，就應該好好的看看不一樣的世界，而不是把內心還封閉在萬里之外的台灣。

2013 年 11 月 8 日

あなたの塗りつぶしを表示するには、世

下の世界を行く前に！

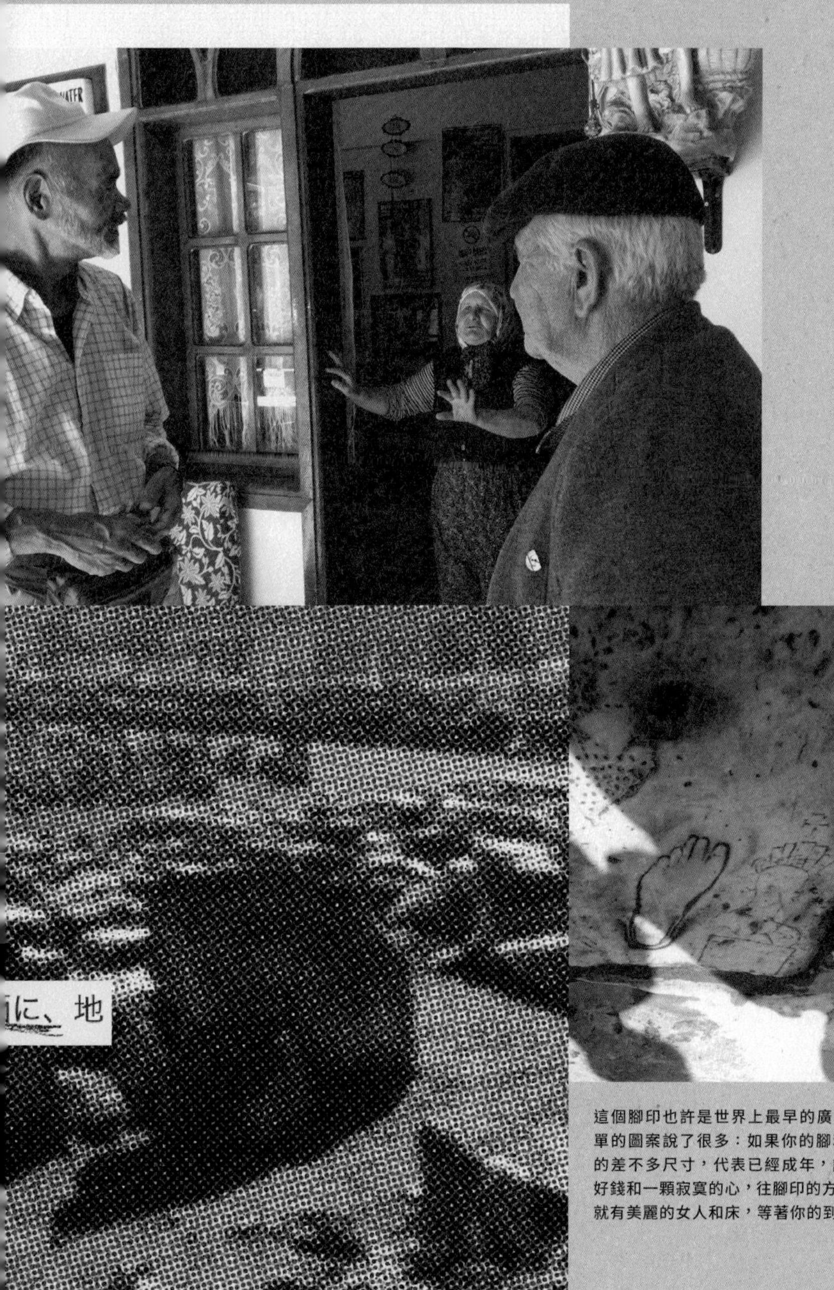

這個腳印也許是世界上最早的廣告，簡單的圖案說了很多：如果你的腳和地上的差不多尺寸，代表已經成年，請準備好錢和一顆寂寞的心，往腳印的方向走，就有美麗的女人和床，等著你的到來。

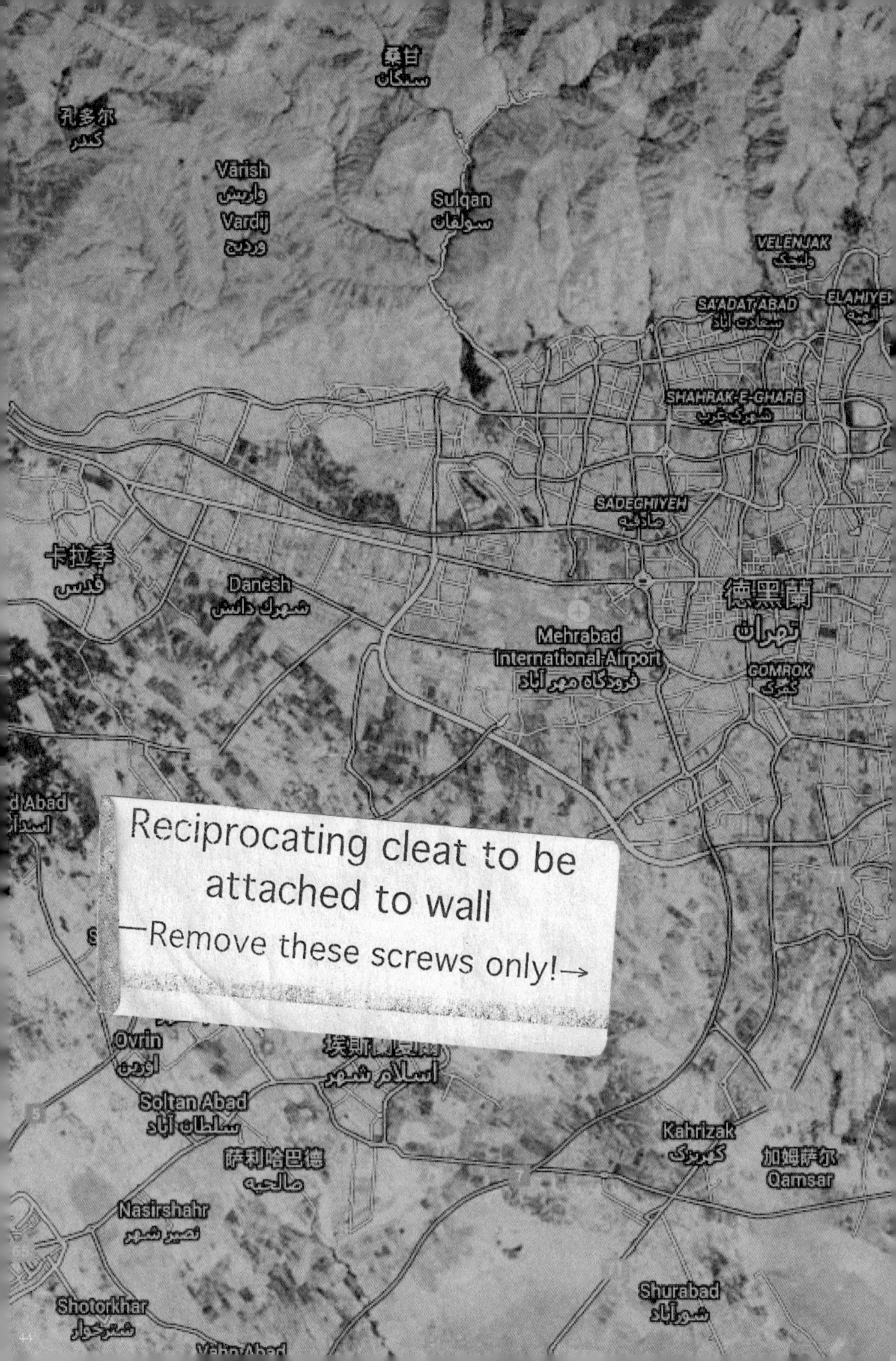

桑甘
سنگان
孔多尔
کندر
Varish
وارش
Vardij
وردیج
Sulqan
سولقان
VELENJAK
ولنجک
SA'ADAT ABAD
سعادت آباد
SHAHRAK-E-GHARB
شهرک غرب
SADEGHIYEH
صادقیه
卡拉季
قدس
Danesh
شهرک دانش
Mehrabad
International Airport
فرودگاه مهر آباد
德黑蘭
تهران
GOMROK
گمرک
Reciprocating cleat to be
attached to wall
—Remove these screws only!→
Ovrin
اورین
اسلام شهر
Soltan Abad
سلطان آباد
萨利哈巴德
صالحیه
Nasirshahr
نصیر شهر
Kahrizak
کهریزک
加姆萨尔
Qamsar
Shurabad
شورآباد
Shotorkhar
شترخوار

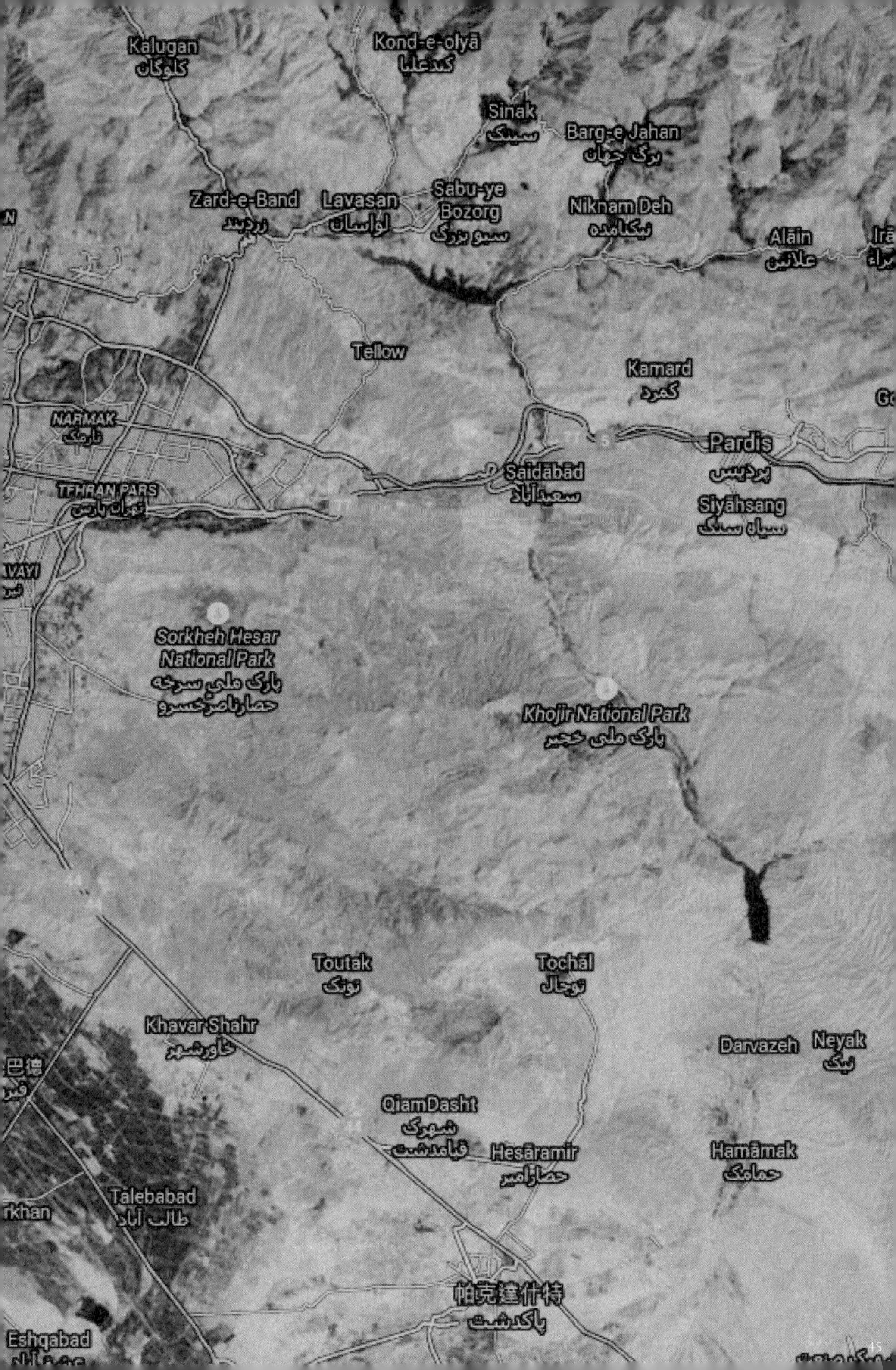

Kalugan
کلوگان
Kond-e-olyā
کندعلیا
Sinak
سینک
Barg-e Jahan
برگ جهان
Zard-e-Band
زردبند
Lavasan
لواسان
Sabu-ye Bozorg
سبو بزرگ
Niknam Deh
نیکامده
Alāin
علائین
Tellow
Kamard
کمرد
NARMAK
نارمک
Pardis
پردیس
Saidābād
سعیدآباد
TEHRAN PARS
تهران پارس
Siyāhsang
سیاه سنگ
Sorkheh Hesar National Park
پارک ملی سرخه حصارناصرخسرو
Khojir National Park
پارک ملی خجیر
Toutak
توتک
Tochāl
توچال
Khavar Shahr
خاورشهر
Darvazeh
Neyak
نیک
QiamDasht
شهرک قیامدشت
Hesāramir
حصارامیر
Hamāmak
حمامک
Talebabad
طالب آباد
帕克達什特
پاکدشت
Eshqabad

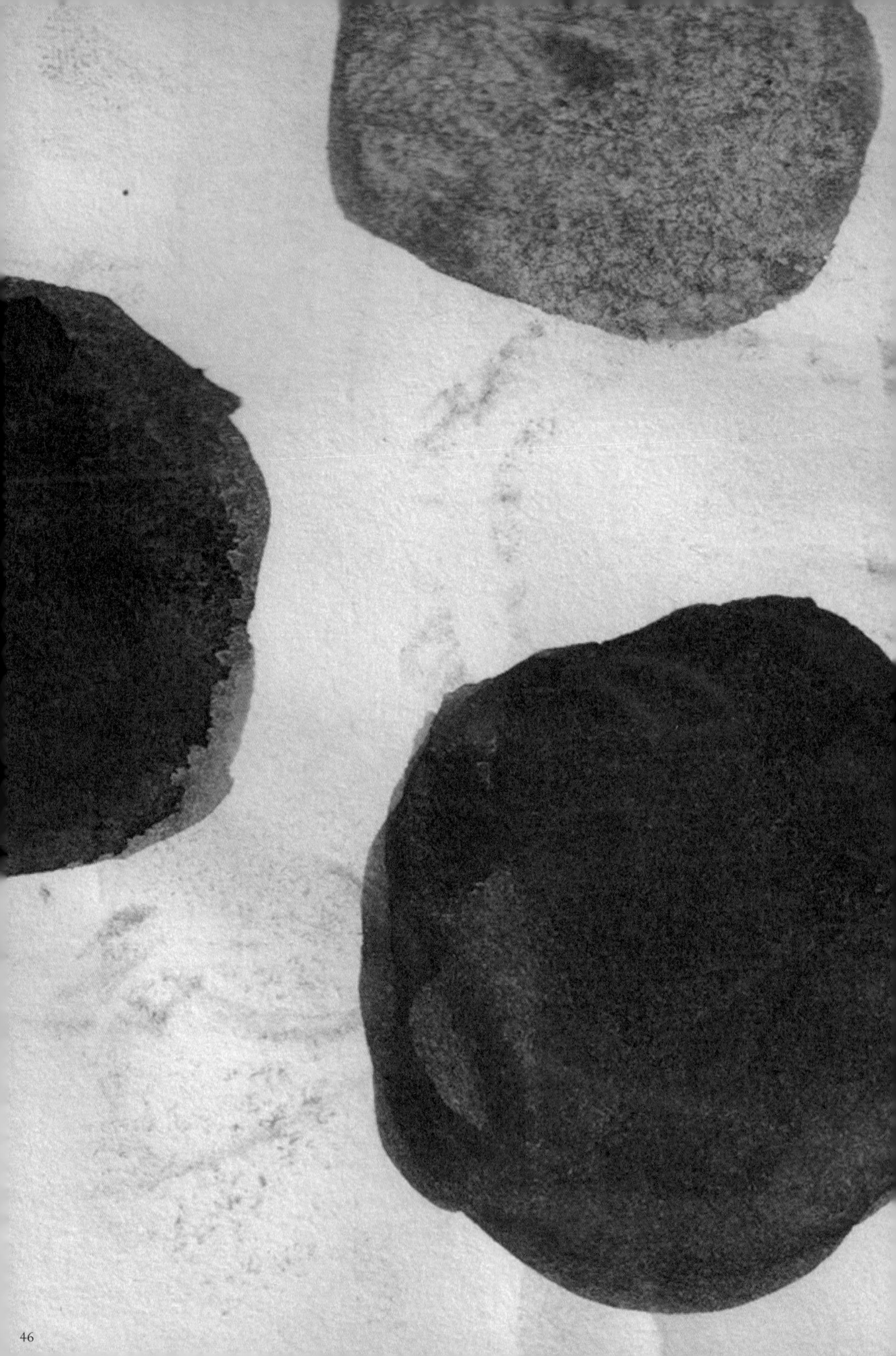

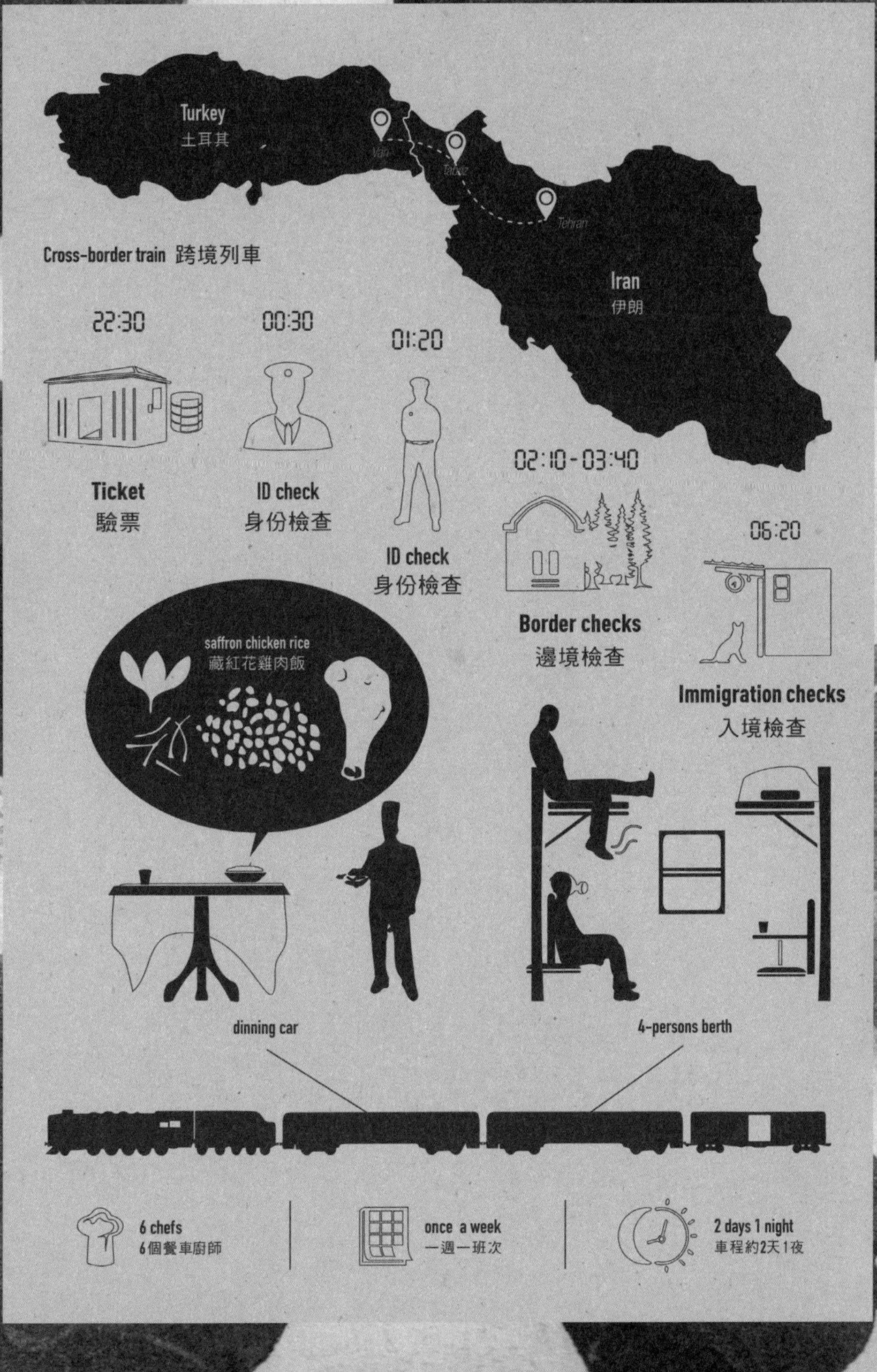

Turkey
土耳其

Van

Tabriz

Tehran

Iran
伊朗

Cross-border train 跨境列車

22:30

Ticket
驗票

00:30

ID check
身份檢查

01:20

ID check
身份檢查

02:10 - 03:40

Border checks
邊境檢查

06:20

Immigration checks
入境檢查

saffron chicken rice
藏紅花雞肉飯

dinning car

4-persons berth

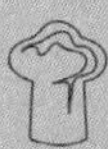

6 chefs
6個餐車廚師

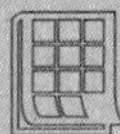

once a week
一週一班次

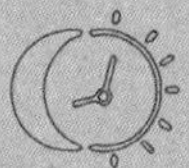

2 days 1 night
車程約2天1夜

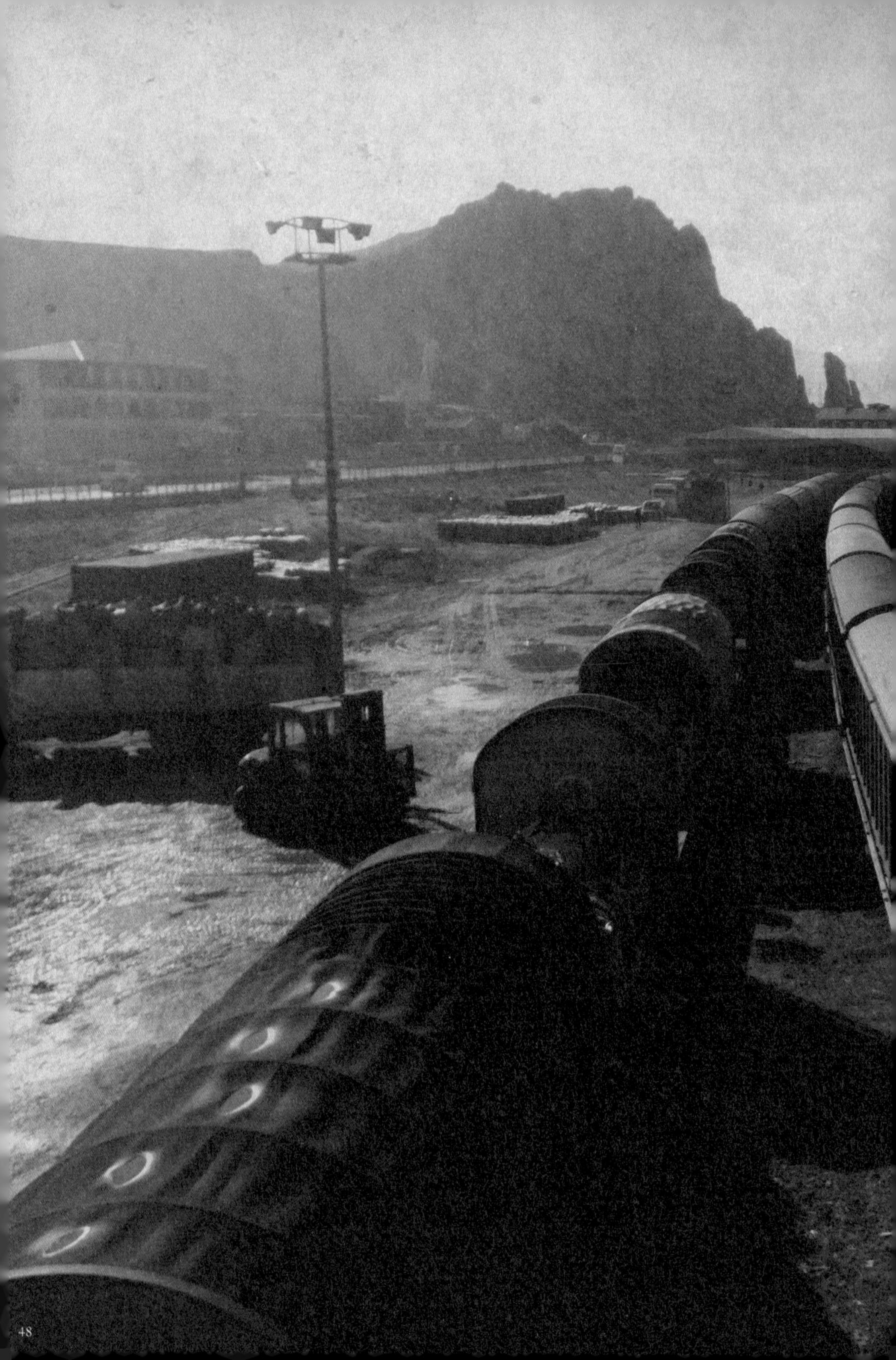

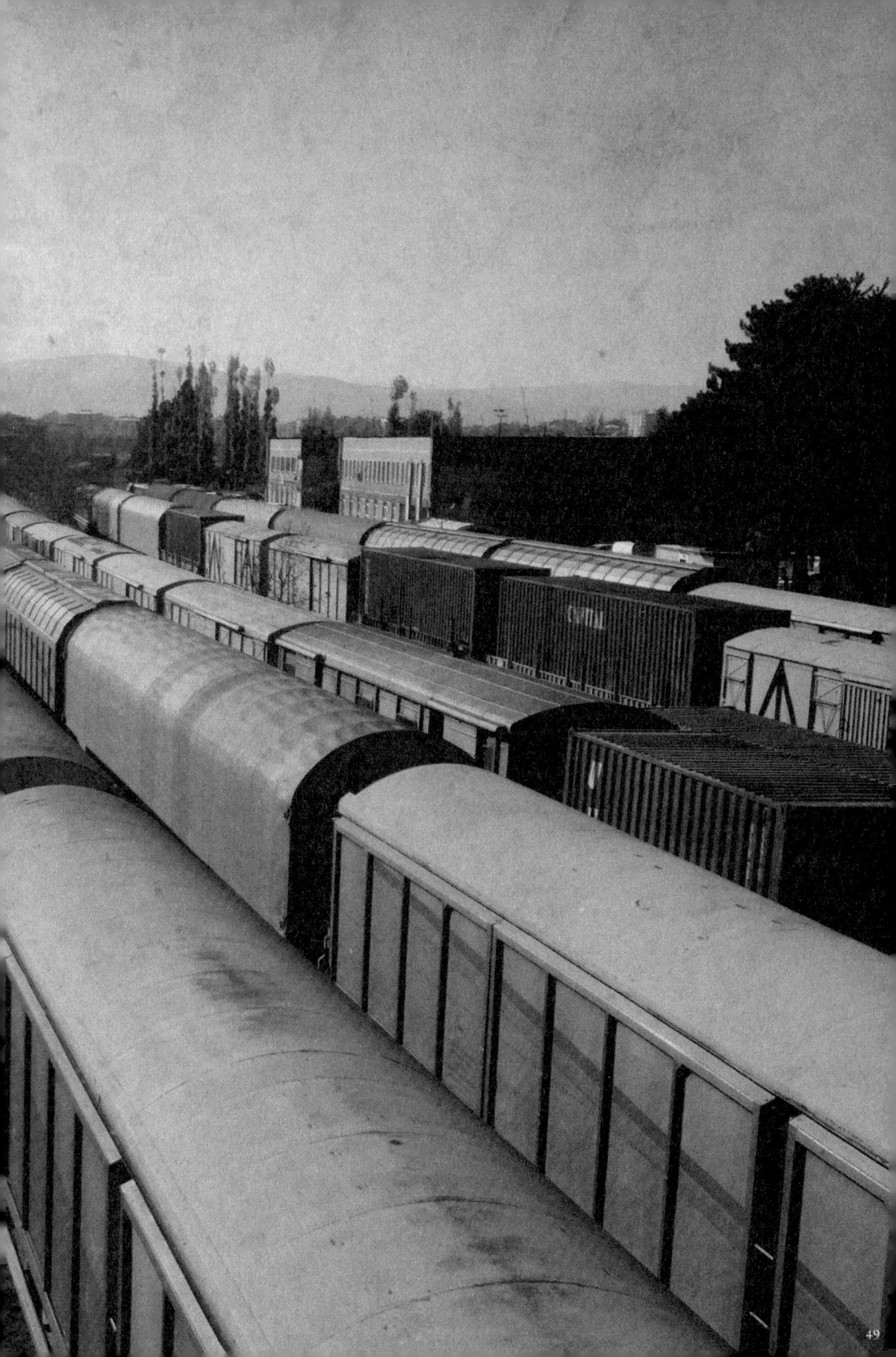

「As-Salāmu `Alaykum」祝你平安

因為節省旅費與好奇心，我決定搭跨境火車從土耳其出發到伊朗。從凡城出發之前，我得先搭乘十二小時的巴士，從大不里士（Trapzon）抵達如廢墟般的凡城（Van）車站，沿途不見任何建築物，只有傾倒的廢棄房屋、碎裂的磚瓦堆。車站並沒有印象中的制式售票辦公室，草草立了幾節鐵皮貨櫃，跟鐵軌平行並列，充當辦公室、與等候火車的月台。一周一班的火車，抵達時間不斷延後，在酷寒漆黑的山區貨櫃車站中，連我共十名候車乘客，貨櫃內，大家窩在一台電暖器前面取暖，分享行李中的家鄉零嘴。

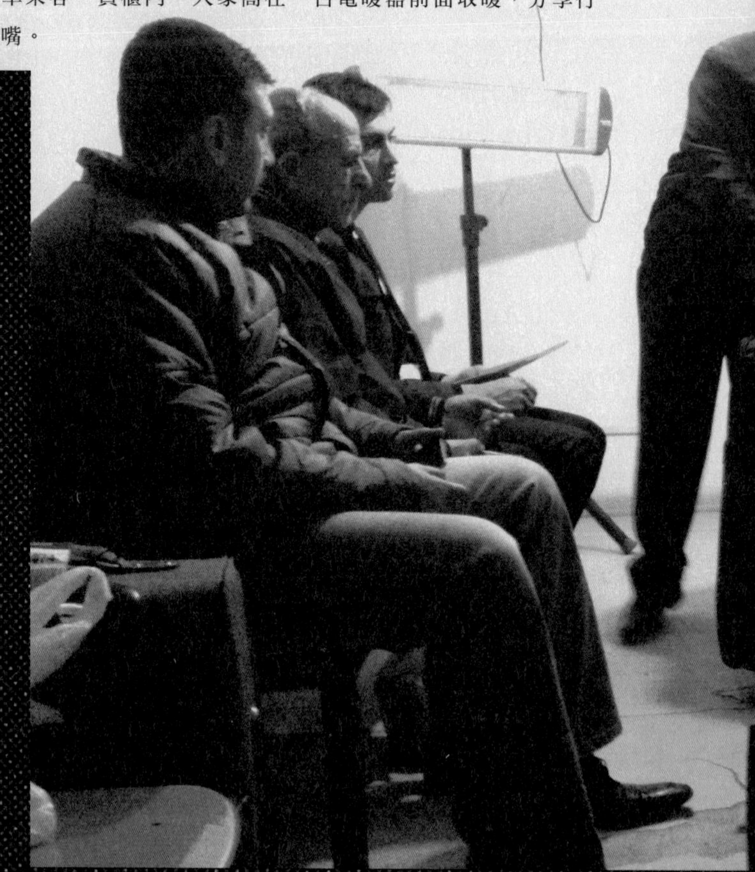

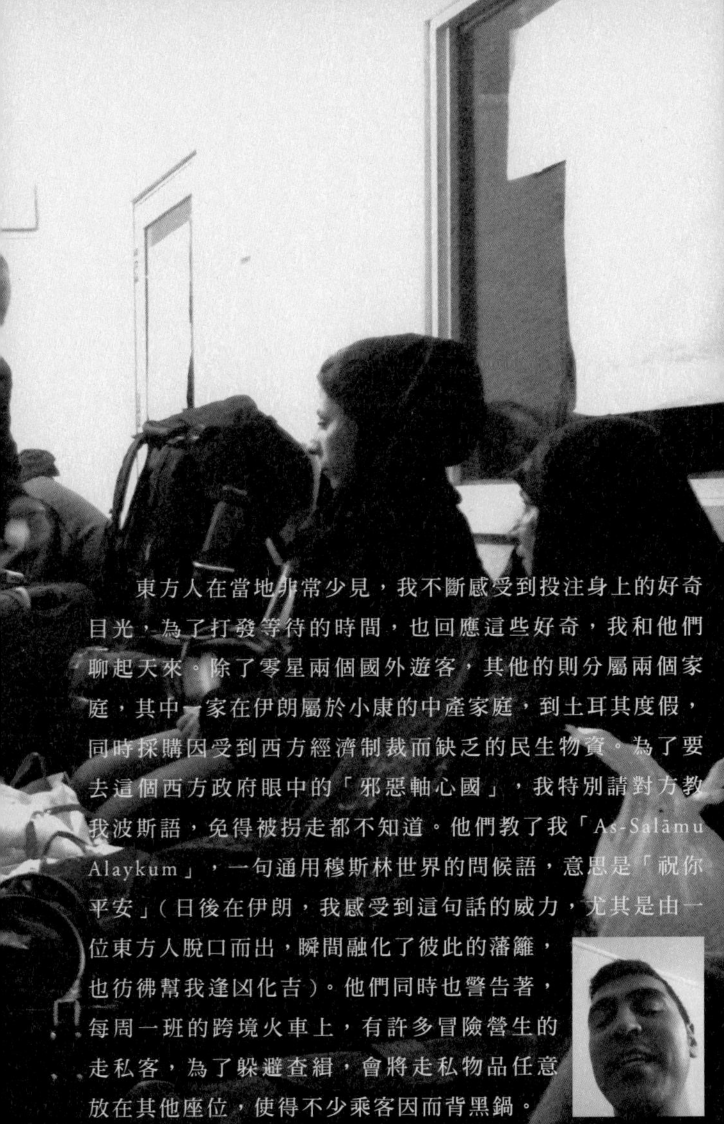

東方人在當地非常少見，我不斷感受到投注身上的好奇目光，為了打發等待的時間，也回應這些好奇，我和他們聊起天來。除了零星兩個國外遊客，其他的則分屬兩個家庭，其中一家在伊朗屬於小康的中產家庭，到土耳其度假，同時採購因受到西方經濟制裁而缺乏的民生物資。為了要去這個西方政府眼中的「邪惡軸心國」，我特別請對方教我波斯語，免得被拐走都不知道。他們教了我「As-Salāmu Alaykum」，一句通用穆斯林世界的問候語，意思是「祝你平安」（日後在伊朗，我感受到這句話的威力，尤其是由一位東方人脫口而出，瞬間融化了彼此的藩籬，也彷彿幫我逢凶化吉）。他們同時也警告著，每周一班的跨境火車上，有許多冒險營生的走私客，為了躲避查緝，會將走私物品任意放在其他座位，使得不少乘客因而背黑鍋。

（用手機錄的波斯語教學）

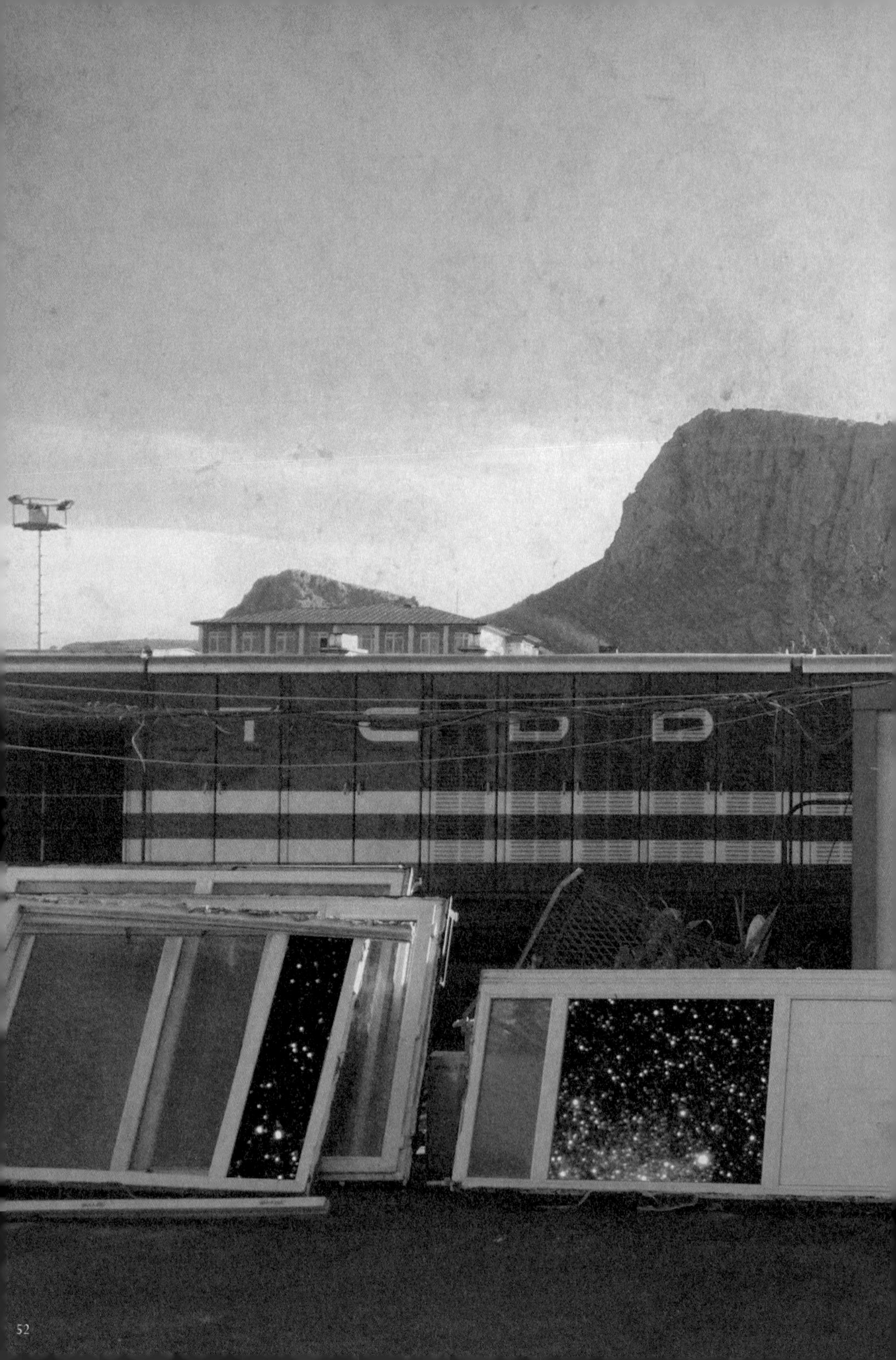

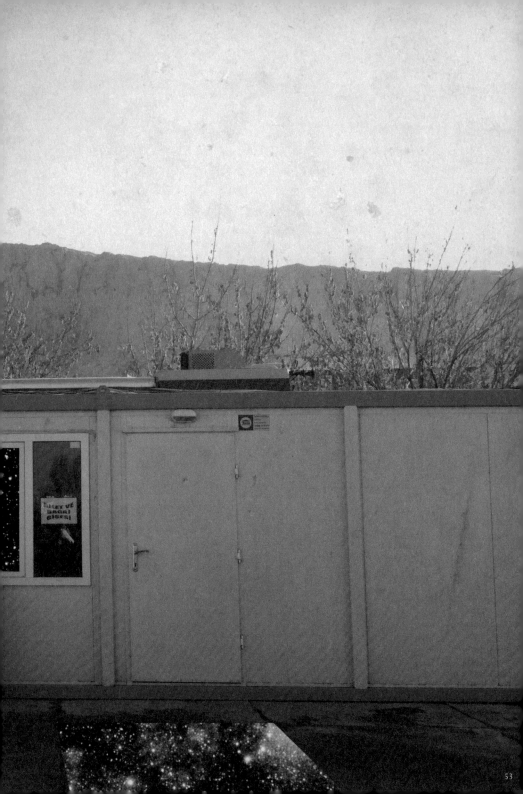

火車終於在十四日晚上十一點到達，在寒冷的天氣裡，車身冒著水蒸氣，列車上早已載滿乘客，車站員工好不容易才將貨櫃內的十名旅客也塞進去。然而上車的旅客都被車掌先帶到餐車車廂等候位置，且由於宗教文化的關係，除非同為親人或夫妻，否則男女必須分在不同的車廂中，所以座位的安排成為一項耗時的大工程。餐車車廂並非好萊塢電影中那種豪華舒適的場景，而是老舊的車廂，餐桌妝點著浮誇俗氣的塑膠布料與假花，充斥著食物香氣與各種不知名的氣味，廚房簡陋的設置在過路小道，在疾駛的行進裡，車廂彷彿快要解體，戰戰兢兢的廚師、陳舊斑駁的廚具，戰鬥般準備著整車乘客的食物。

先前在月台等候已久，幾乎沒甚麼機會進食，飢餓的念頭讓我預期在餐車車廂裡擁有一只香氣四溢的便當，卻遲遲不見任何服務，也苦等不到安排座位的車掌，身體就著背包行李，發抖著面對飢餓還有從上個城市搭乘十二小時巴士累積而來的疲累，在無能為力之下，只好趴在餐桌上，企圖用睡眠抵抗飢餓感，然而外頭的寒風不斷從窗口滲入身體，半睡半醒中，被身體的顫抖給抖醒。

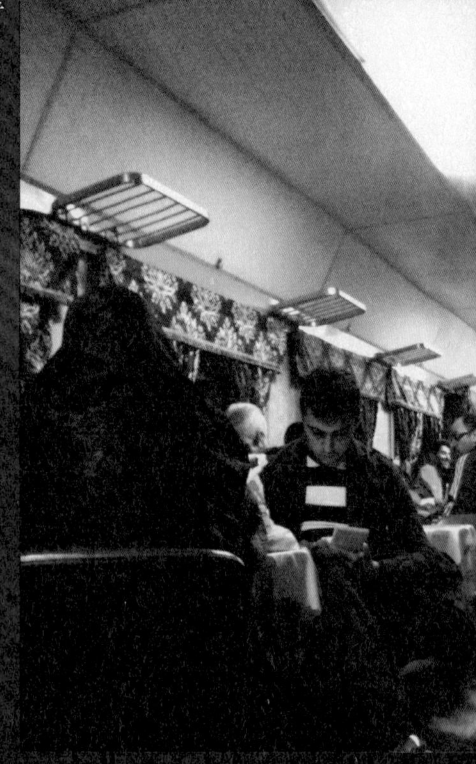

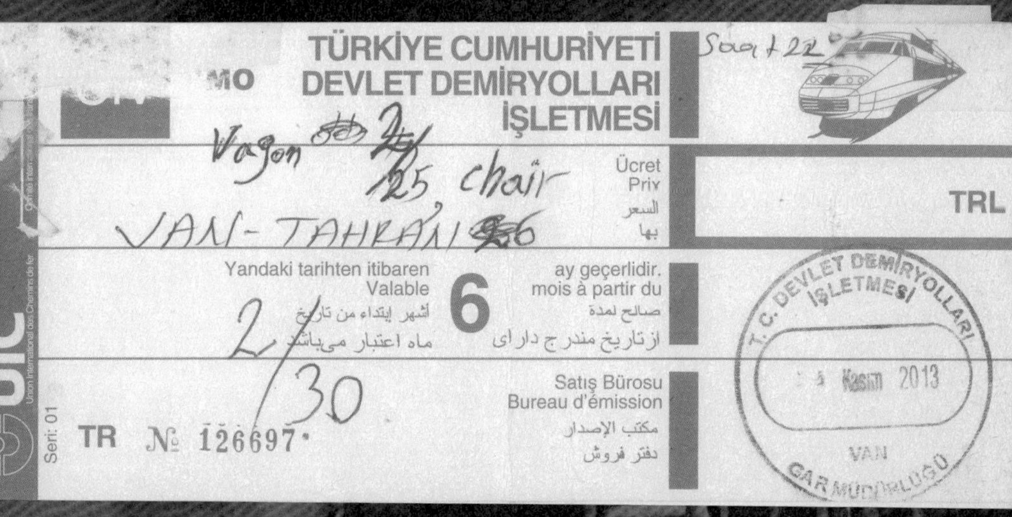

TÜRKİYE CUMHURİYETİ
DEVLET DEMİRYOLLARI
İŞLETMESİ

Saat 22

Vagon 2
125 chair

VAN-TAHRAN

Ücret
Priх
السعر
بها

TRL

Yandaki tarihten itibaren
Valable
أشهر إبتداء من تاريخ
ماه اعتبار میباشد

6

ay geçerlidir.
mois à partir du
صالح لمدة
ازتاريخ مندرج دارای

2/30

T.C. DEVLET DEMİRYOLLARI İŞLETMESİ
Kasım 2013
VAN
GAR MÜDÜRLÜĞÜ

Satış Bürosu
Bureau d'émission
مكتب الإصدار
دفتر فروش

UIC
Seri: 01

TR № 126697

深夜，朦朧之間被人叫醒兩次，不同制服的官員，帶著相同的冷漠與肅殺。那晚親眼目睹持著非法護照的老婦人，在一陣抗辯無效之後，再也沒有回到車廂裡，彷彿消失在寒冷的山林之間。抵達土伊邊界，整車的乘客則被帶出火車外，列隊走向邊境檢查站，滿車的乘客擠入山區小屋裡，檢查站養的警犬坐在車廂外，牠的眼神跟穿制服的人一樣肅殺，一個一個檢查證件和走私與否。費時且令人焦慮的檢查流程結束後，我縮回了車廂，沒多久又一而再的重複叫醒檢查，身心隨時處於備戰狀態，不知不覺，列車也進入了另一個國境。

終於，天色漸亮，窗外轉為溫暖日光，我在餐桌上恍惚醒來，看著對桌的老人，正沉浸在窗邊的早晨陽光，一家人在一邊喧鬧，而他獨自喝著茶。這安靜的一幕，不知為何，讓我暫時放鬆緊繃的情緒，想起台北的家人與那些煩人的事，是否也能如此刻，駛出黑暗，漸露曙光？

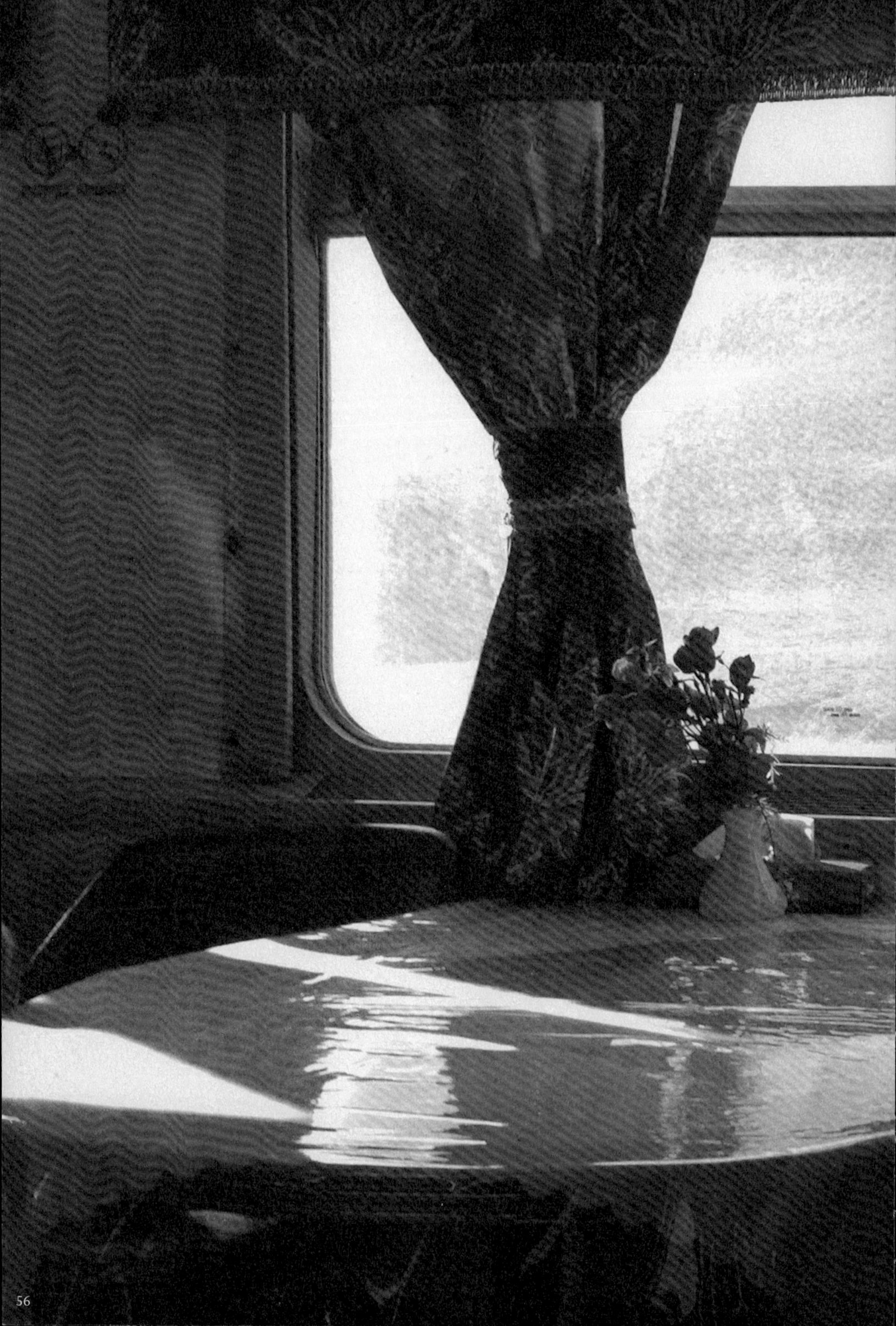

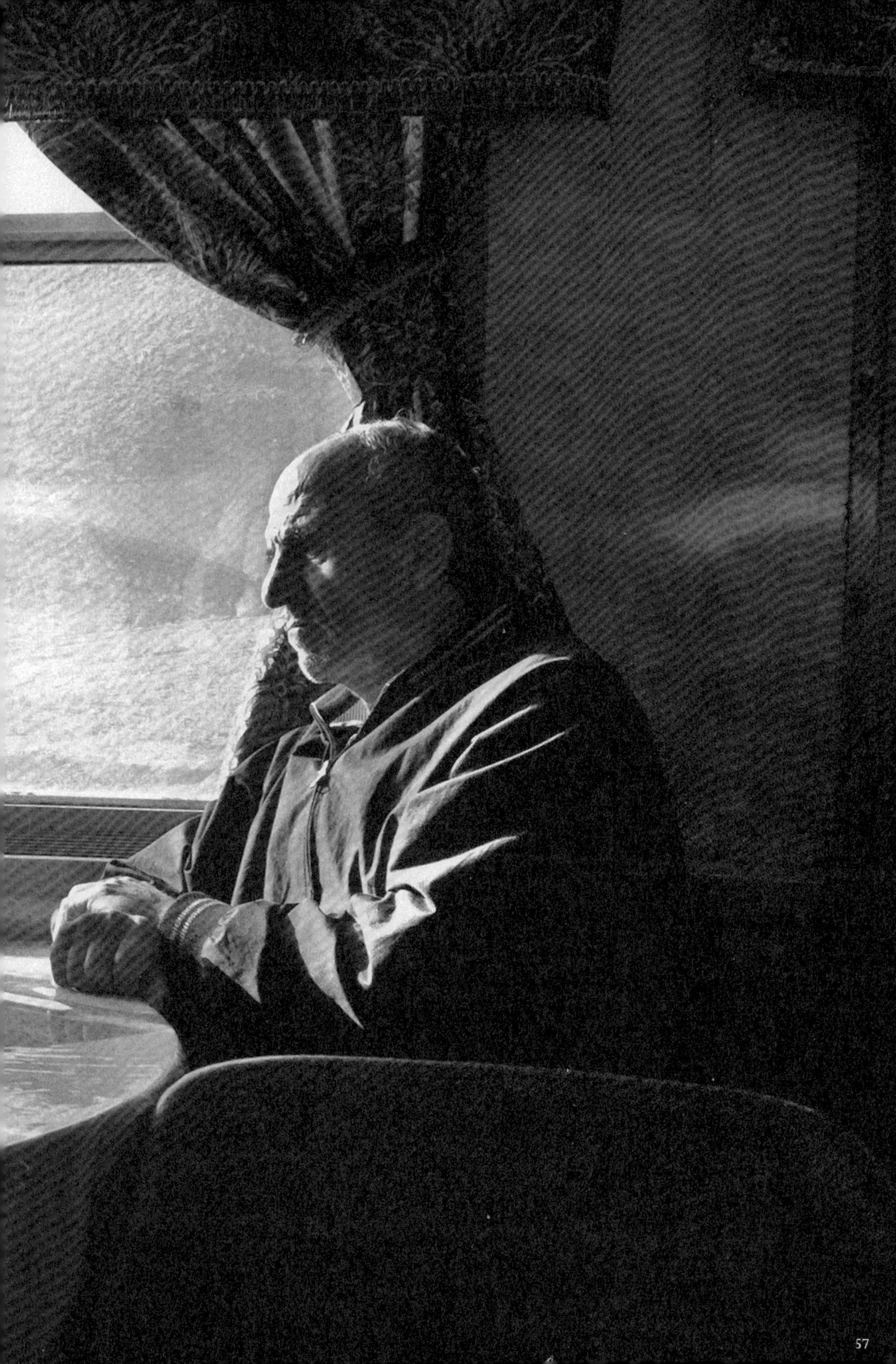

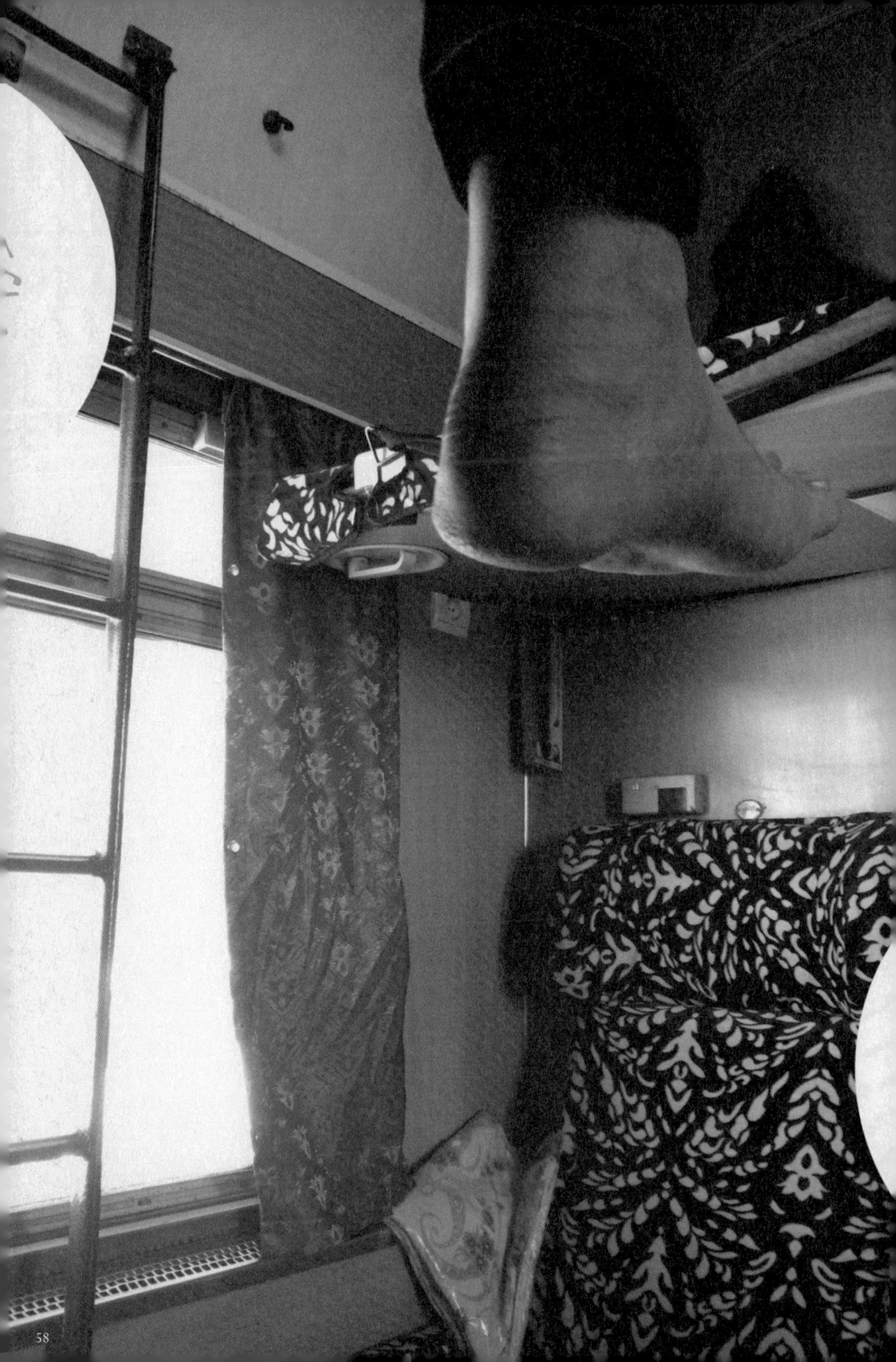

撐了將近兩天一夜後，車掌終於給了一個臥鋪。跨境火車上分為坐鋪與臥鋪，通常是四人一間，好不容易安頓好行李，我正準備要來好好的休息時，才發現車廂內到處掛著腳丫子，醃製了兩天一夜的腳，一旦脫下襪子鞋子，氣味驚人，令人無法忘懷。

據說伊朗大城市的空氣品質是全球最差的地方之一，首都德黑蘭還曾經因而停課，看來列車已經率先帶來濃郁的異國味，為了能和這樣環境隔絕，只好趕緊穿戴整備全身的黃金盔甲。

2013 年 11 月 15 日

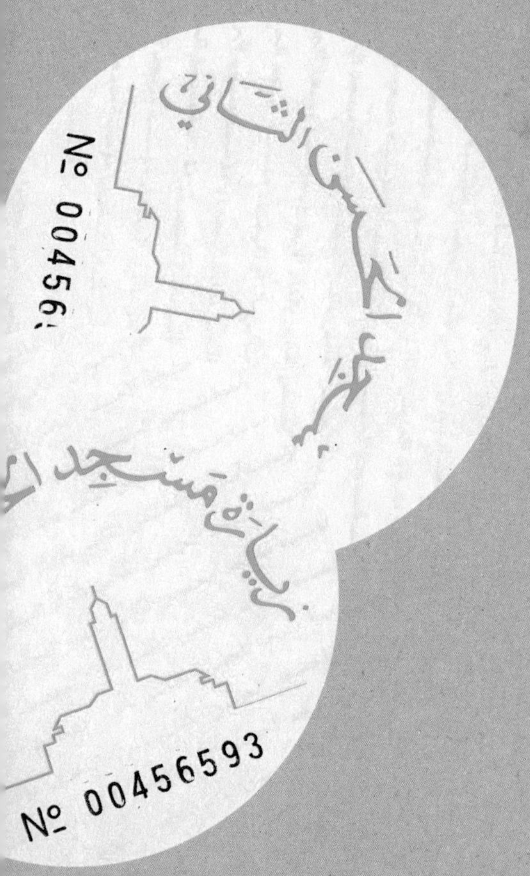

逃生工具③ - 黃金聖衣盔甲

使用方式：背包客隨機應變，隨時備戰，請見各項說明。

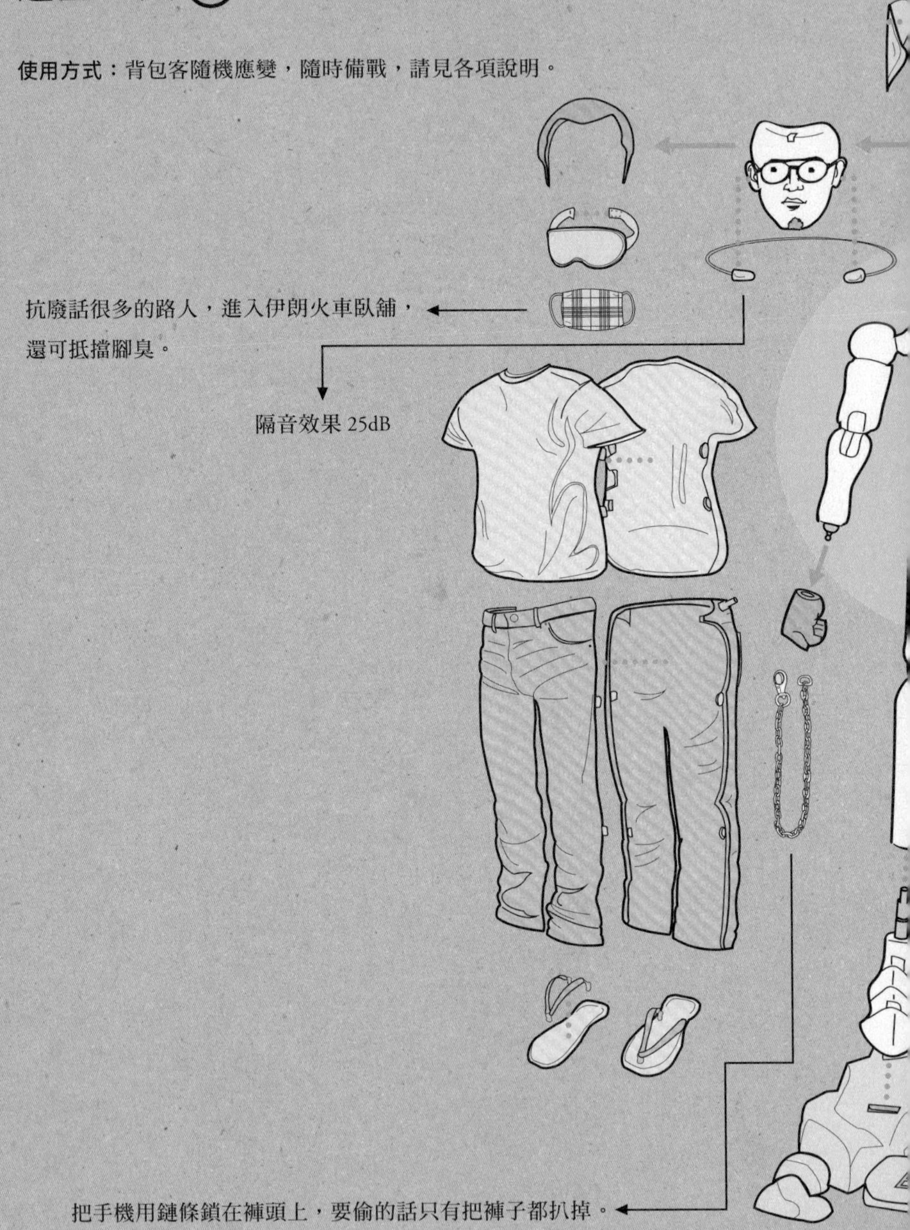
抗廢話很多的路人，進入伊朗火車臥鋪，
還可抵擋腳臭。
隔音效果 25dB
把手機用鏈條鎖在褲頭上，要偷的話只有把褲子都扒掉。

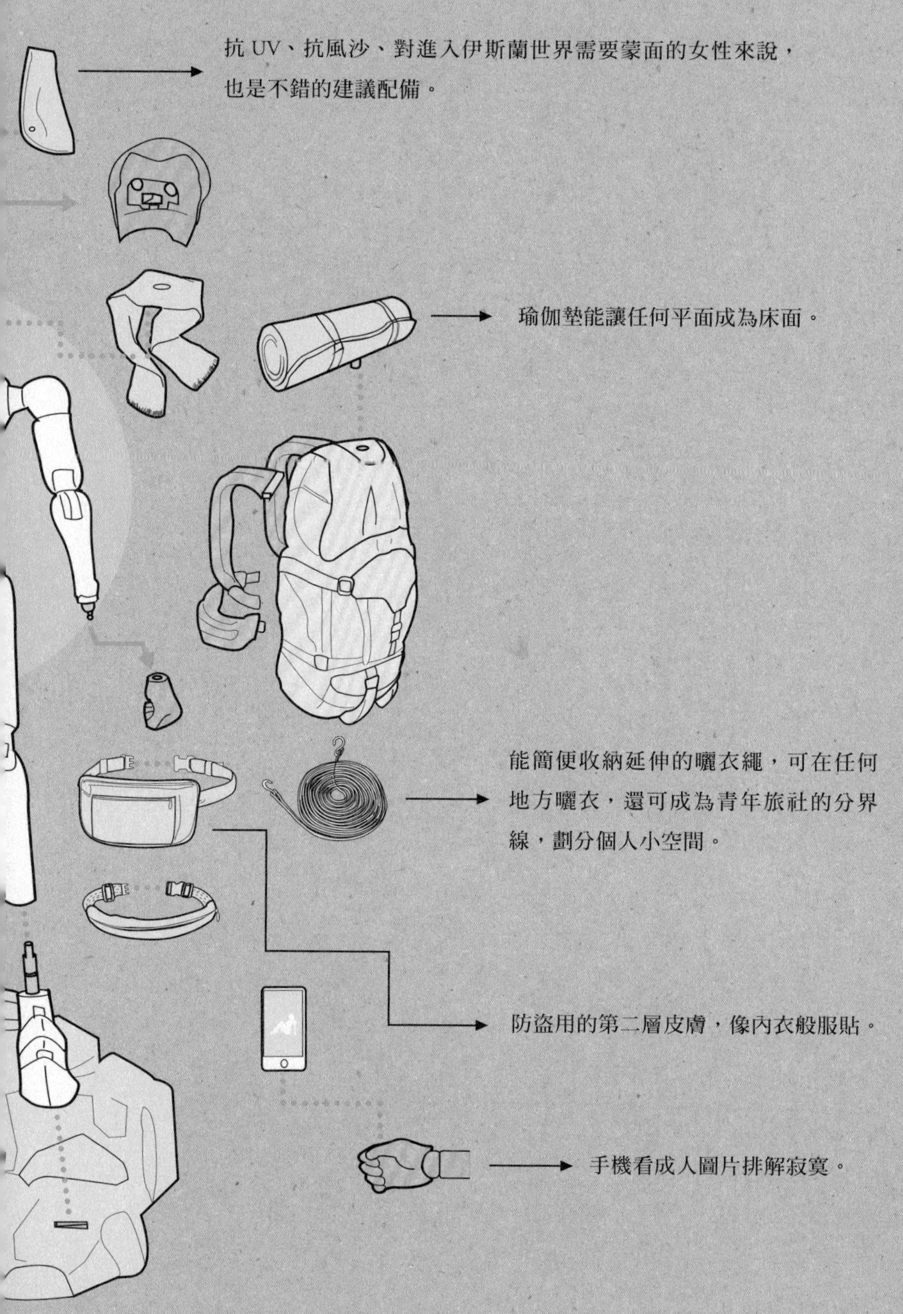
抗 UV、抗風沙、對進入伊斯蘭世界需要蒙面的女性來說，
也是不錯的建議配備。
瑜伽墊能讓任何平面成為床面。
能簡便收納延伸的曬衣繩，可在任何
地方曬衣，還可成為青年旅社的分界
線，劃分個人小空間。
防盜用的第二層皮膚，像內衣般服貼。
手機看成人圖片排解寂寞。

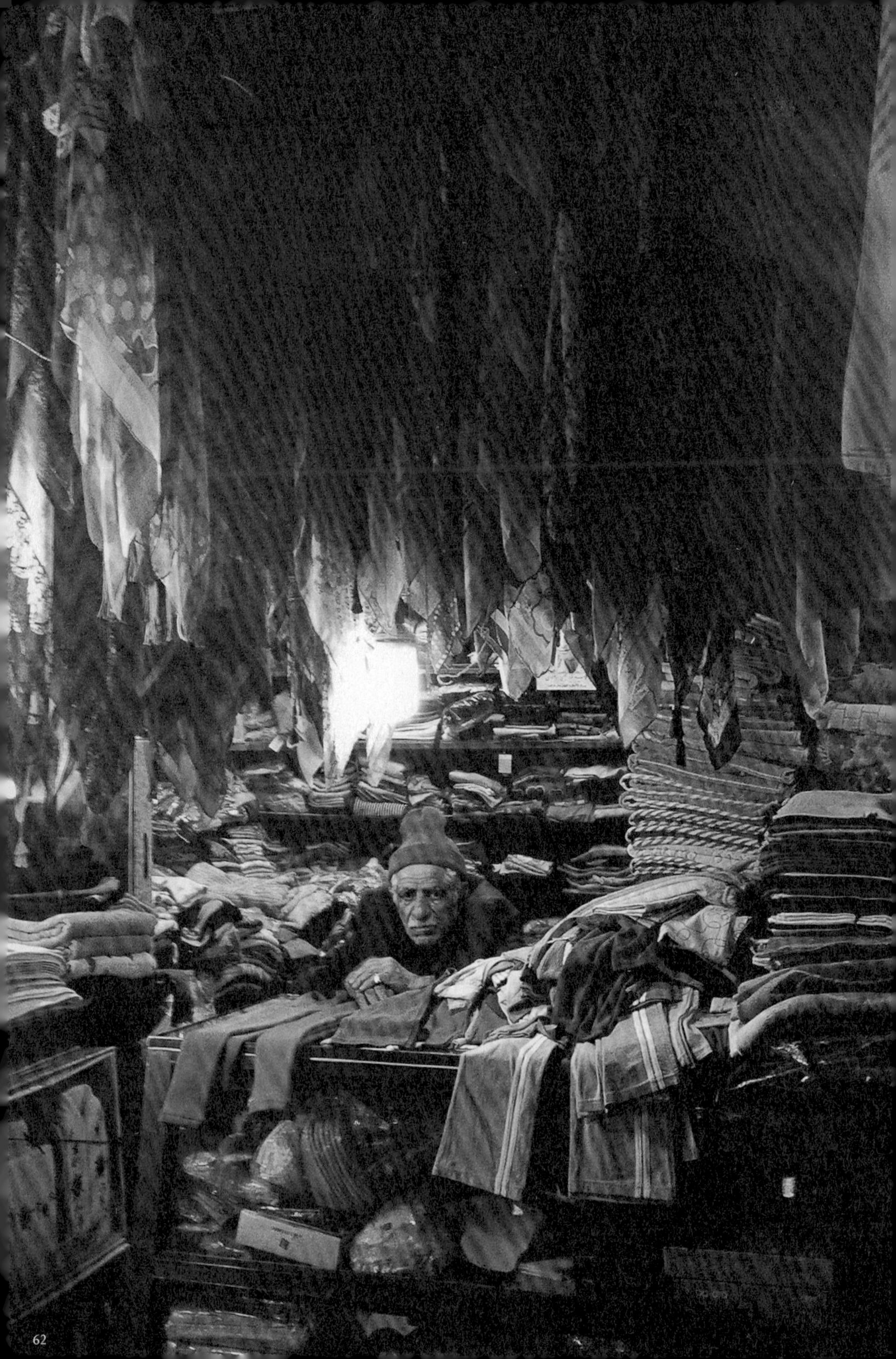

光明與黑暗的面紗

在伊朗旅行，好像行走在一條看不清的界線兩邊。在進入伊朗之前，只知道他們是西方強權口中的"邪惡軸心國"，以核武和西方世界對抗，導致受經濟制裁與種種負面的國際形象。然而伊斯蘭教的傳統下，他們對外來者異常的友善熱情，不吝於提供任何幫助，讓我對伊朗開始改觀，只是，驚訝於這裡的熱情之時，卻又會出現有人跟你索求回饋，讓我不禁再度懷疑起這陌生國度的好客初衷是甚麼？

伊朗的經驗讓我不斷跟自己的內心對話：是否一切是因為自己的價值觀跟當地有著本質上的差距？是否我太過主觀的看待伊朗的人們了？旅行幫我揭開不同國家文化的面紗。也許我該試著用更寬廣的心去了解差異，而不是太快下判斷。不同的價值不同的衝撞，其實也逐漸開拓自己內在的視野。

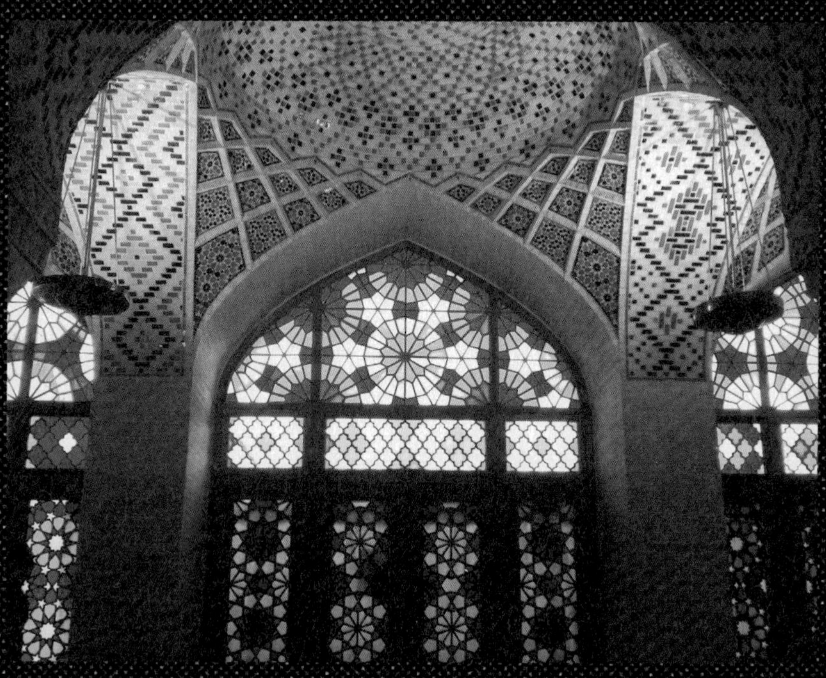

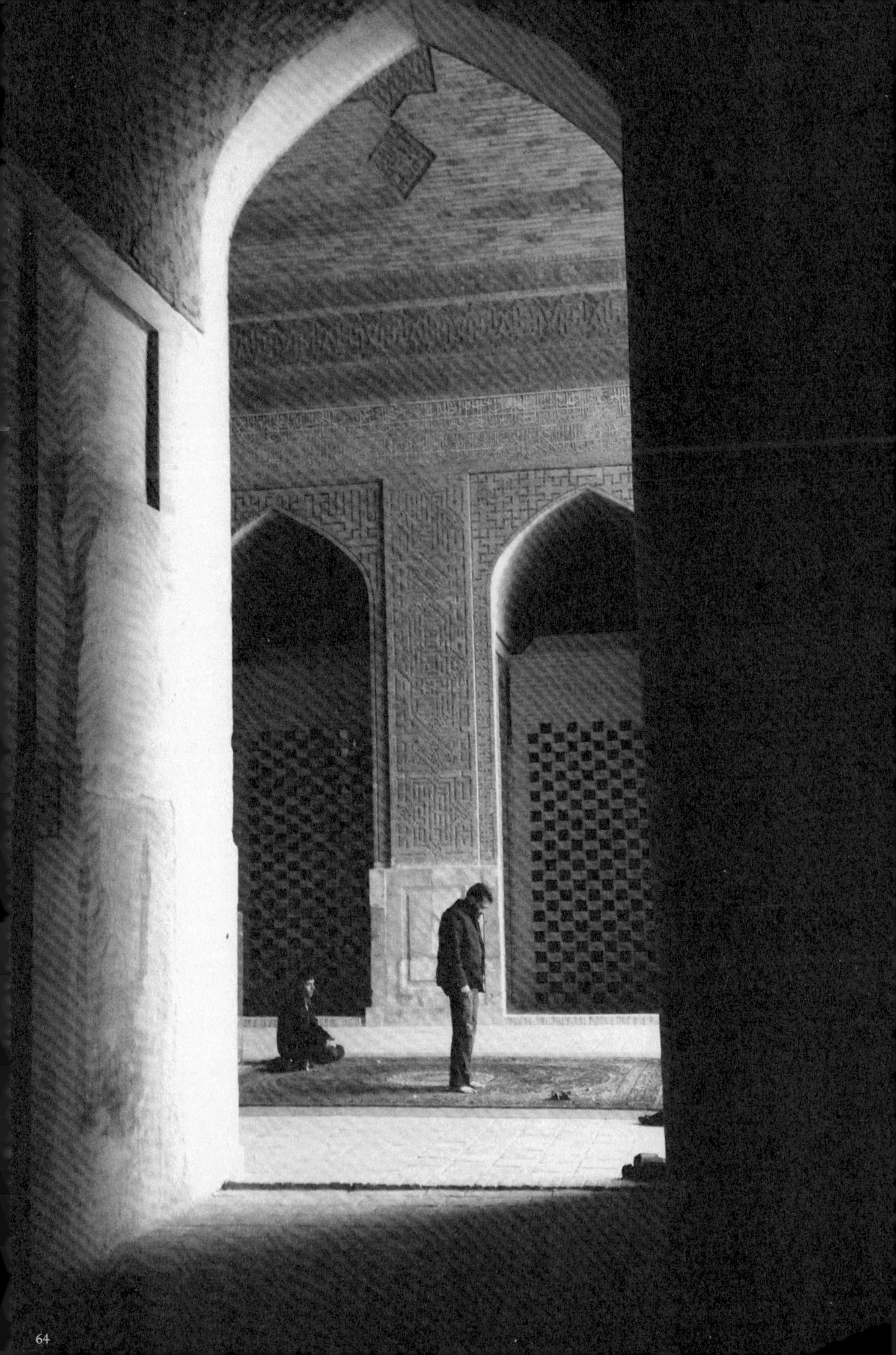

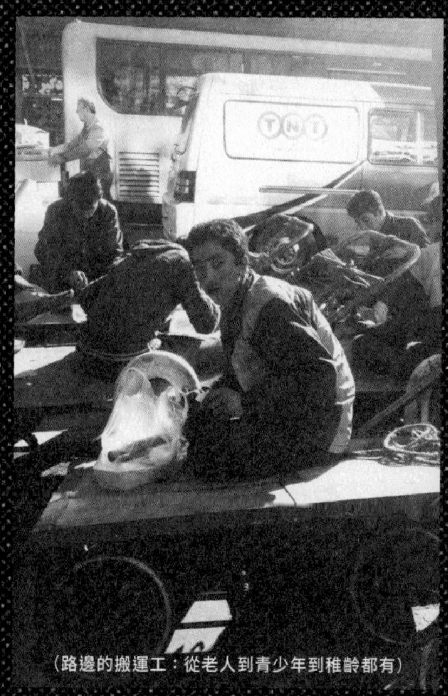
（路邊的搬運工：從老人到青少年到稚齡都有）

黑溝中的聖水

德黑蘭（Tehran）做為伊朗全國經濟政治、文化中心，首都街道卻常見汙黑髒亂景象，水溝中滿是載浮載沉堵塞的垃圾與廢棄物；稚齡的童工以及白髮蒼蒼的老者，駝背拉著與身材不成比例的貨物，步履蹣跚穿梭在市場中。境內被稱為聖山的厄爾布爾士山（Elburz Mountains），是全伊朗的最高峰，巍峨矗立在首都的東北方，冬天山頂上的積雪融化之後緩緩流入城市，純潔聖水流過的是街道上黑暗的溝渠。

受到政治與意識形態影響，伊朗遭受強權經濟封鎖；外在環境的困頓，讓多數人民必須同時兼任多份工作方能養家糊口。婦女們束縛於傳統宗教壓力及社會觀念，全身包裹著墨黑的衣裳，猶如幽靈在街頭遊走。即便是他國女性旅客，在國境內亦須層層包覆頭巾，不知她們是否也受到傳說中的宗教警察監視，但絕對少不了當地居民眼神的關注。

望著清真寺中虔誠祈禱的穆斯林，沉重的生活負荷並未使他們失去信念，相同的低眉斂眼，宗教是支撐他們內在的動力；如同街道溝渠中的聖水，即便所處的環境如此暗淡，仍源源不絕日復一日的，流動著生命的能量。

「隨便跟外國人來往，會被秘密警察盯上吧？」

在伊朗的旅行總覺得沉重，也許因為那些無解的歷史、複雜的政治，又遇到一些不甚愉快的經驗，林林總總，讓我興起提前離開的念頭。在市集也無心遊走，沿途卻不斷遇到當地人因好奇東方面孔而主動招呼，街頭轉角過後，與一位老先生交集了眼神，基於禮貌簡短問候。我知道自己太容易寡言詞窮，所以跨步就要離開，沒想到他卻在察覺後主動用身體擋住我的去路，我也故作鎮定和他聊下去。

老先生名字叫做 Vali，原來是伊朗的大學教授，曾在英國念書，退休的他從事國際貿易，推薦我該去哪些城市造訪。聊天時他不斷堅持邀我到他家作客，還非常熱情的寫下聯絡方式，塞進我手裡。

第二天我帶著期待，也準備好伴手禮，卻始終等不到對方的聯繫。於是，我打電話給 Vali，他卻說：『因為需要去出差見客戶，所以沒有辦法過來。實在很抱歉。』我心中不斷浮現各式各樣的想法，暗自否定他的解釋與道歉；也許他塞給我聯絡方式只是客套吧？也許伊朗隨便跟外國人來往，會被秘密警察盯上吧？不過，沒見到他，我反而鬆了一口氣。

沒想到隔天下午在旅館的大廳，Vali 已帶著燦爛的笑容坐在椅子上等候我多時，我心中的羞愧感油然而生，為自己種種預設立場覺得丟臉，我不過是因為內心深處害怕跟當地人有更深入的來往，所以才用一些負面的想法來解讀對方，合理化自己的感受。

這是一場極為愉快的談話，在大廳中聊了半小時，我們還相約，在行程結束前再次回到德黑蘭。

2013 年 11 月 20 日

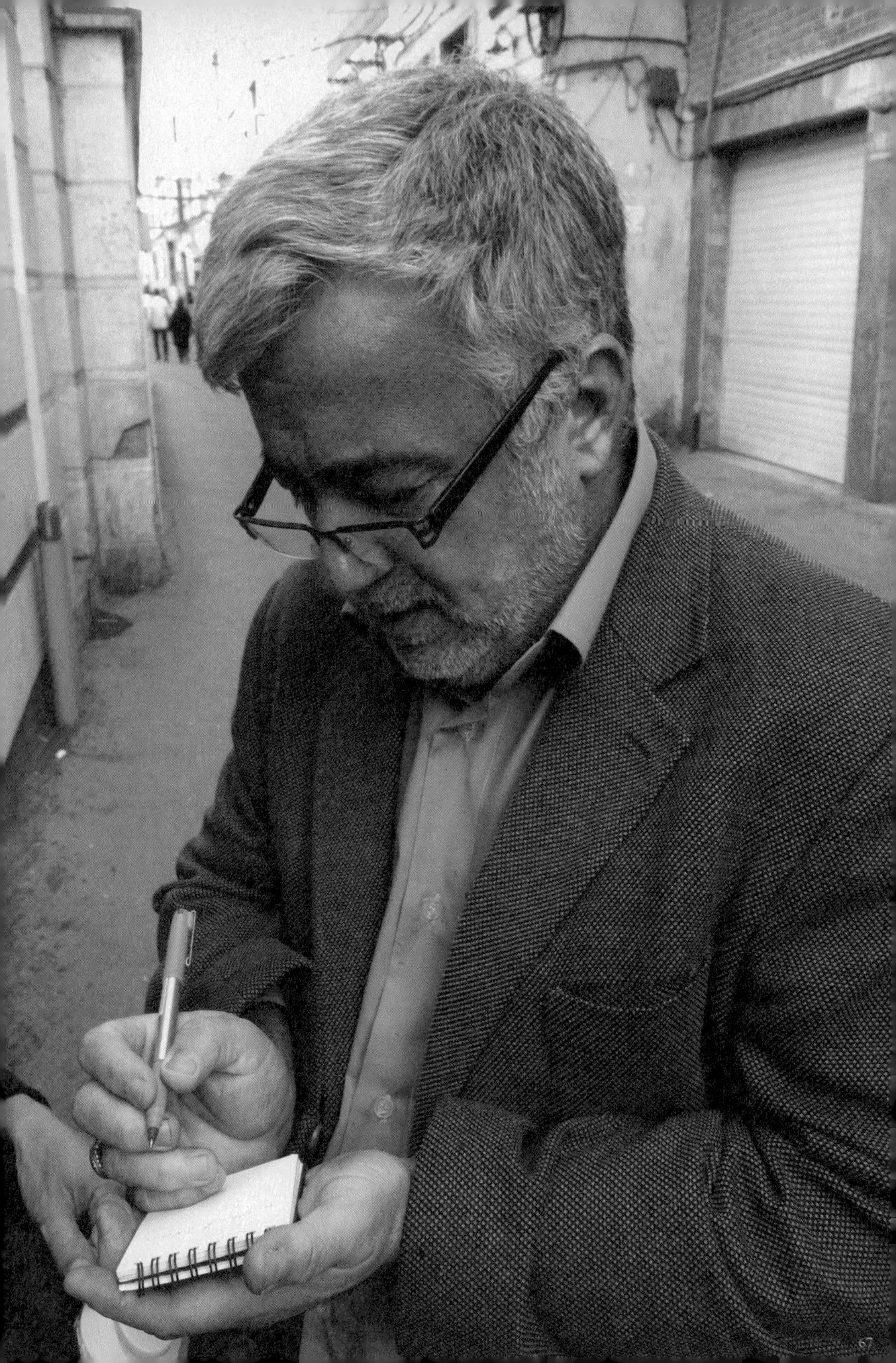

廁所裡的阿基師

旅程中除了交通、住宿，最多花費就是在吃上頭。再加上有些國家因為地理環境或飲食習慣，更需要自己調理，以維持均衡的飲食，比方在伊朗，路上清一色的薯條漢堡，不然就是羊腦、大餅，幾乎很難吃到蔬菜。為了解決煮飯的問題，在背包裡我準備了一只網路盛傳的「空姐鍋」；顧名思義，空姐們出國降落如遇到凌晨時分，到飯店已無熱食，解解饞甚至煮正餐，這時就派上用場了。18 立方公分、2 公斤重，包含鍋子與爐心，甚至還有 110V 與 220V 兩種電壓，只要有插座，除了油炸，煎煮炒都能使用，收納起來卻像便當袋一樣小巧。甚至形容它為手提廚房也不為過，任何險惡環境，只要有插座，都至少可以煮頓飯來吃。

曾經住進一家民宿，木板隔間旁就是老闆的房間，但這裡是禁止烹煮的，為了怕被發現，所以窩在床頭用小刀簡單處理食物後，便將電視音量調到最大聲，掩蓋鍋裡煎煮的滋滋作響，電源則是插入馬桶旁唯一的插座，打開小小的廁所窗戶讓味道飄出去。全程蹲在馬桶旁慢慢煮，堪稱旅途中最有味道的一餐。

Difficile, mais souligne ~~le pot hôtesse de complaisance~~

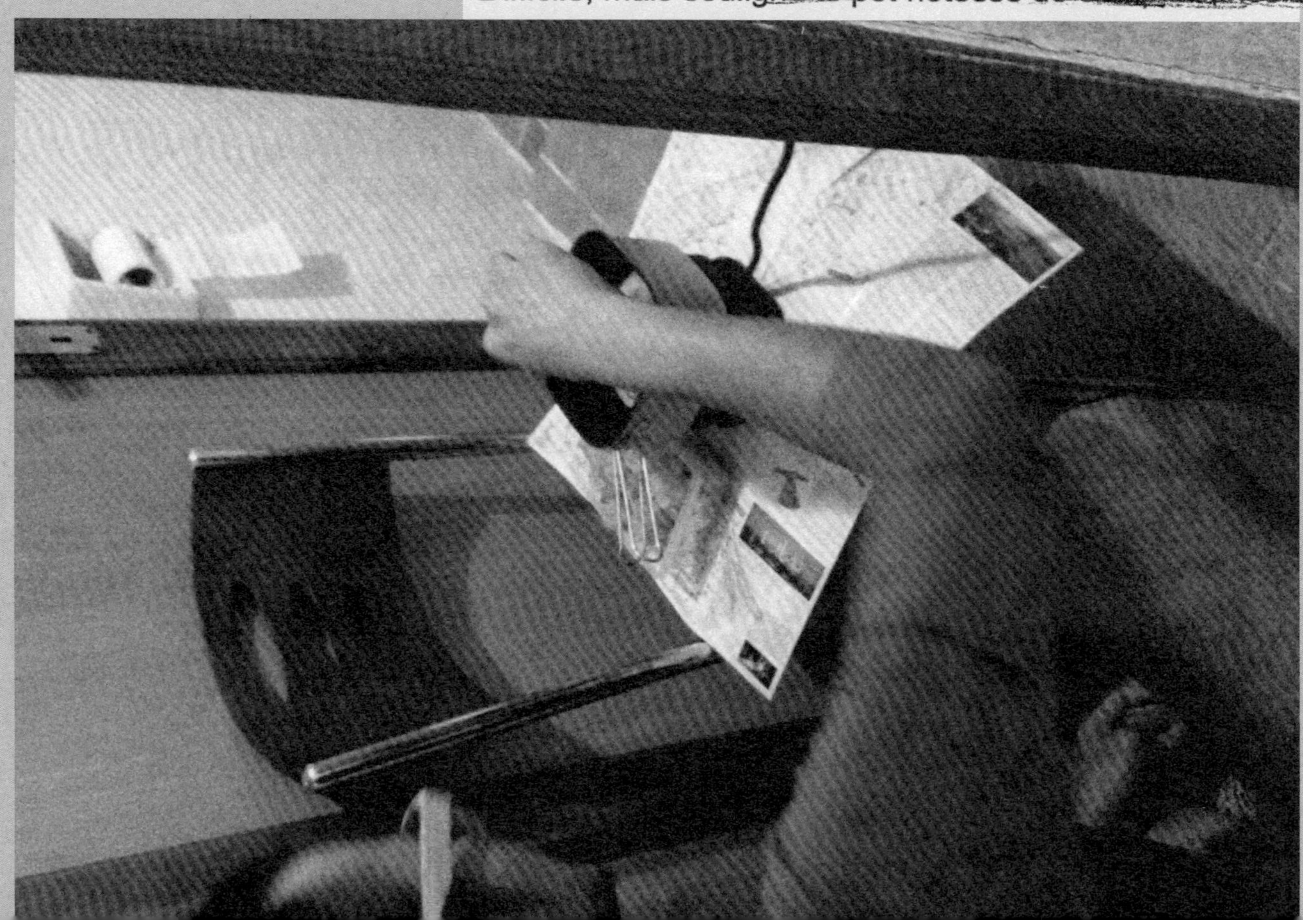

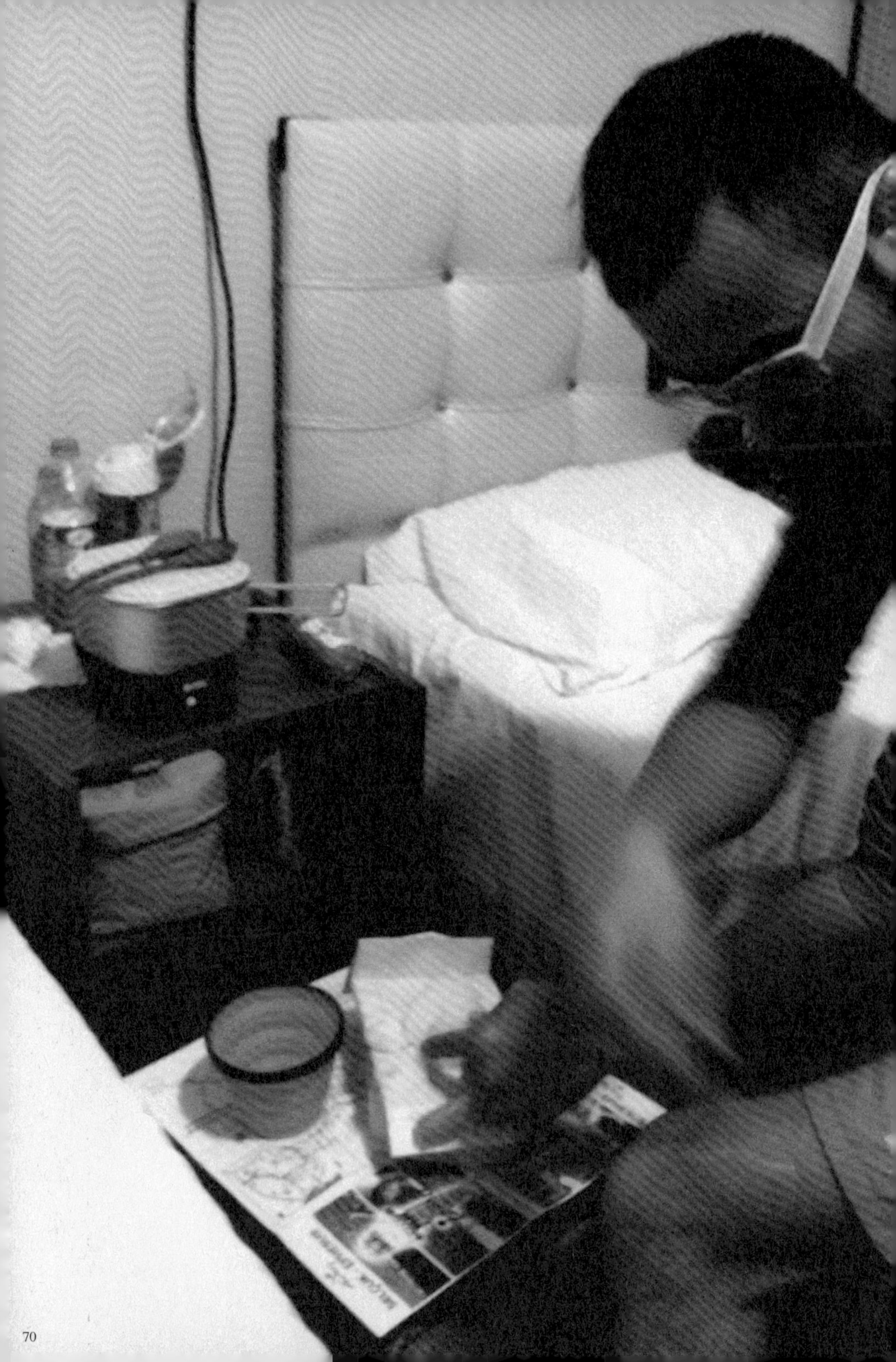

逃生工具④ - 空姐鍋

使用方式：只要有插座的話，馬桶也可以變廚房。

注意事項：食材搭配各地香料，讓隨身的風味也能很地道。

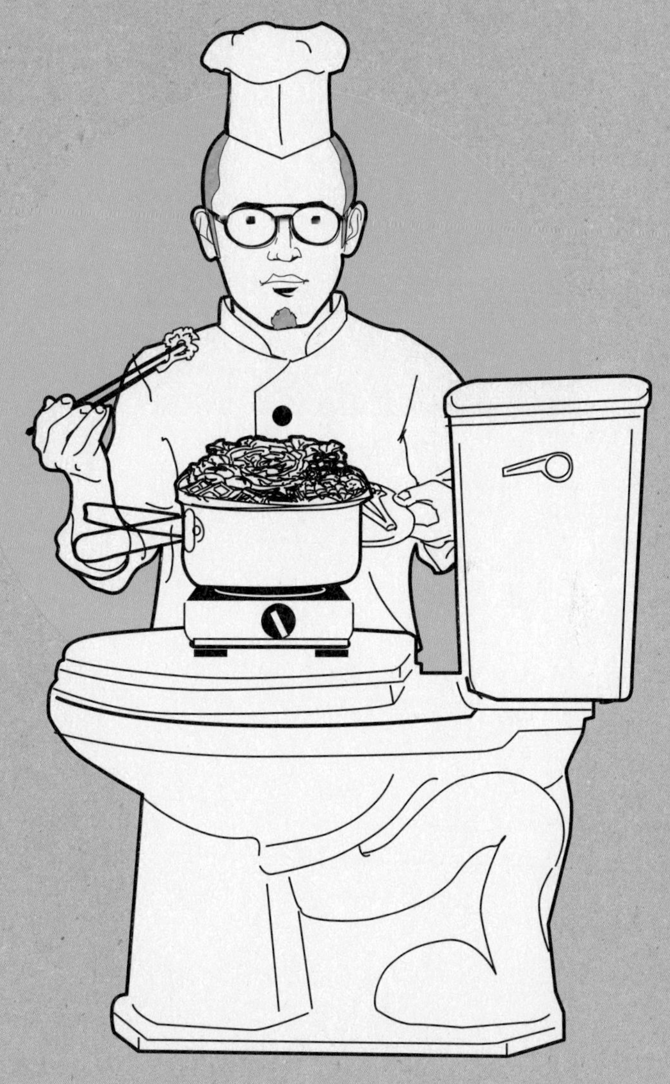

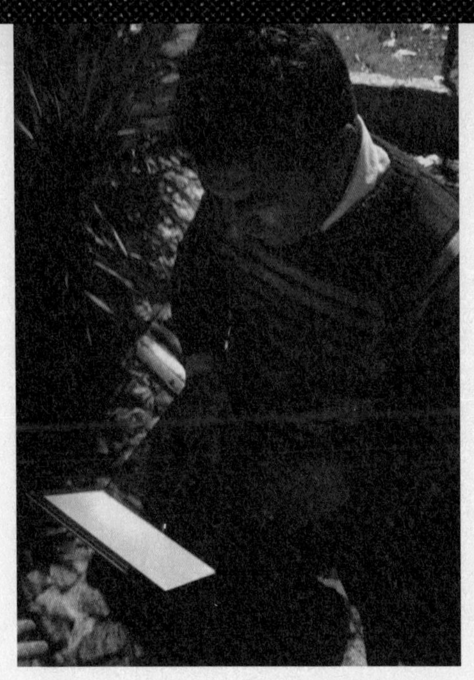

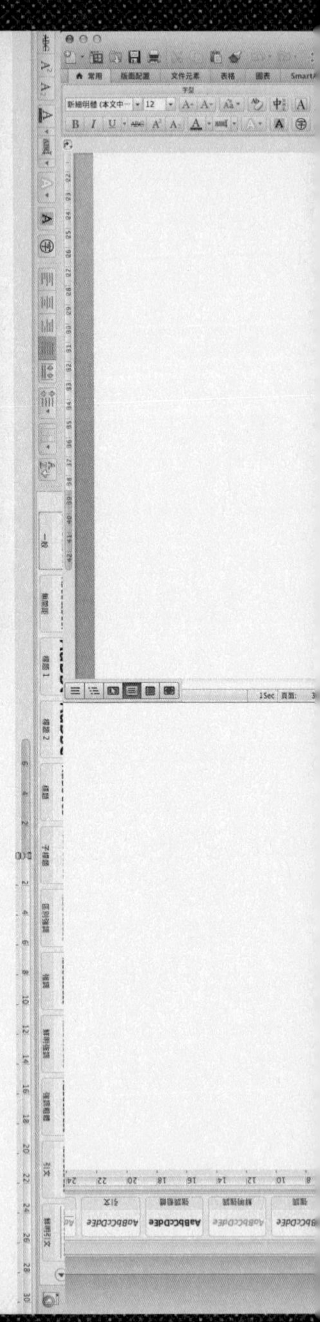

「我不想安慰自己，
這只是一場交易。」

伊朗首都德黑蘭的下一站，距離七小時車程的伊斯法罕 (Isfahan)，是座文化古城。外長期被國際封鎖，他們對遊客總是投以驚訝或者熱烈的關注、招呼，短短的一條路像走紅地毯般，被夾道的行人接二連三的攔下，有時寸步難行。日後回憶起伊朗，我不會忘掉當地人對於外來者的熱情，勝過所有造訪過的其他國家。

伊朗家庭大多在家用餐，街頭只有伊朗版速食漢堡與 Pizza 店，可是我一心想嘗試當的傳統食物，只好盲目在路上來回尋找。此時，一位熱心的伊朗男子前來自我介紹，叫 Moha，寒暄幾句後熱烈推薦一家伊朗傳統料理，由於已飢餓難耐，就姑且放下戒，隨他前往。然而用餐時他突然問我，還需要多久時間呢？轉身又忽然消失。當我走餐廳，他居然還等在外頭，熱情的說要帶我到附近的景點散步。途中他介紹自己是一記者、文字工作者、詩人，正在學習中文，願望是到北京學中文、拍電影，侃侃而談己曲折有趣的經歷。同時他分享了許多伊朗的故事，有城市的歷史、當地的記憶，也

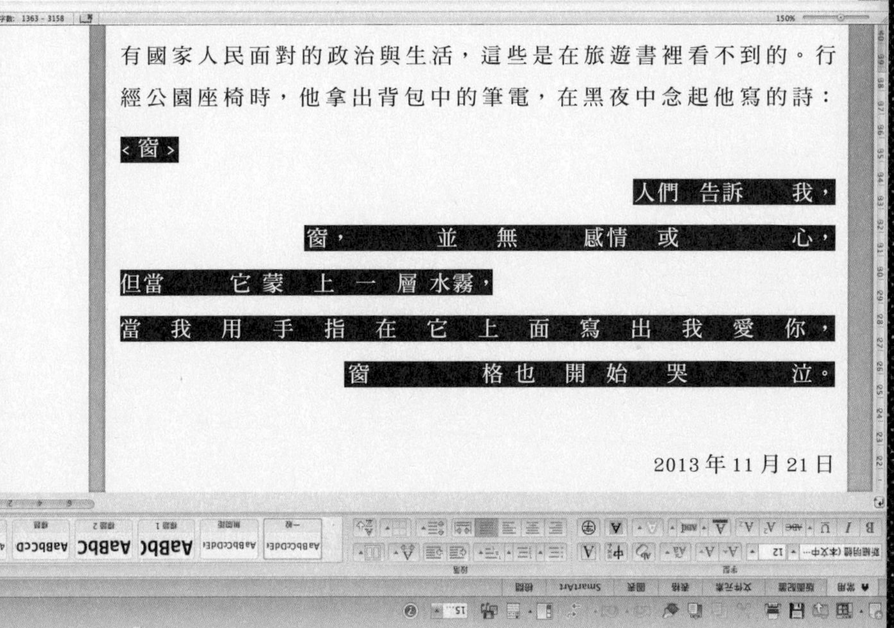
有國家人民面對的政治與生活，這些是在旅遊書裡看不到的。行經公園座椅時，他拿出背包中的筆電，在黑夜中念起他寫的詩：

<窗>

人們 告訴 我，
窗， 並 無 感情 或 心，
但當 它蒙 上 一 層 水霧，
當 我 用 手 指 在 它 上 面 寫 出 我 愛 你，
窗 格 也 開 始 哭 泣。

2013 年 11 月 21 日

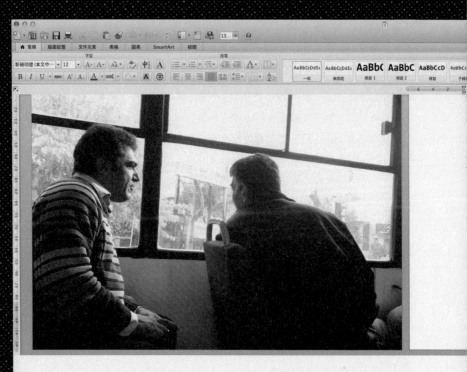

初抵陌生城市，遇到這麼奇特的事，總免不了懷疑對方是不是另有所圖，所以也不斷揣想他即將索求回報。在德黑蘭相遇的教授 Vali 讓我試著放開心胸，然而對陌生人的提防心也其實仍舊懸在半空。Moha 在夜晚的街道上自顧自的不斷說著，並和我相約隔日再約

沒想到隔天一大早，旅館的電話響起，話筒中傳來他吆喝的聲音。我睡眼惺忪的下樓看到他提著大包小包的塑膠袋，原來，那些是他特別買來的傳統早餐，要我全部帶走等我吃完，他中午會再過來。那些早餐多到應該能餵飽一家老小，而我當然沒能吃完

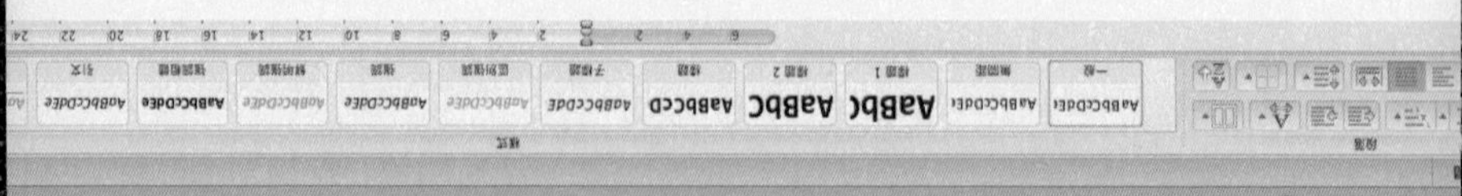

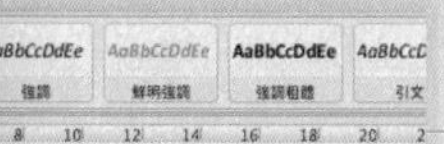

午後 Moha 帶我四處觀光，沿途不停分享故事，就像一位熱情的「朋友」。其中有段非常特別的行程，是一個社區集會，當我一到達會場，就不明所以的被叫上台領花，五十個當地人鼓掌感謝我這個外國友人到訪，還一起欣賞了傳統伊朗音樂表演，那聲音充滿異國風情卻又彷彿帶著現代電子感，讓我深感震撼，讓人非常開心，心裡覺得，也還好放下對陌生人的成見，才能像這樣體驗最地道的在地生活。

兩天後，他把我拉到五星級旅館，迂迴的推銷住宿、車票或套裝行程，幾次沒有獲得我的回應後，漸漸掩飾不住不耐煩的情緒，要我差不多可以離開這個城市了，甚至直接開口，要我請他和家人到高級餐廳大吃一頓，當作『回報』…當初的預感果然應驗，這是意有所圖的「友情交換」。

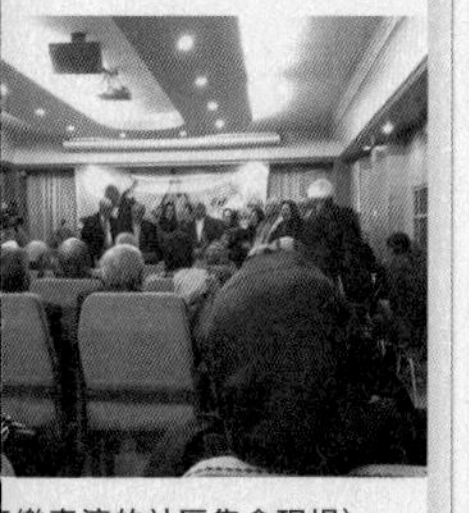

音樂表演的社區集會現場)

原以為只是朋友之間的單純往來，在 Moha 毫不遮掩的無理要求後，被出賣的感覺油然而生。然而我也不斷的在思考，無論如何，Moha 也付出不少時間與給予，也許我也該有所“回報”？反反覆覆的咀嚼，我決定選擇不告而別。我不想安慰自己，這只是一場交易罷了，Moha 以“友情”的形式來包裝這一切，雖然我並沒有任何實質損失，可是情感上卻有所失落。既然如此，我又何必覺得欠他人情？

2013 年 11 月 21 日

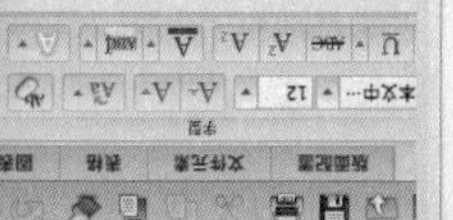

「I'm Sorry，but
thank you so much.」

為了不再見到 Moha，趁一大早就換到另一家住宿處，可是沒想到，離開伊斯法罕前一晚，又在街道被他逮到。我撐起笑臉，硬是和他走了一段路。也許是彼此心裡有數，對話夾雜著尷尬與距離，若有似無的聊沒多久，最後簡單的告別。

這樣的告別，卻讓我像有痰卡在喉嚨中。雖然對他別有目的的「友情」已有心理準備，我卻覺得這次 Moha 態度有所調整，心裡油然升起為他做些甚麼的念頭，也為了化解自己心裡的「痰」。想起之前他說存錢為老婆買了一支手機，卻因為區域碼設定的問題無法使用。而我的背包裡正好有支旅行備用的零元手機，我告訴自己，與其留著不用，不如把它給真正需要的人。

晚上十一點多，我打電話給 Moha 問想不想交換我的手機，這樣他老婆就能使用手機了。沒想到他十分鐘後帶著妻子、熟睡的小孩，一家三口等在旅店門外，我和他們一家坐在車內討論著手機的功能，以及使用的方式。講解完後 Moha 做了一件非常令我驚訝的事。根據當地習俗，除了跟另一半，女人是不得單獨跟男人共處一室的，然而，他竟然強迫他的妻子跟我留在車內，為我講一個笑話，當做交換手機的謝禮。我看得出妻子壓抑住情緒，不想吵醒孩子，一字一字，用不熟練的英文，講了一個伊朗的笑話。

我永遠記得那張充滿委屈與不滿的，說笑話的臉，同時我看見車外，Moha 狀似得意的抽著菸。

我告訴他的妻子，手機別交換了，因為 Moha 對我非常照顧，手機是給你們的禮物。我也硬擠了一些玩笑話，車內外的大家都笑得燦爛，也許是某種情緒獲得舒緩了吧？最後道別時，我看到了 Moha 的笑容，那是發自內心的真誠，跟之前別有居心的笑容不一樣。他在我耳邊輕輕說，I'm Sorry, but thank you so much.

人之間常常得面對利害關係的糾葛與考驗，可是歷經這些利害之後，是否能相信彼此還存在著單純的美好情誼，也許那才是更難通過的考驗吧。遇見這樣糾結在人性裡的抉擇，選擇正面以對，也許，多少還能觸發對方，回我一個真誠的笑容。

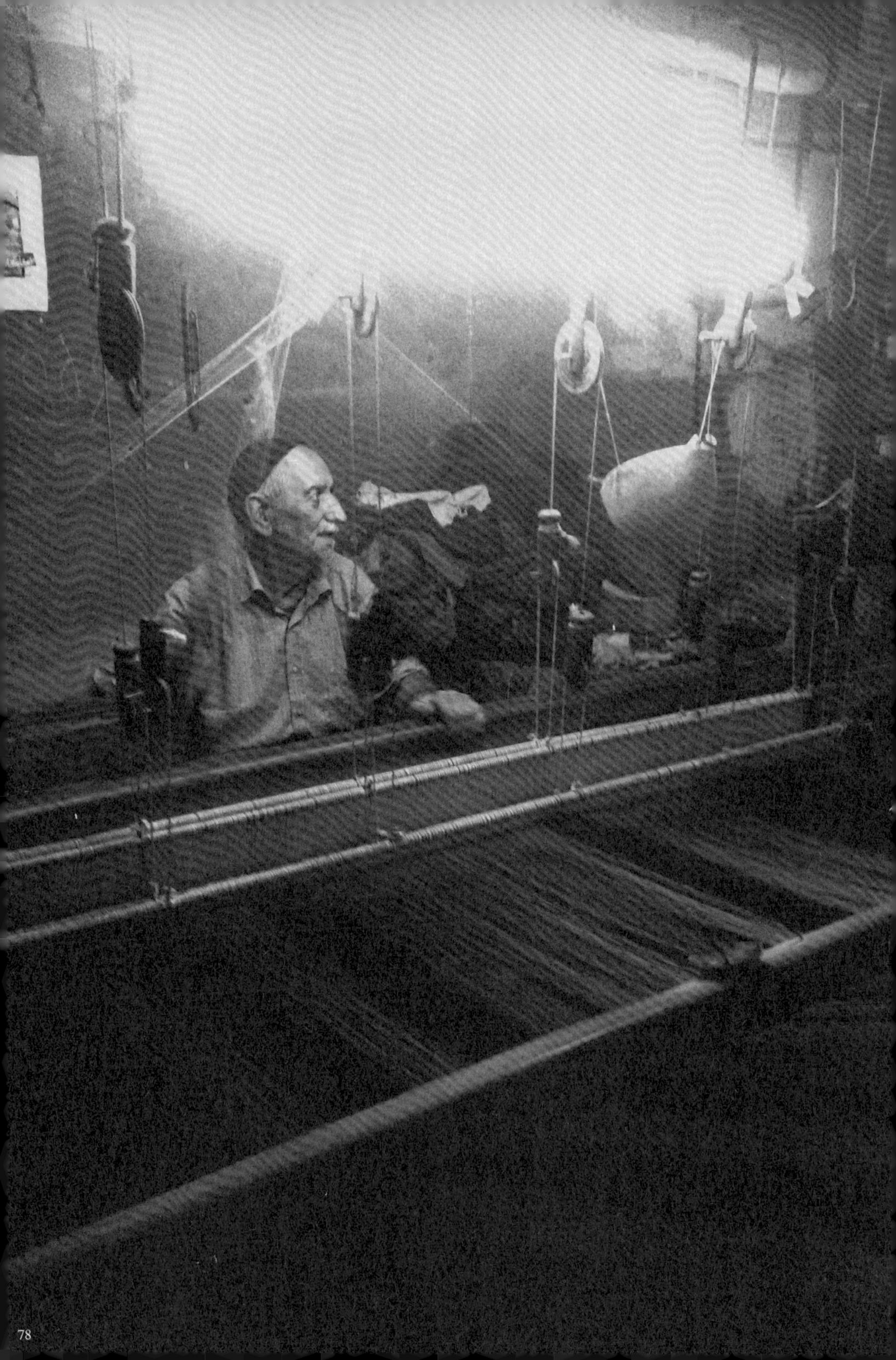

幽暗的工坊，閃爍傳統織品的光芒

亞茲德（Yazd）是位於伊朗中部的綠洲城市，三千年歷史，同時也是手工藝的重鎮，街頭到處是藝品店，拉客的商販讓人應接不暇，只能左閃右躲。沒想到最後竟被一家書店老闆拐到偏僻的街巷角落，然而，令人驚喜的是，迎面而來一間嚮往已久的百年傳統工坊，而非一般遊客會到訪的紀念品店。這裡四處平房如古城黃土堆般的素樸，尾隨書店老闆，耳邊逐漸傳來「咖搭咖搭」的韻律聲響，沿著聲音前行，抵達一扇古舊房門，一步一步潛入地下室，竟有好幾座三公尺長的大型手工織布機，在幽暗老舊的髒汙環境裡，老師傅的穿著像拾荒老人般破舊，他們出神盯著我身上的圍巾，並且好奇的扯下來研究。也許這就是職人的好奇與熱情吧？

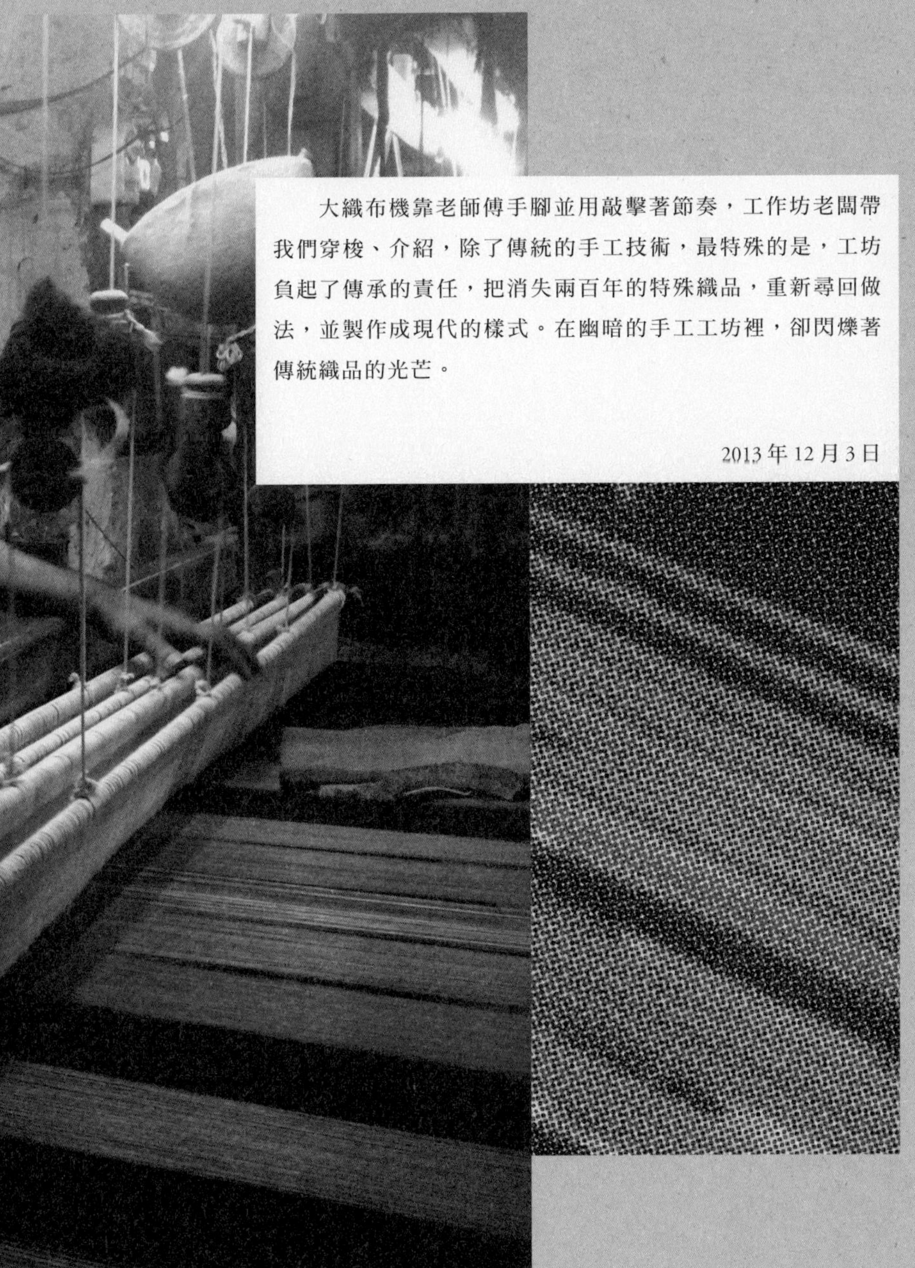

大織布機靠老師傅手腳並用敲擊著節奏，工作坊老闆帶我們穿梭、介紹，除了傳統的手工技術，最特殊的是，工坊負起了傳承的責任，把消失兩百年的特殊織品，重新尋回做法，並製作成現代的樣式。在幽暗的手工工坊裡，卻閃爍著傳統織品的光芒。

2013 年 12 月 3 日

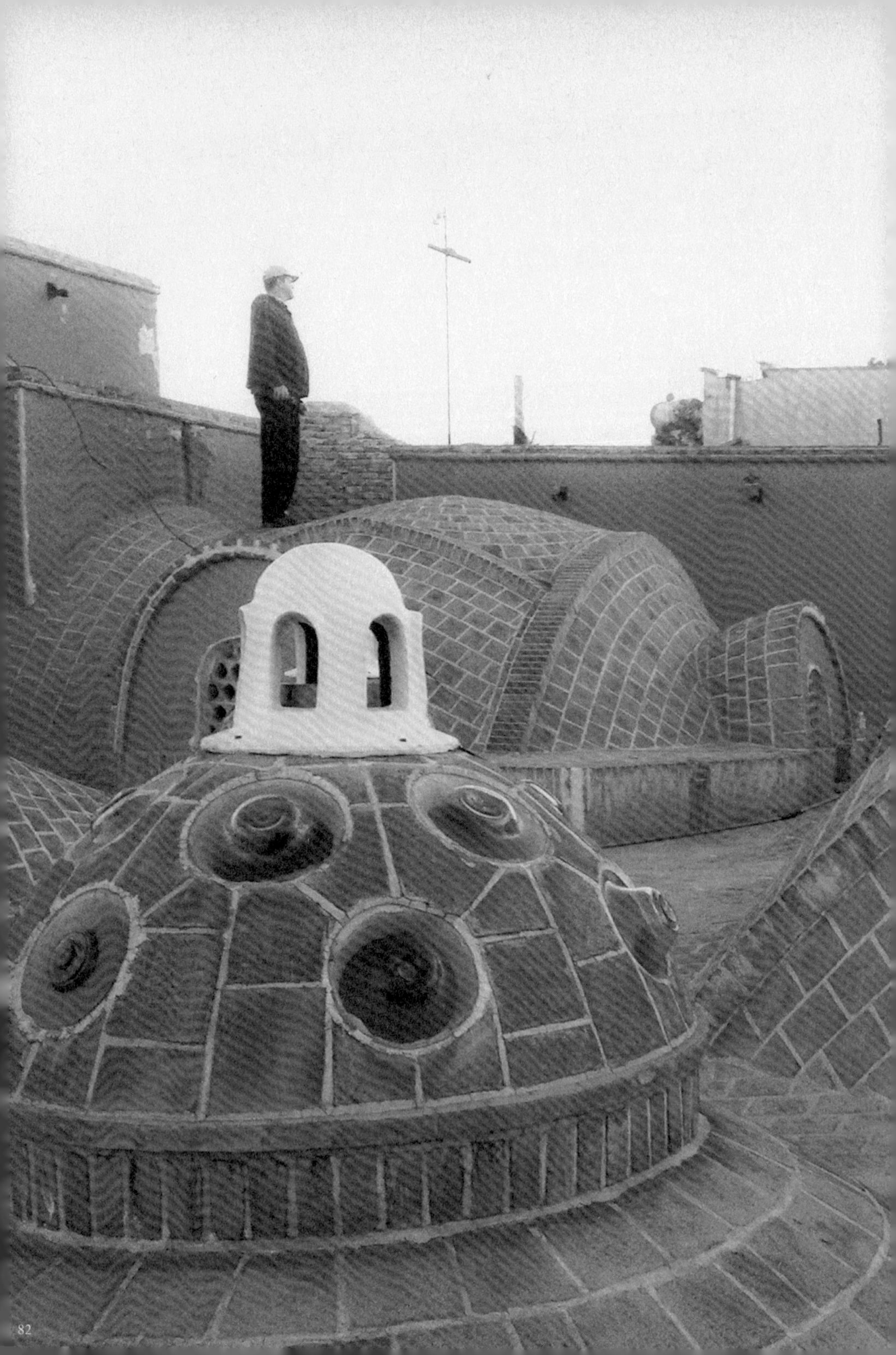

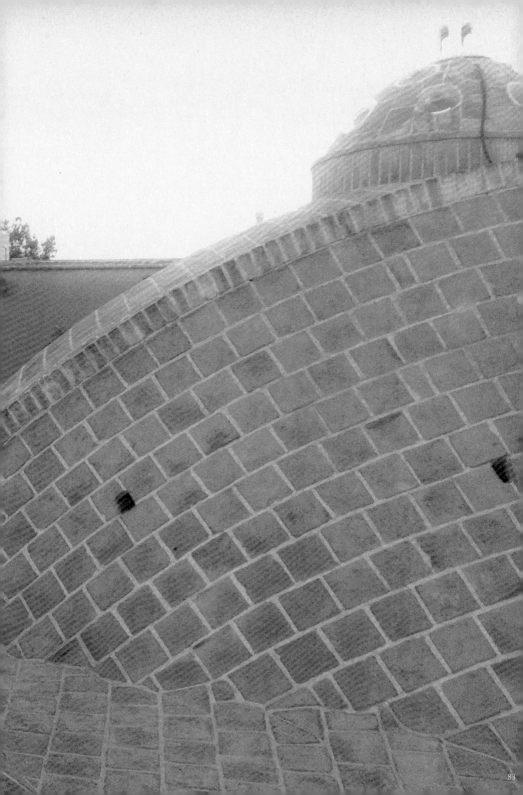

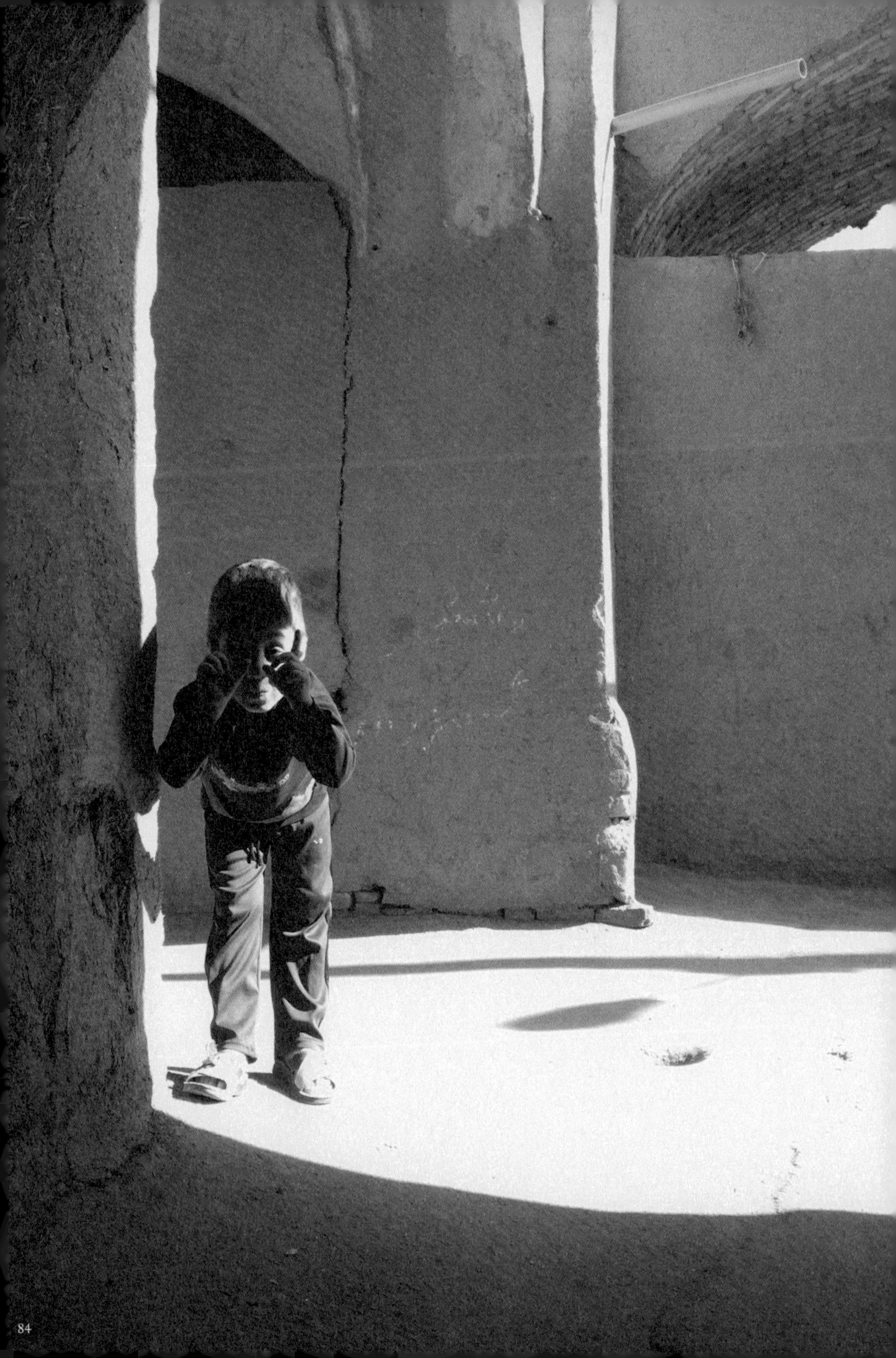

古城的小男孩

亞茲德被聯合國教科文組織列為世界上最古老的城市之一。作為古代絲路的驛站，是來往中亞跟印度的樞紐，被大片荒漠所包圍，古城內皆為泥土製成的傳統房屋，構造簡樸的土磚堆砌，窄巷彎曲猶如有機生物的腸道般，走進城裏，讓人像是墜入巨獸肚腹的小蟲，錯綜複雜難以分辨定位。

就算艷陽高照的午後，路上鮮少人氣，沿途彷彿一再重複的單調街景，在其中不得方向的穿梭，終於迷了路。就在焦慮時刻，巧遇鬼靈精怪的小男孩，他保持距離觀察著我，也不時露出捉弄的笑意，不害怕與陌生人互動。我不禁感染了他真摯的笑容，暫時忘卻了不安，也忘卻了那些捉摸不定的人心、複雜的異地環境，更忘了那個遺失笑容的自己，我用笑容回應了小男孩。也許不讓內心迷失的方式，就是找回單純的赤子之心，也找回那顆探索世界的好奇心。

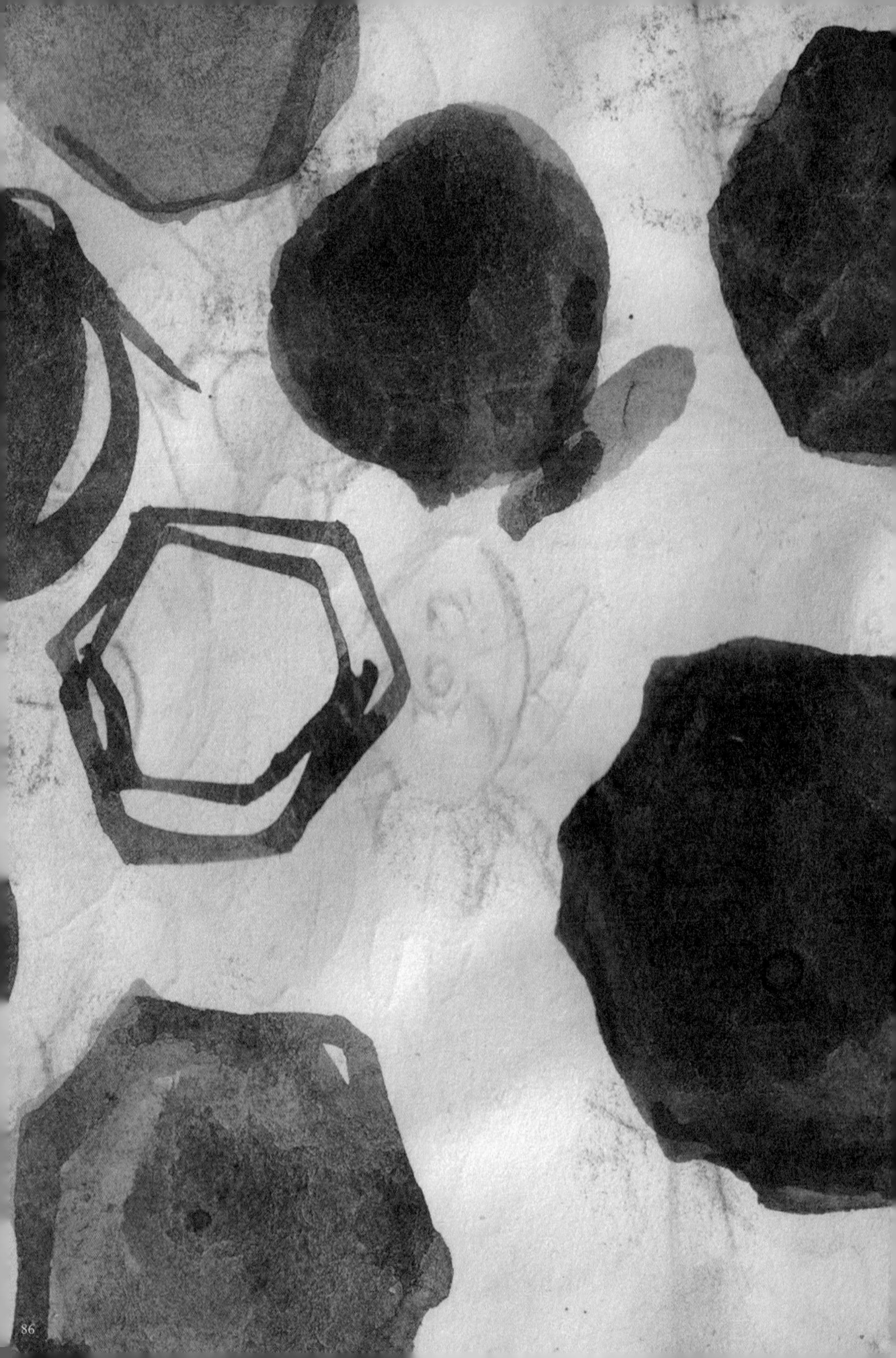

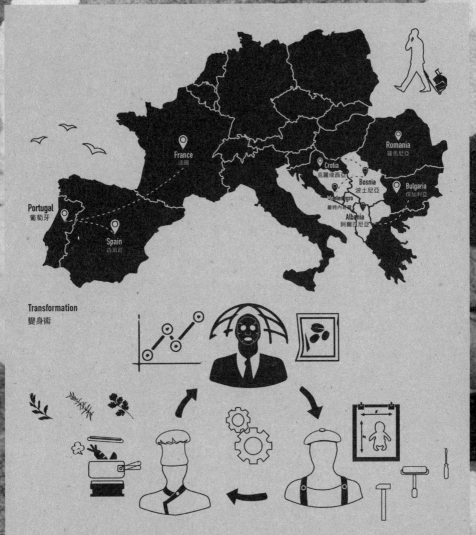

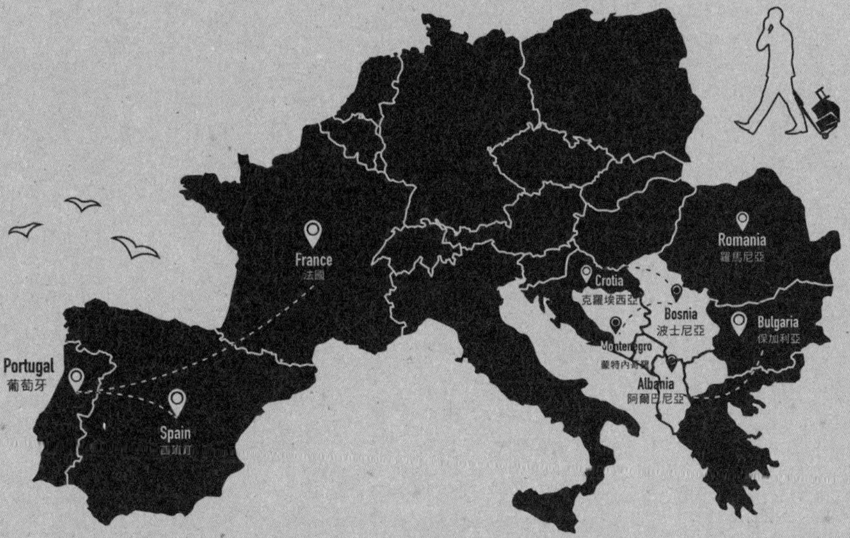

Portugal
葡萄牙

Spain
西班牙

France
法國

Crotia
克羅埃西亞

Bosnia
波士尼亞

Montenegro
蒙特內哥羅

Albania
阿爾巴尼亞

Romania
羅馬尼亞

Bulgaria
保加利亞

Transformation
變身術

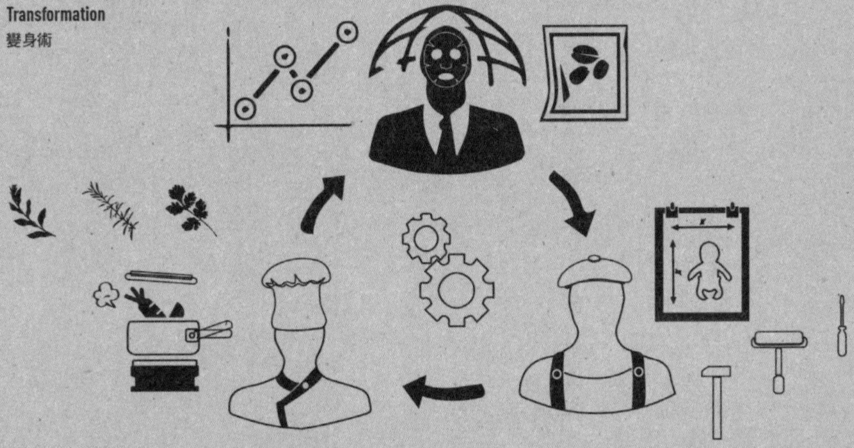

Daily Schedule 日行程

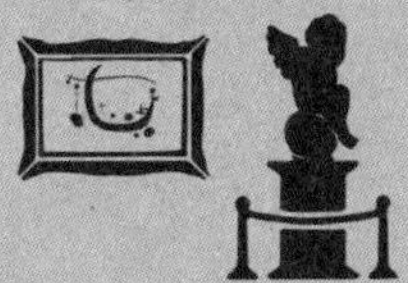

3 hours - Gallery
3個小時看展覽

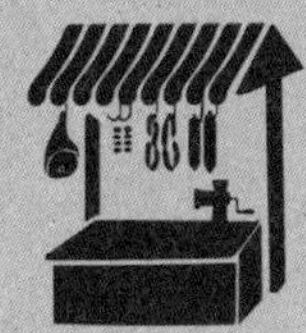

5 hours - Cooking
5個小時煮飯（買菜）

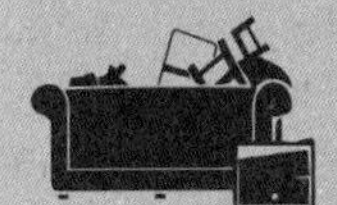
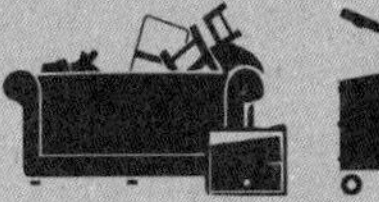

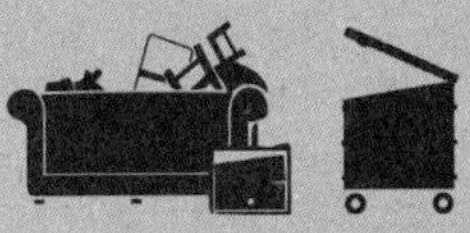

8 hours - Surviving
8個小時求生工作

「旅行才知道生活只需要背包，背包掉了才知道生活只需要牙刷」

之前在伊斯坦堡見識了保鮮膜的偷渡妙用，這一次，則是牙刷拯救了我。

從伊朗離開前往歐洲的班機，會在土耳其轉機，入關休息，等待隔天起飛。沒想到被海關攔下來，他們非常堅持台灣旅客必須落地簽才能入境，但我並未事先申請，現場又沒有網路申請電子簽，幾番折騰下，對方始終不願意放行，如不能入關，只能在原地不吃不喝看著窗外飄雪等上一整天。更慘的是，能保暖的家當都交由託運，只剩一只隨身背包。拖著在伊朗持續好幾周的重感冒以及轉機的疲累，眼前只剩一間廁所，想起自己的隨身背包中仍攜帶著牙刷，於是打起精神，走到廁所好好刷牙，我阿Q的突發奇想，也許刷牙完後帶著一嘴潔白的牙及閃亮的笑容，搞不好可以說服對方過關。我把自己當成是過境表演的搖滾巨星，露齒微笑，好聲好氣的請求地勤幫忙，沒想到對方竟然答應了！他來來回回幫我詢問解釋將近一個鐘頭，最後來到我的面前，一派瀟灑，喀喳打開通往待機處的小門。我則繼續像個搖滾巨星般揚起頭，露齒傻笑的走向暖呼呼的免稅商店與休息區。

旅行教會我生活其實不需要太多東西，一個背包就夠；但如果連背包也弄丟了，至少還有一支牙刷能帶來閃亮的潔白牙齒及燦亮的笑容，融化一切阻礙。

2013年12月13日

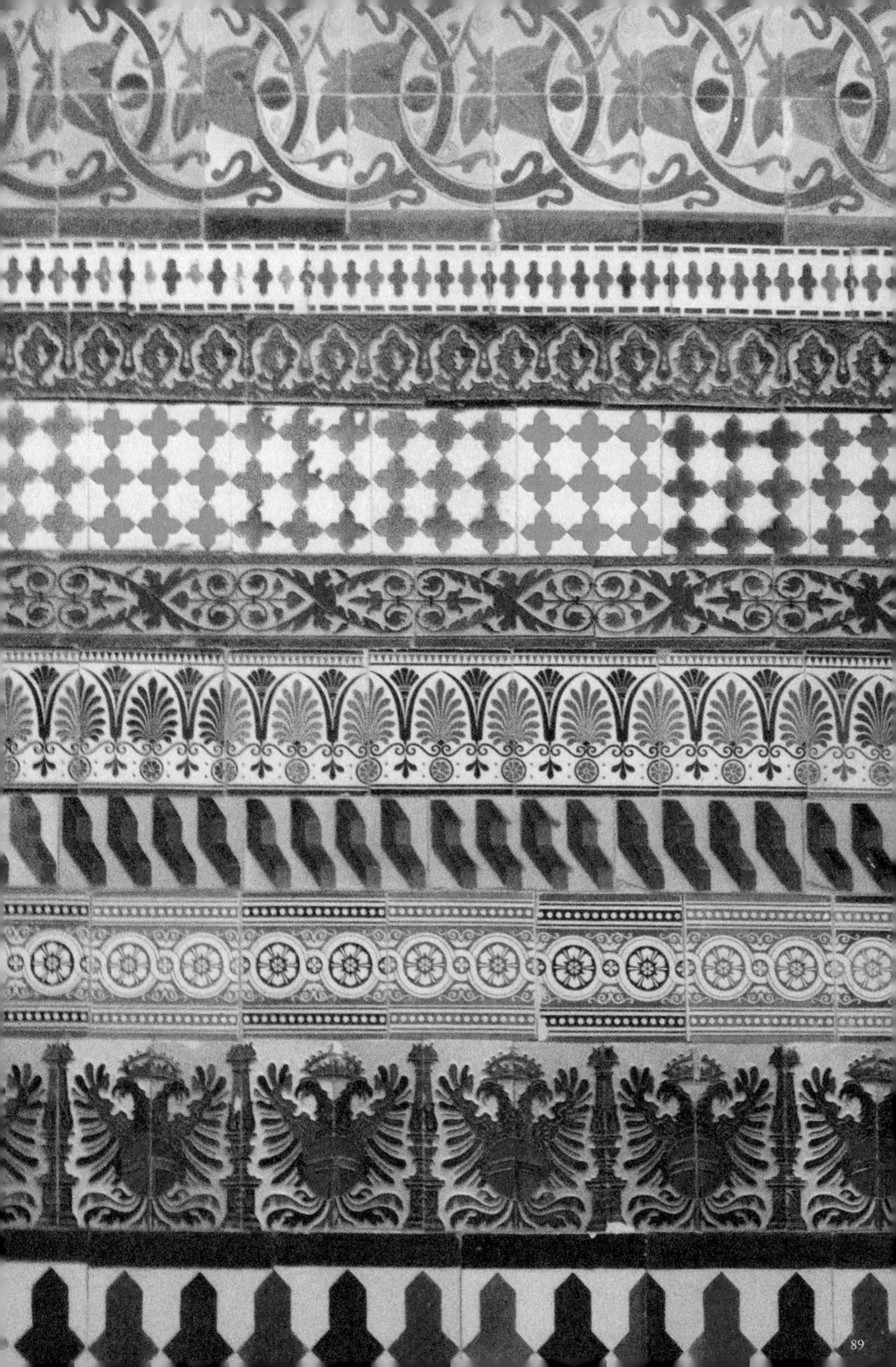

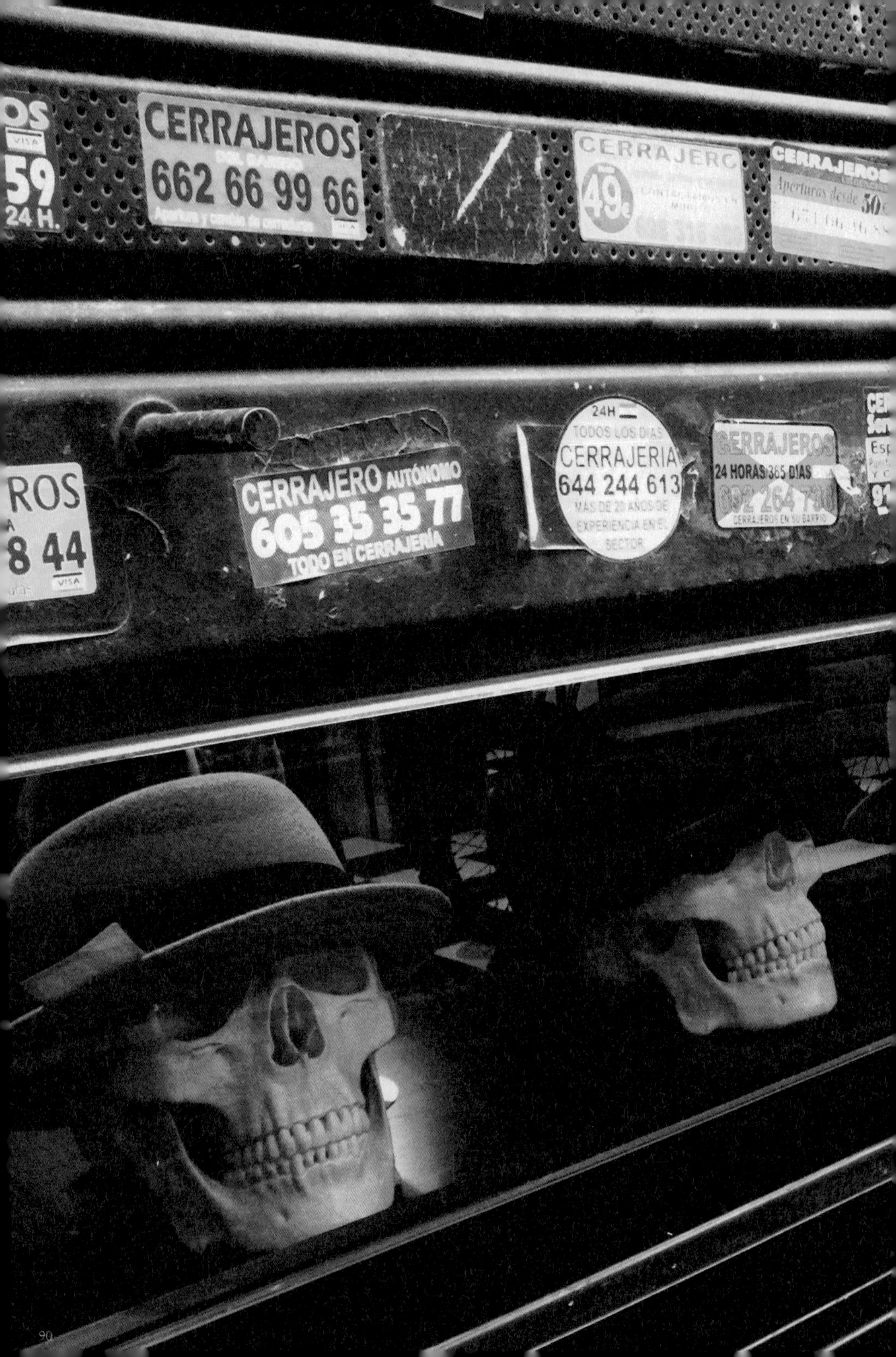

OS
VISA
59
24 H.

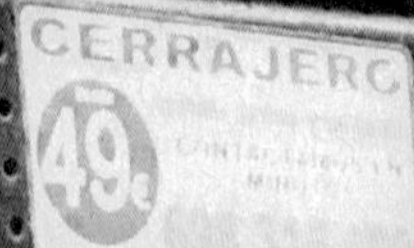
CERRAJERO
49€

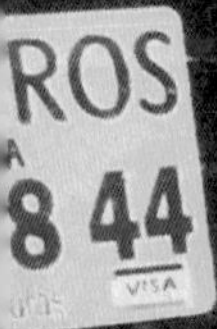
ROS
8 44
VISA

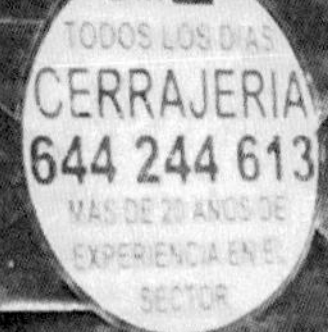
24H
TODOS LOS DIAS
CERRAJERIA
644 244 613
MAS DE 20 AÑOS DE
EXPERIENCIA EN EL
SECTOR

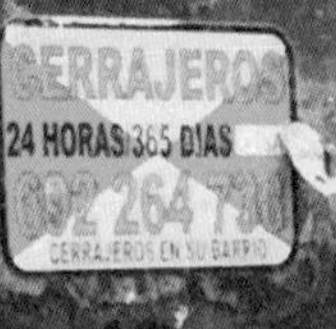
CERRAJEROS
24 HORAS 365 DIAS
CERRAJEROS EN SU BARRIO

逃生工具⑤-牙刷

使用方式：旅行時連背包都弄丟了，失去一切的時候，你只能依靠你的好口才跟好口氣。

注意事項：內心需搭配巨星般的自信，才可以讓笑容變得迷惑人心。

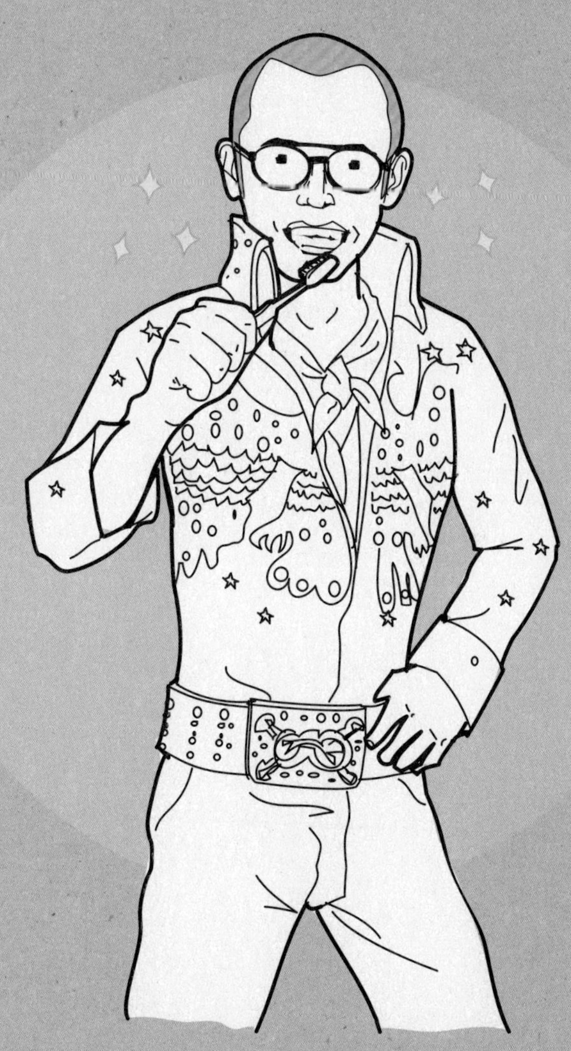

聖家堂前的泡泡

來到西班牙的巴塞隆納（Barcelona），聖家堂（La Sagrada Familia）給了我震撼。這偉大作品是「高第」（Antoni Gaudi）把個人的思想，透過熾熱的意志淬鍊，將人類精神意念發揮到極致，以生命力建構出狂放且龐大的教堂。當它矗立眼前，不僅撼動了視覺，也讓我懷著敬畏的心，在裡頭流下感動的眼淚。

在教堂內徘徊好幾個小時，悸動仍未平息。對面公園的街頭藝人吹出巨型泡泡，孩子們開心的圍著泡泡玩樂，讓我意識到，已被負面情緒淹沒太久，連出門旅行，也一直牽掛台灣家裡的變故，甚至無暇思考。

眼前的聖家堂與泡泡球突然給了我一個提醒。應該透過探索世界來為內在充氣，為自己重新灌注熱情，就像一顆飽滿的球，讓各種可能性具體成形。是不該再把自己浸泡在一齣家族肥皂劇裡了。

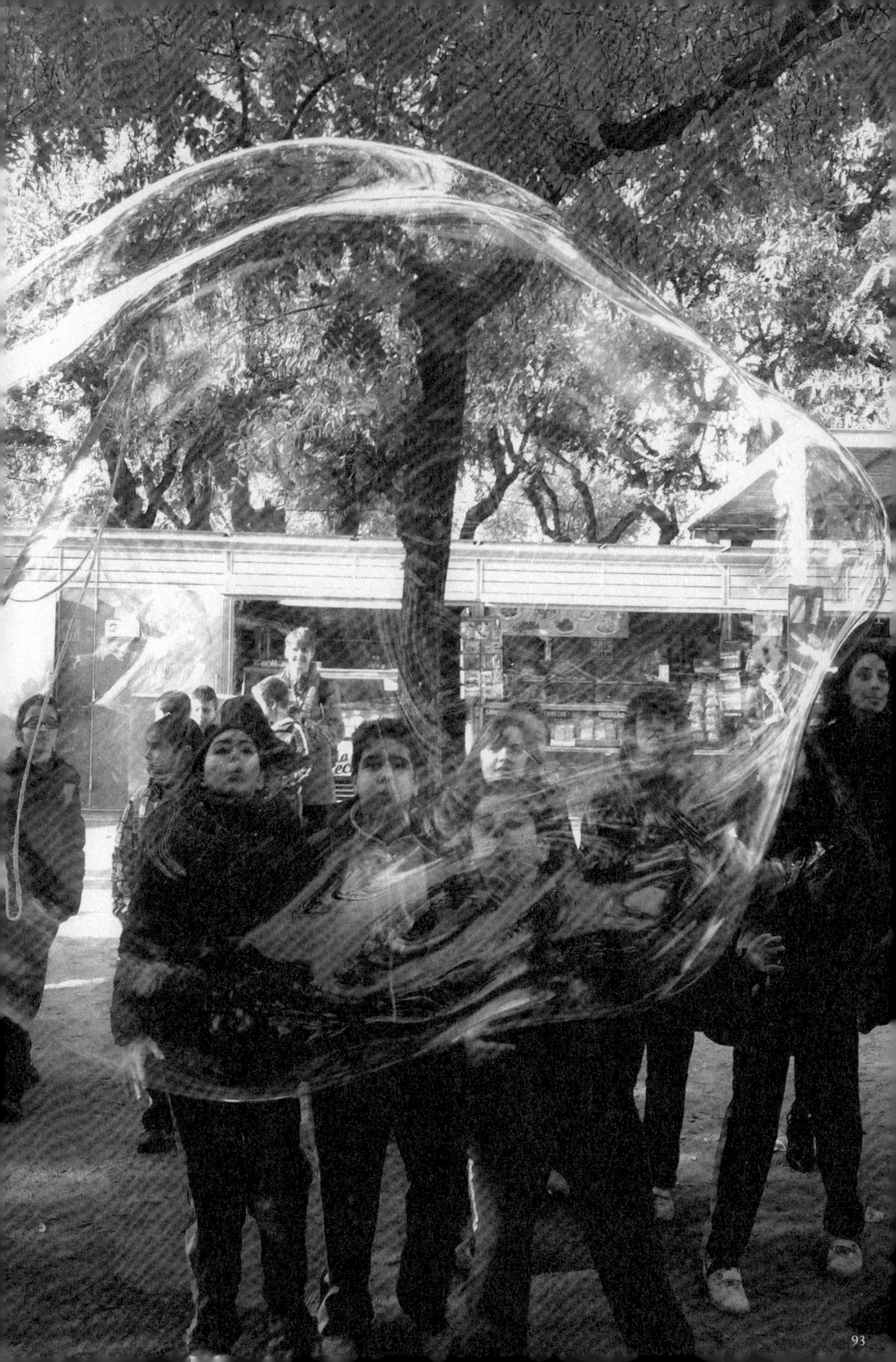

酒館中的羅姆

在西班牙遇到不少吉普賽人。他們自稱「羅姆」（Roma），在吉普賽語中是代表「人」的意思，西班牙人稱他們為波希米亞人，還稱他們茨岡人或希臘人。吉普賽人約於 14 世紀從印度遷徙至歐洲，在各地間輾轉流離，逐漸遍及整個歐洲世界。

由於文化、生活方式的差異，吉普賽人在社會、政治上，飽受歧視，即便身處現代，大部分仍陷於社會底層，難以翻身。當地人認為他們是社會問題的來源，常與偷竊犯罪或是街頭行乞鬧事畫上等號。然而，吉普賽卻早已深植文化內在，例如象徵西班牙文化元素的「佛朗明哥」（Flamenco），正發源自於南部安達魯西亞的吉普賽人。

西班牙文化之所以輝煌燦爛，或許可歸因於不同文化之間的交流與激盪，並非主流的吉普賽文化雖然經常被負面看待，但吉普賽的存在卻豐富了西班牙整體，帶來了熱情奔放的文化特質。回到我的生活裡，那些不太正面的事情，也能轉化成某種能量，如佛朗明哥綻放出激昂的生命力。

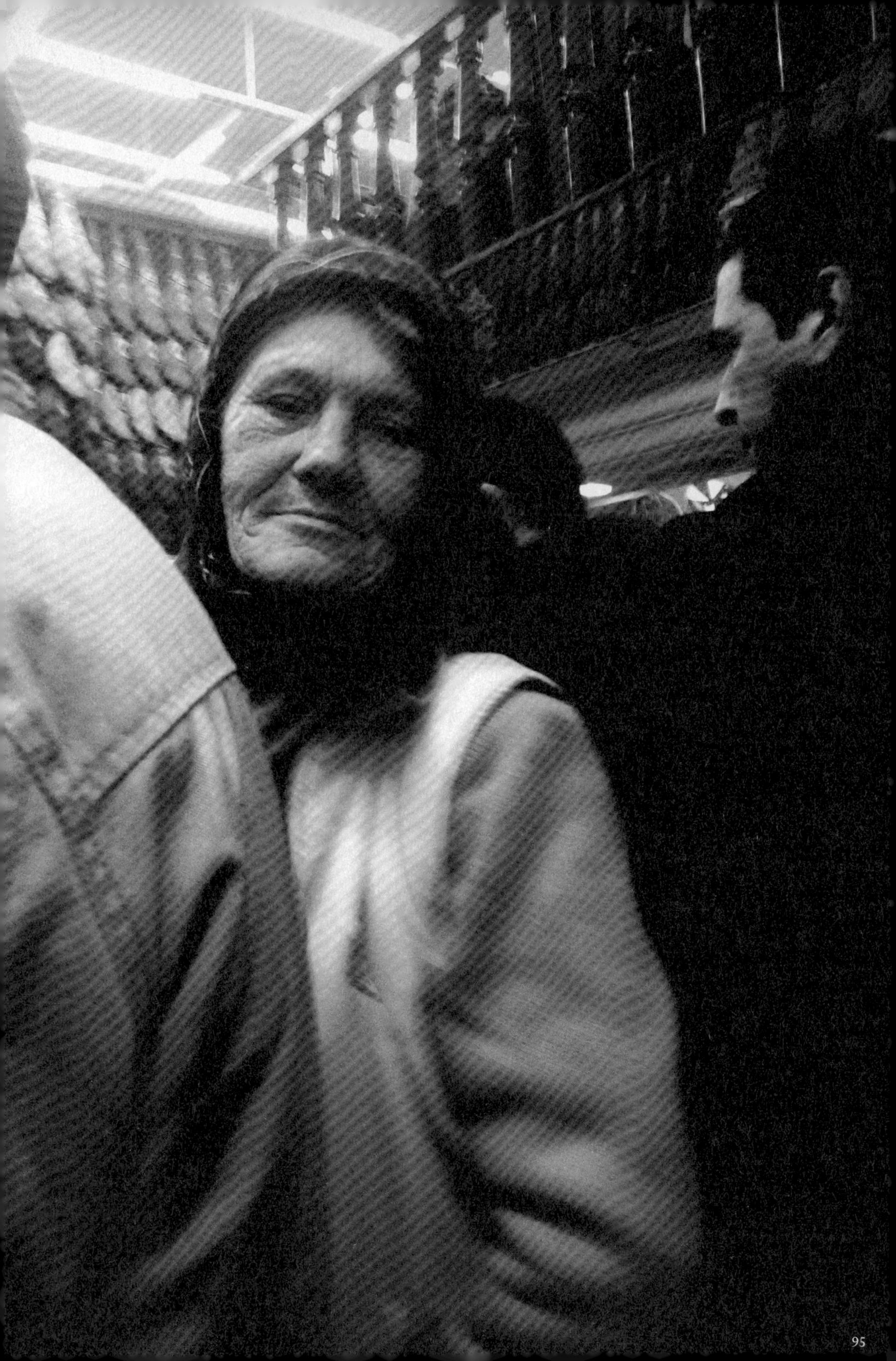

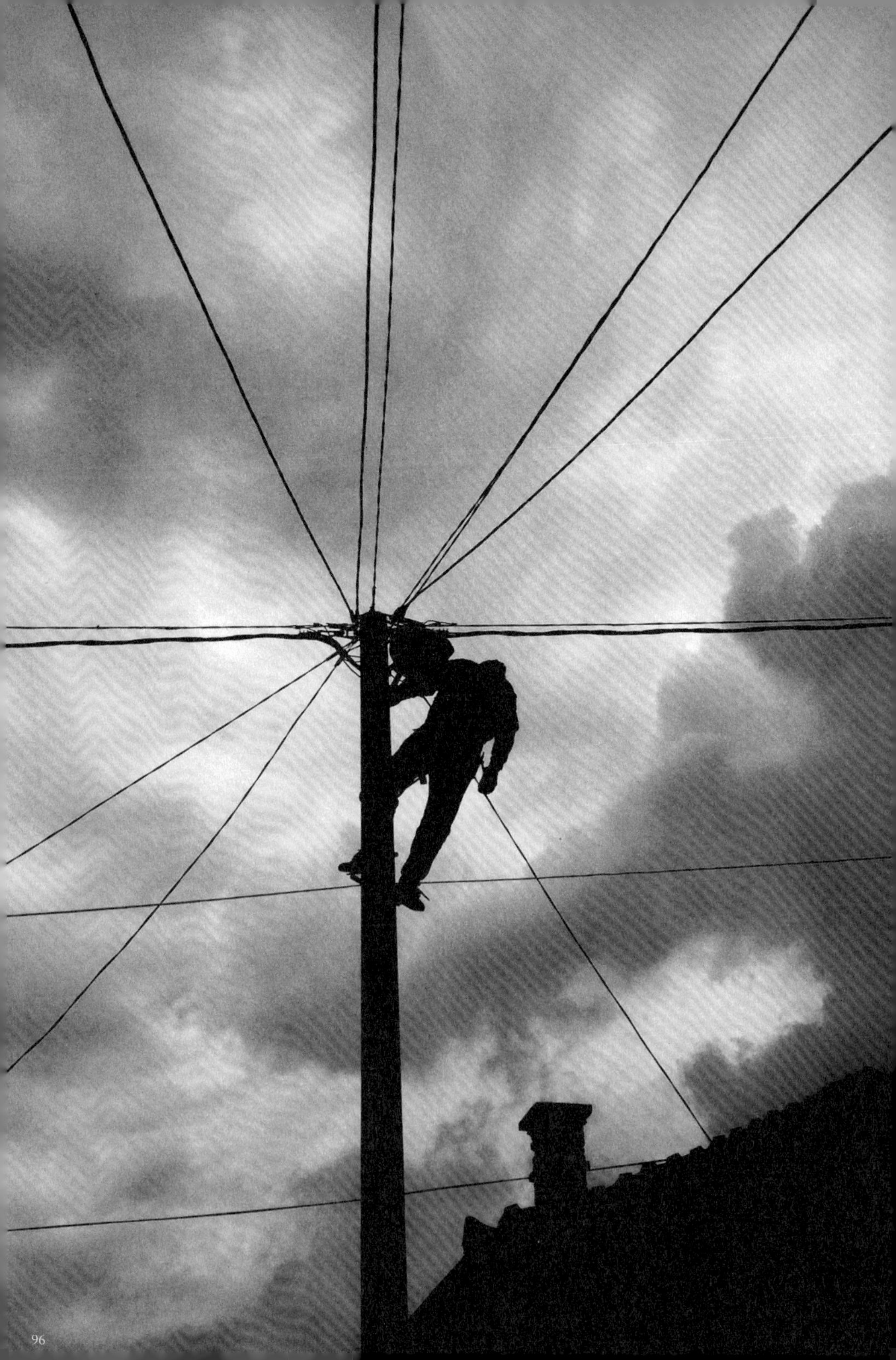

退役的蜘蛛人

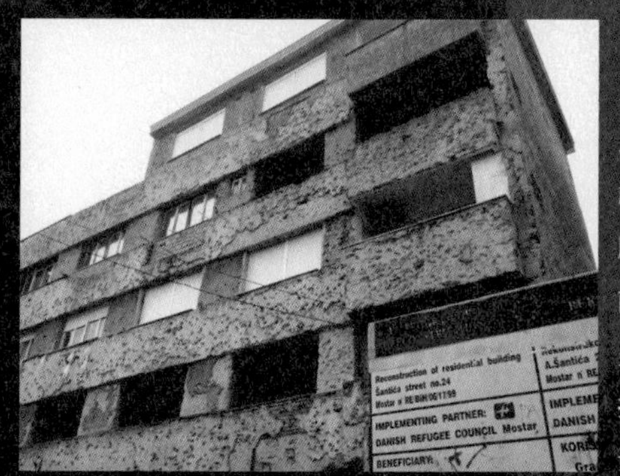

東歐的巴爾幹半島，是從前在歷史課本讀到的「歐洲火藥庫」，充斥民族矛盾、宗教、種族衝突。任何傳神的形容，都不比親臨現場，感受甚麼叫彈痕累累、甚麼叫歷史的傷痕。前南斯拉夫分出的幾個國家，雖然戰火撲滅，卻仍在不同的社會角落，持續悶燒著看不見的灰燼。例如在波士尼亞首都賽拉耶弗（Sarajevo）的街

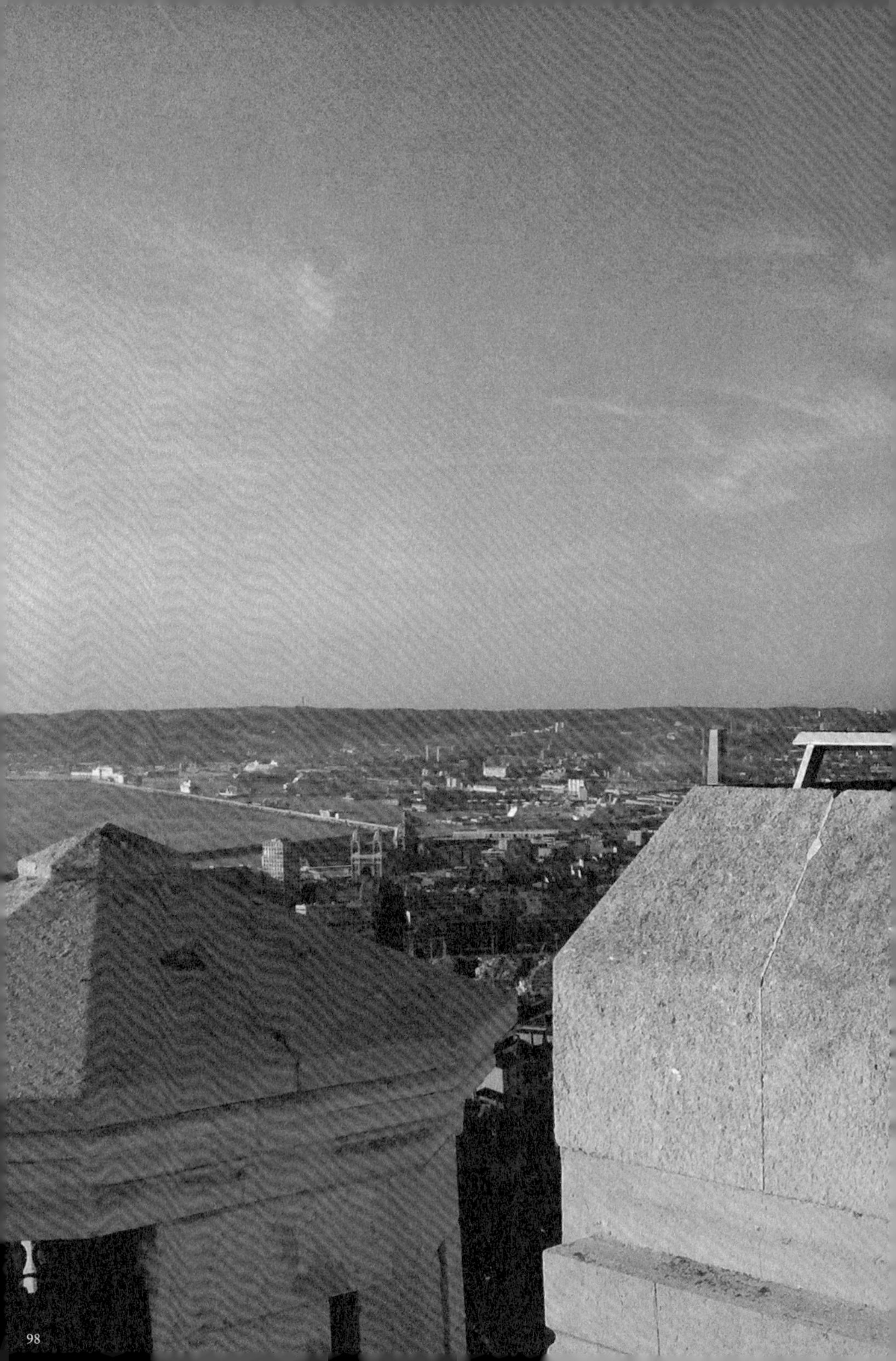

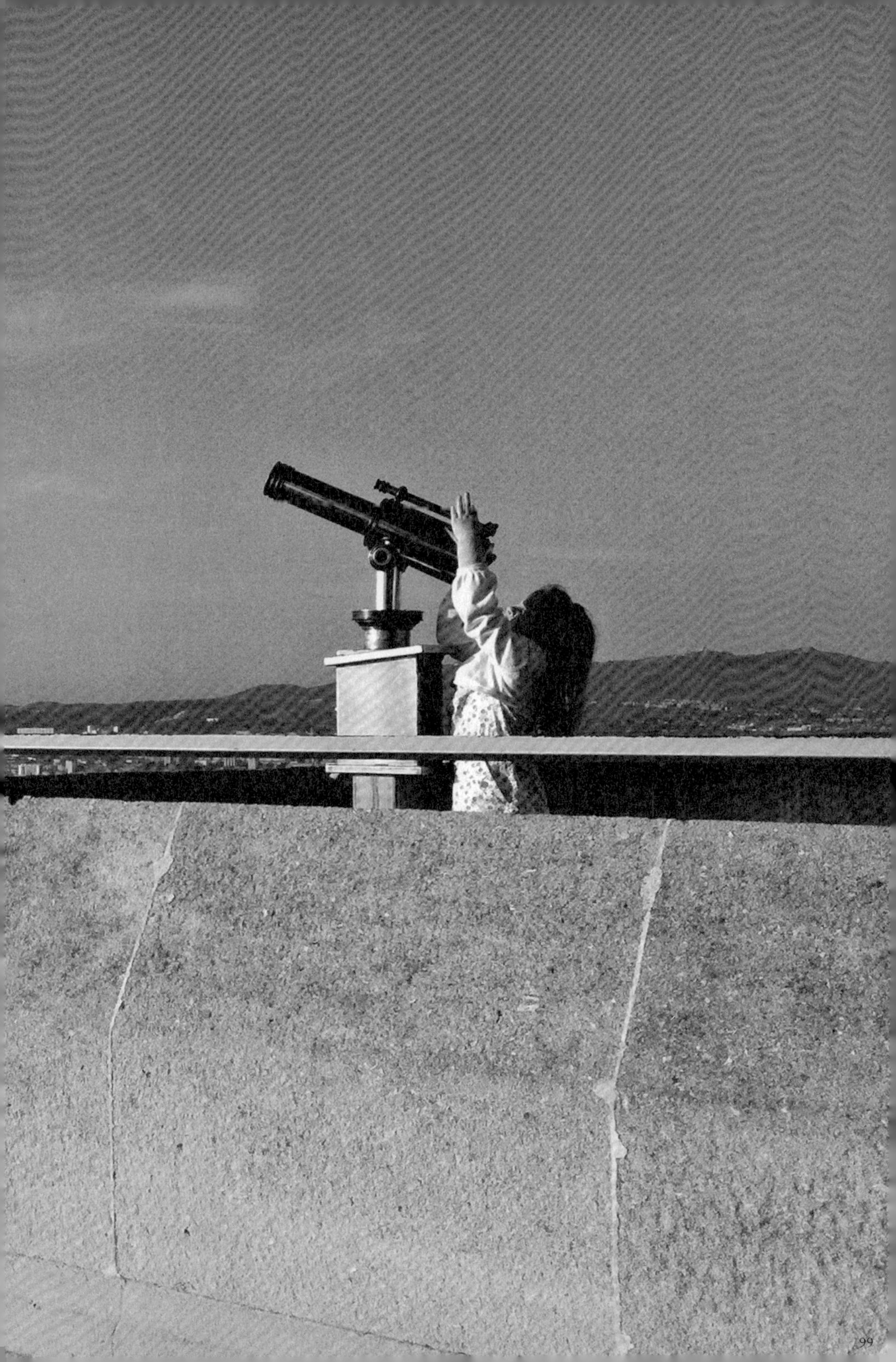

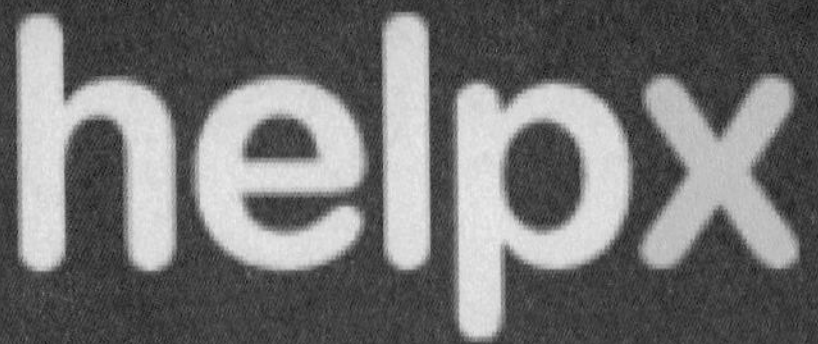

「老天給我一個重新投胎的機會」

當我在西班牙 - 格拉納達 (Granada) 的青年旅館大廳中上網打發時間，鄰座兩個老外，非常認真一條條研究電腦螢幕上的資料。依過去印象，大部分背包客做功課，都是行程、住宿、交通…等等基本訊息收集，然而卻聽到他們討論著：「那任務很有趣，快報名！」始終搞不懂他們到底在忙甚麼？

好奇心驅使一問，才知他們在看的是名為『Help X』的網站，X 是指交換（Exchange）的意思，它提供旅行者到不同的國家後，可以藉自己付出專長與勞力來交換食宿，另一方面也讓各種團體、機構，找到有興趣換宿的人。大部分是有機農場、牧場，或因應旺季的旅館民宿，此外還有些非營利組織尋找志工幫忙或可藉此徵求特殊專長的幫助。

Home About FAQ's Testimonials Feedback Insurance Companions Posters
Australia New Zealand Europe Canada USA International **log-in**

Contact HelpX
Please send your message to HelpX admin via this page and we will respond back as soon as possible.

Name:

Email address:

Country:

Comments:

Type the characters shown in the image for verification: 896h

This is to prove you are real person.

Send Message to HelpX admin

旅行者不僅能透過這個系統機制節省旅行主要的開銷，還能與當地的居民合作與生活，深入認識不同文化。像這樣的以工換宿網站，往往能找到一些非常非常特殊的交換。比方東歐就有座森林農場，募集人在條件中寫道：在此森林生活時，必須嚴格遵守不吃肉不喝酒，沒有網路、電視、性愛的單純生活，而你將在這裡學會「巫術」、「煉金術」。

選擇種種有趣或詭異的生活方式，就等於重新投胎，甚至能依照自己的興趣，過一段跟過往大相逕庭的人生。不過想獲得這一份重新做人的機會，前提是必須在這網站時時關注任何新的、有趣的需求，並提前聯絡對方，搶得先機。在旅行時一有機會使用網路，我就不斷的嘗試聯絡，花了將近兩個月時間，才好不容易獲得前往波蘭的機會，在那裡，我將要幫對方設計快餐車來交換食宿。

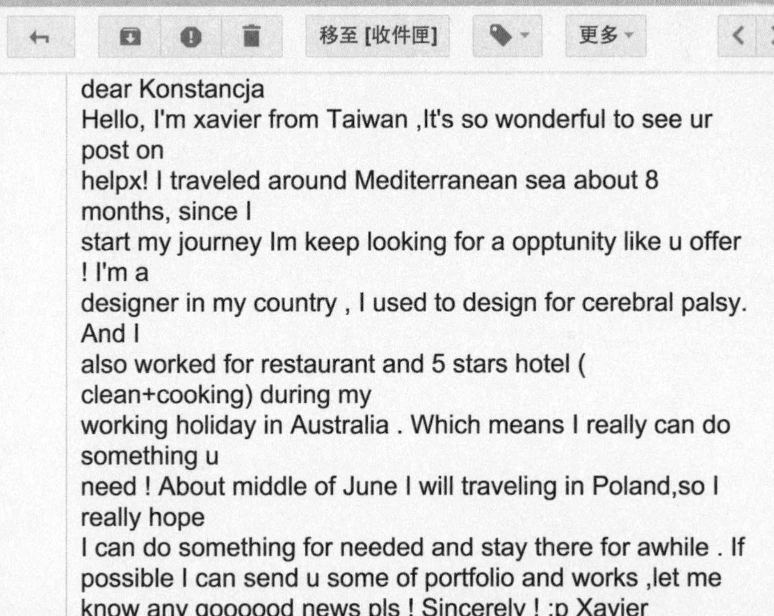

dear Konstancja
Hello, I'm xavier from Taiwan ,It's so wonderful to see ur post on
helpx! I traveled around Mediterranean sea about 8 months, since I
start my journey Im keep looking for a opptunity like u offer ! I'm a
designer in my country , I used to design for cerebral palsy. And I
also worked for restaurant and 5 stars hotel (clean+cooking) during my
working holiday in Australia . Which means I really can do something u
need ! About middle of June I will traveling in Poland,so I really hope
I can do something for needed and stay there for awhile . If possible I can send u some of portfolio and works ,let me know any goooood news pls ! Sincerely ! :p Xavier

（當初的聯絡信）

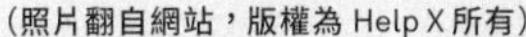
（照片翻自網站，版權為 Help X 所有）

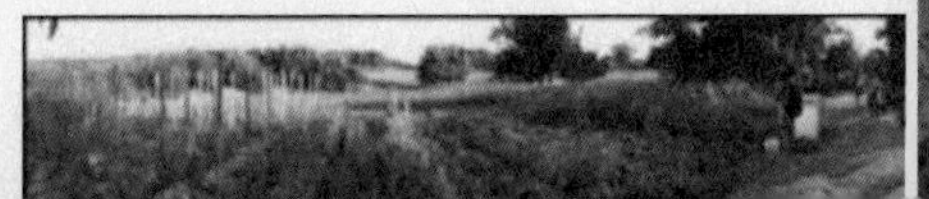

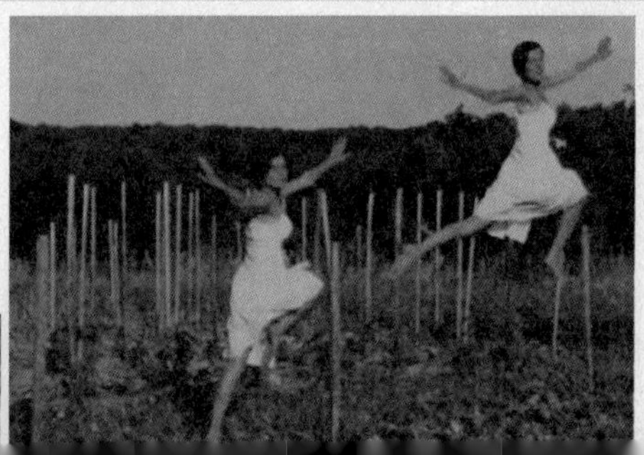

逃生工具⑥ - Help X

使用方式：選擇種種有趣或詭異的生活方式，人生就像重新投胎、再開機。

注意事項：有投錯胎的風險，一時之間可能從溫拿變魯蛇。

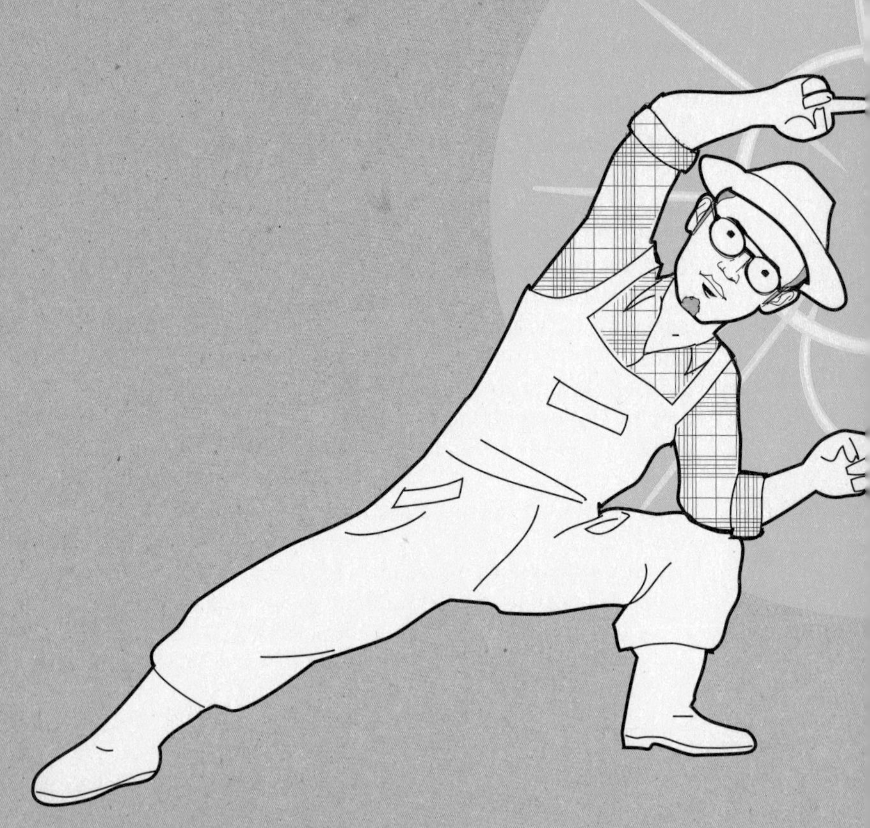

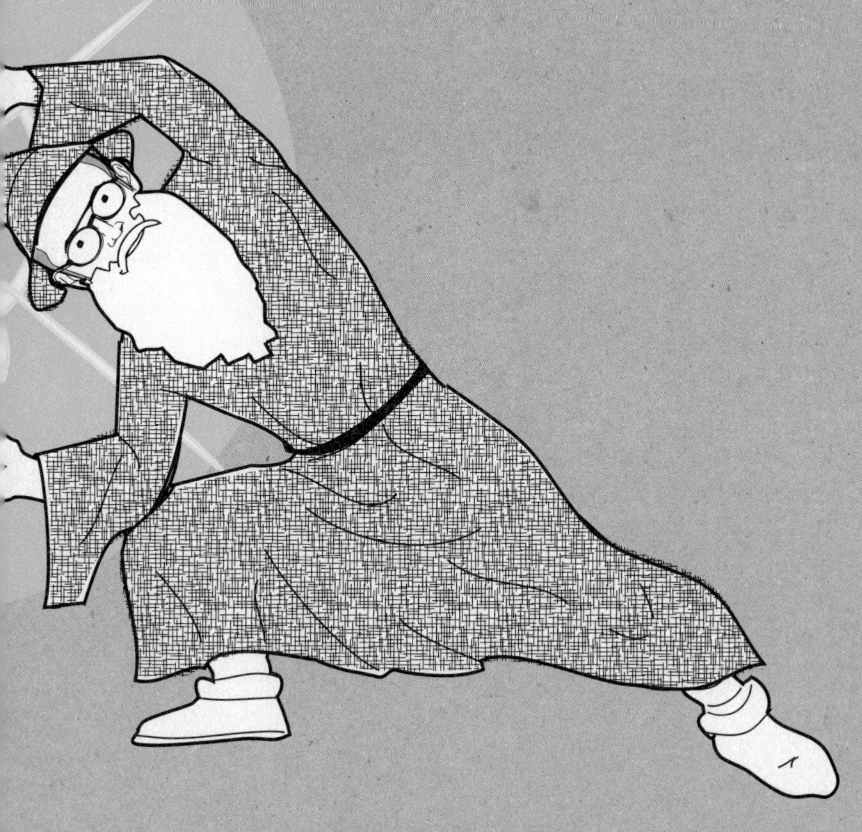

農夫跟巫師的合體，在 Help X 也可能成真。

機場世代（台灣的未來式？）

行走在葡萄牙境內不同的城市，華美瑰麗的磁磚背後，往往是破敗荒廢的無人建築。歷經歐債危機，不論住宅區或商業區，近半數的房屋都遭人棄置或拋售，外表再華麗，也多被法院釘上木頭封條；破碎的玻璃閃爍如眼角未乾的淚，風吹來，彷彿聽見城市苟延殘喘的氣息。

經濟大衰退、政府政策錯誤、國力大減，葡萄牙曾經有將近40%的年輕人失業，在憤怒且無計可施的狀況下選擇出走，嚴重時每天多達200名大學畢業生出走他國找工作。一整個世代的集體失落，形成葡萄牙的『機場世代』(Airport Generation)。人口不斷外移，又持續加深經濟衰退，惡性循環下，抬頭是蕭瑟的天空，只有漫天飛鳥各自遠去。

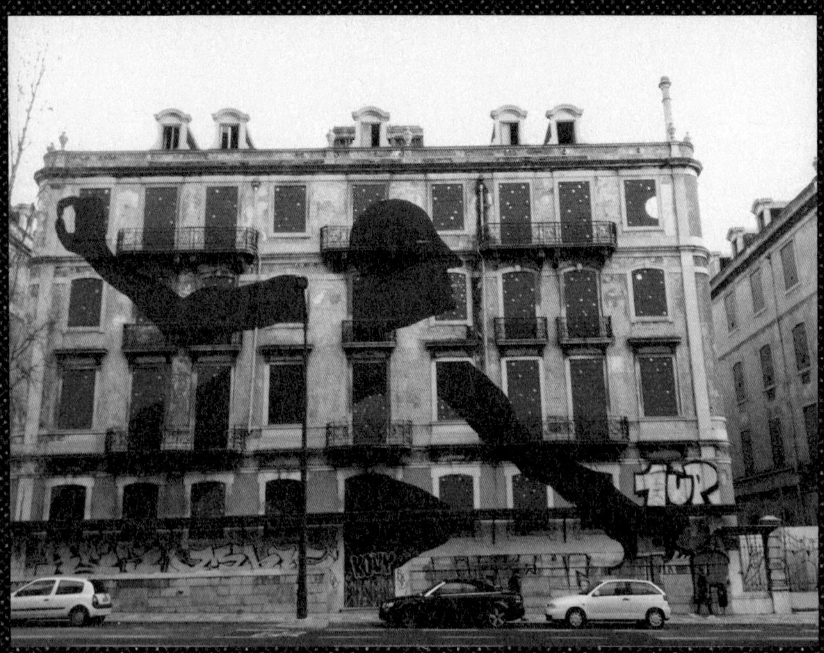

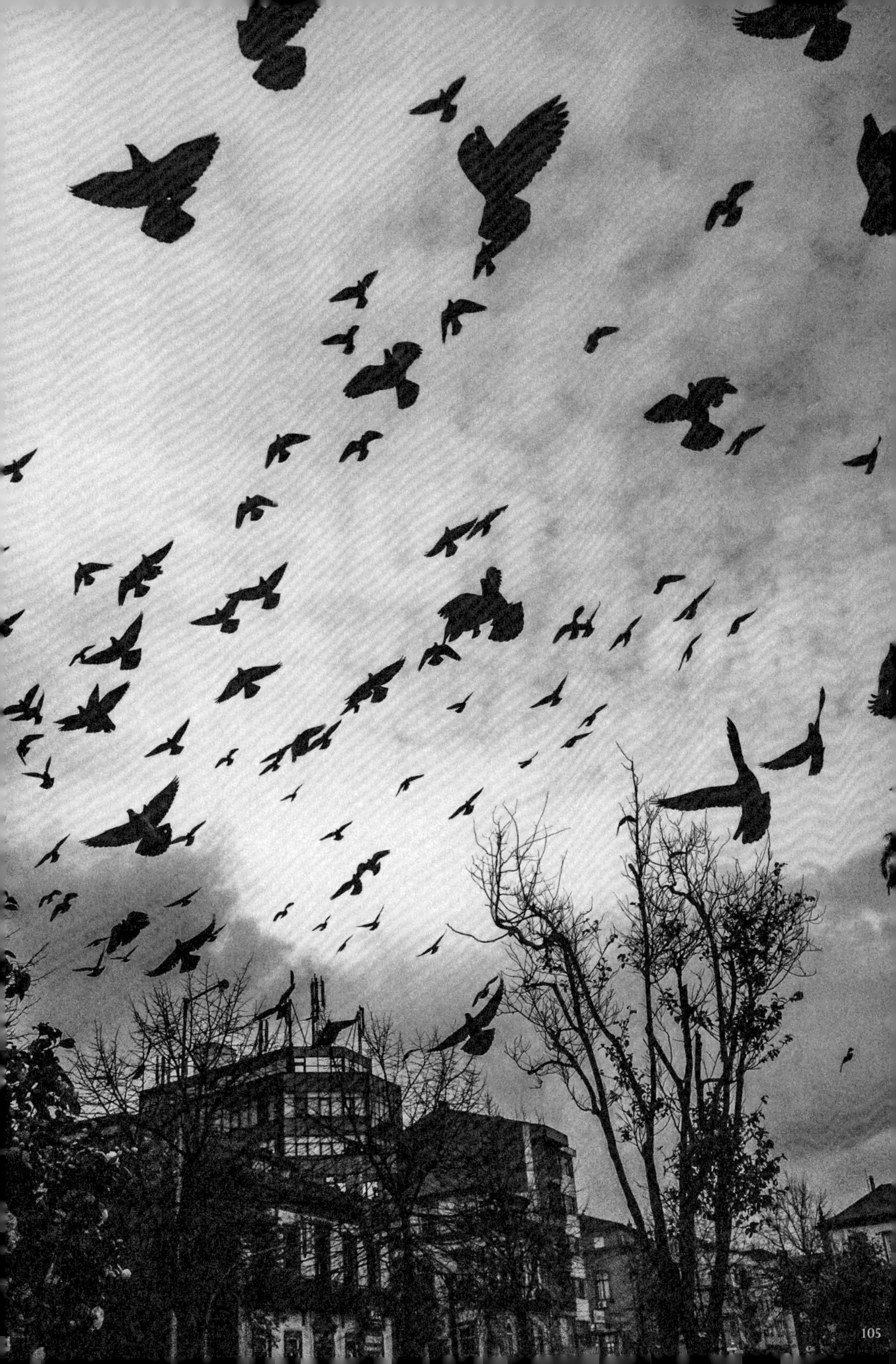

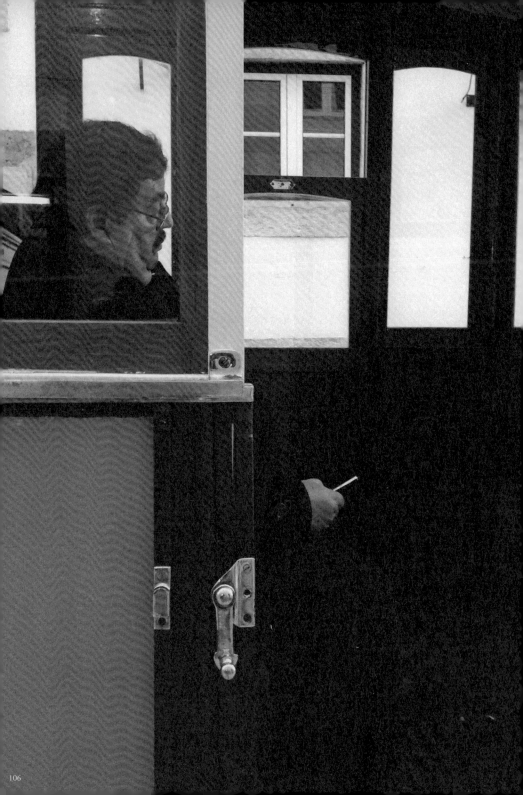

漂遊島嶼

葡萄牙由於經濟問題，許多住宅的前後院裡，悄悄的立起了一座又一座的「島嶼」。這是連續衰退 25 年的現象之一。政府圖利財團，將紓困基金投入五星飯店建設，換取表面的經濟數字，導致波多（Porto）周邊房地產水漲船高，然而，社會底層苦苦掙扎的人民，生活情況不斷惡化。翻新的城市建築地標造成房租高漲，加上失業所帶來的打擊，讓住在原地的貧困居民被迫遷至郊區。甚至，很多人像寄生蟲般，借宿他人住宅的前後院，在狹小建築物裡混雜群居，共同使用分割再分割的空間，演變成島嶼般（Island）的生活型態。好幾個家庭充塞在周邊無人的孤島，彼此依靠些微資源掙扎維生。這個曾與西班牙瓜分世界、稱霸海權時代的國家，如今只能在現實的深海緩緩下沉，隨波迷失在海流之中。

theworsttours.weebly.com

「世界最爛的旅行團」

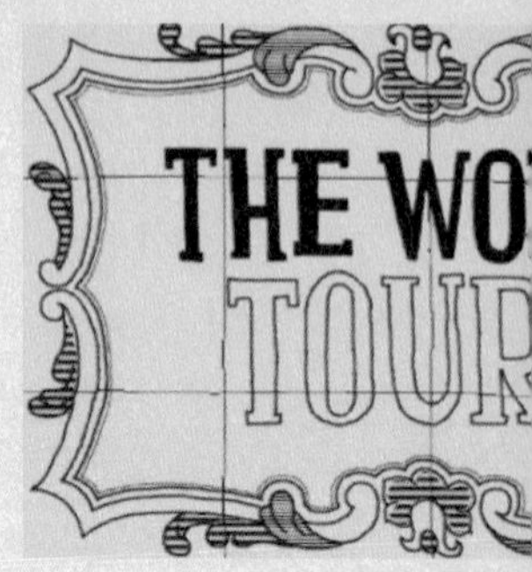

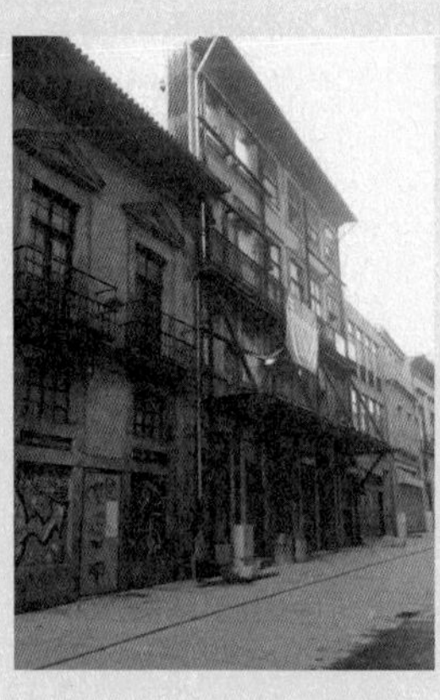

不論到了甚麼國家或城市，面對只想掏空遊客口袋的旅遊導覽團，我都避之唯恐不及。然而，在葡萄牙的北方古城波多，竟然發現有個網站叫「世界最爛旅行團」（the worst tour），它簡介寫道：「沒有五星級景點，也沒專車接送，全程三小時都靠我們雙腳走，更別提任何血拚行程，他們只會帶你深入暗巷，探訪陽光照不到的陰暗角落，還告訴你這城市真實的故事與社會問題。」帶著半疑惑讀完介紹，更引人注目的是，整趟行程完全免費，隨你的滿意程度，愛捐多少就捐多少，而捐款標準，則是以遊客所屬國家最低薪資標準來給付時薪。

HOME // FALL FOR PORTO // TOURS // BOOK A TOUR
IN THA NEWS // CREW BLOG // GUEST BOOK

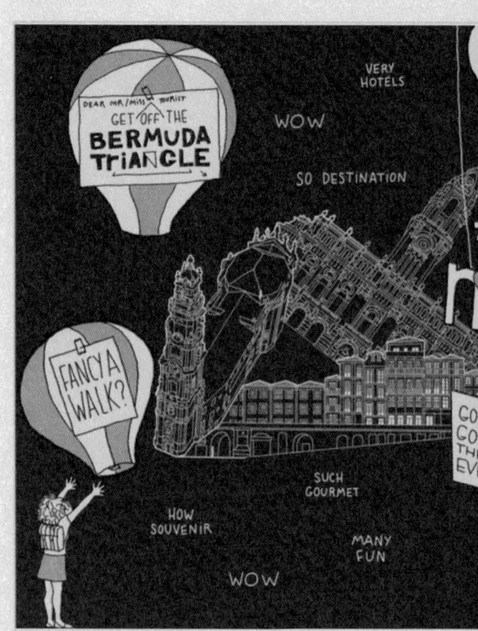

THE WORST TOURS?!

YES! these might very well be the worst tours in th
worst tours' is a low rated tours agency for anyon
tourist while getting to know Porto, the coolest c
the worst places, anyhow...

（照片翻自網站，版權為 the worst tour 所有）

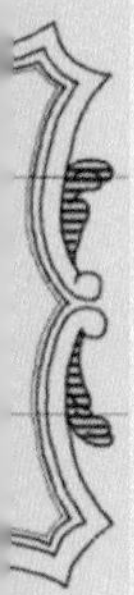

聳動的文案、連日的陰雨，無地方可去，所以我即刻聯絡參加這個世界最爛旅行團。這個旅行團由三、四個建築系的學生所組成。由於葡萄牙失業率高達 25%，即使學有專長，大部分畢業生都沒有正職，平常除了接些零星的設計案，其他時間則共同經營，輪流帶團導覽，這一回正好輪到「島嶼」主題團。導覽員是一位年紀三十歲上下的女性，輕鬆的閒聊，卻也不時透露出生活在這座城市的無奈。

// EM PORTUGUÊS //

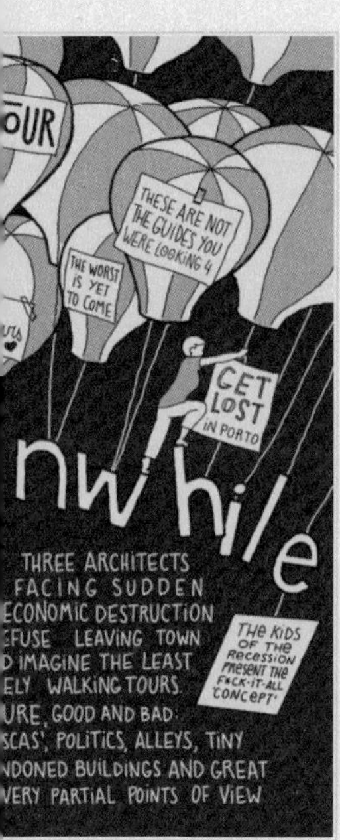

OUR
THESE ARE NOT THE GUIDES YOU WERE LOOKING 4
THE WORST IS YET TO COME
GET LOST IN PORTO
nwhile
THREE ARCHITECTS
FACING SUDDEN
ECONOMIC DESTRUCTION
EFUSE LEAVING TOWN
D IMAGINE THE LEAST
ELY WALKING TOURS.
URE, GOOD AND BAD:
SCAS', POLITICS, ALLEYS, TINY
NDONED BUILDINGS AND GREAT
VERY PARTIAL POINTS OF VIEW
THE KIDS OF THE Recession PRESENT THE F*CK-IT-ALL CONCEPT

or at least in Porto. 'The
doesn't want to be a
al - tourism buses don't fit

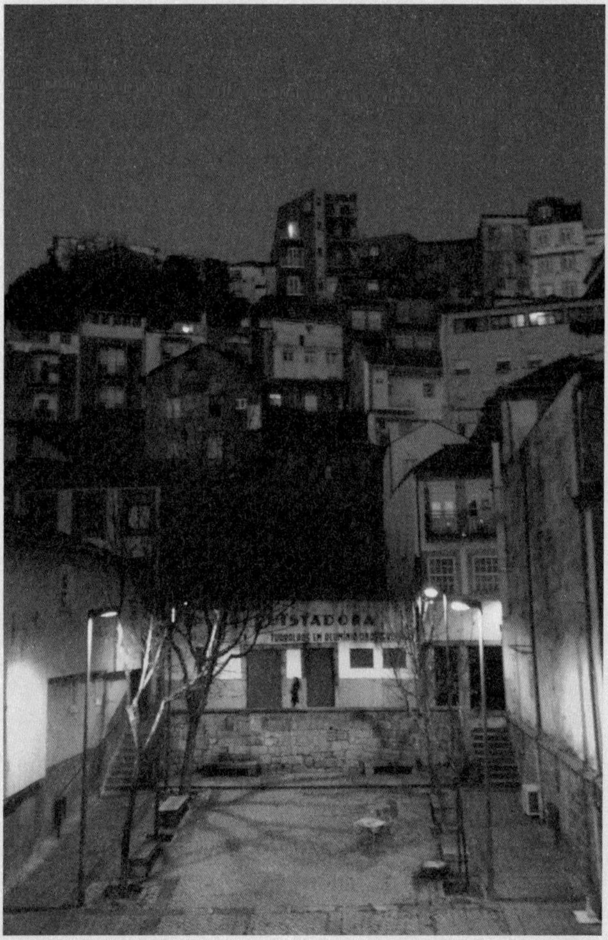

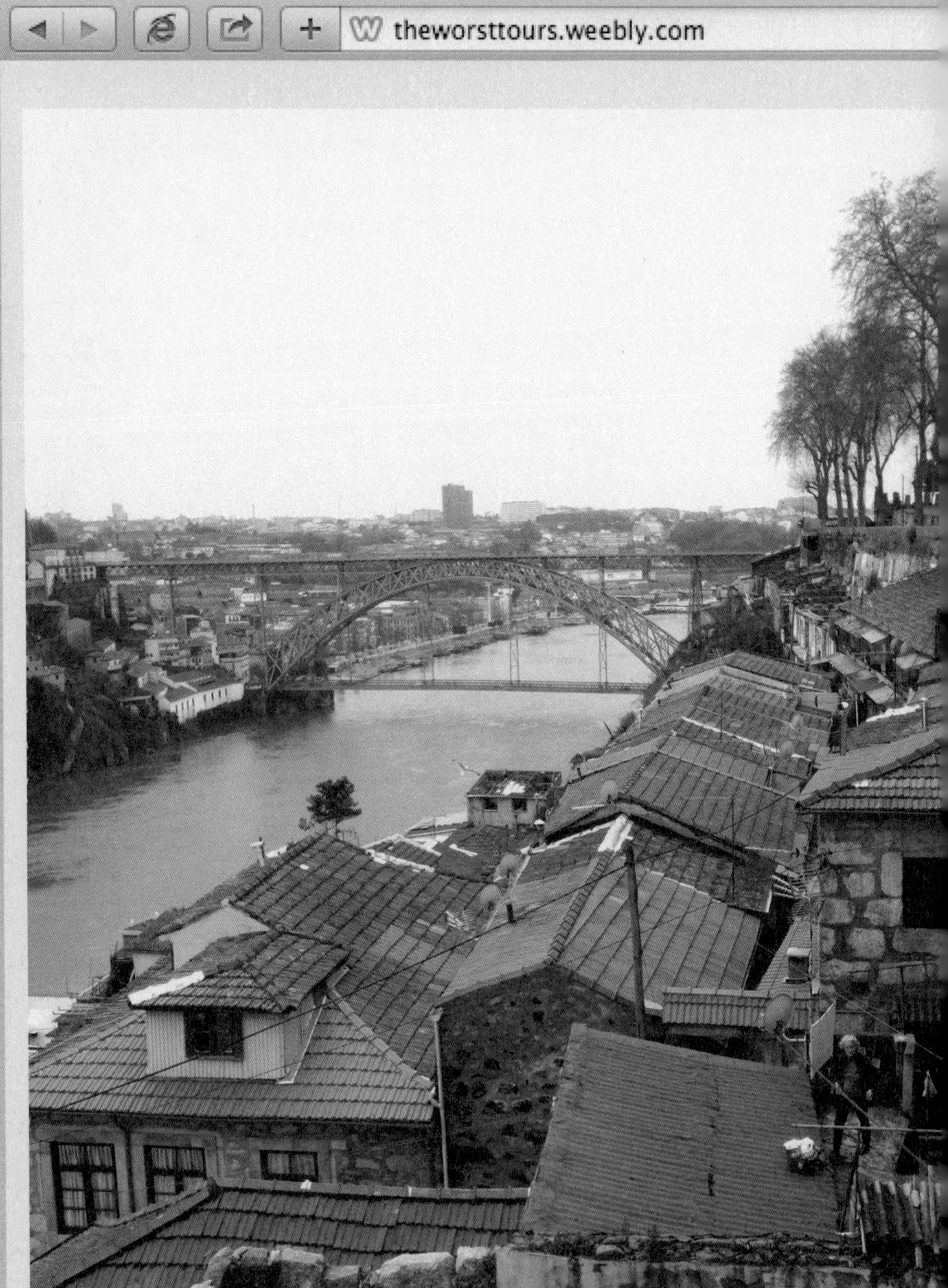

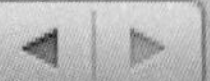
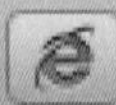
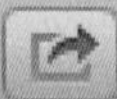

theworsttours.weebly.com

她帶我們四處遊走，街道到處都是出租或出售的房屋招牌，40% 以上的空屋率，即使是最熱鬧的市中心，也讓人誤以為本地居民都出外度假，毫無人氣。諷刺的是，由於葡萄牙是歐盟成員，中國籍移民為了獲得歐盟會員國的國籍，通常會先在此買地購屋取得國籍，同時擁有自由進出其他歐盟國家的身分證，而他們所販售的廉價中國貨，也壓迫了當地商品的生存空間。

種種原因不斷負面循環，讓城市經濟與生活條件不停倒退，已廢棄十多年的公共洗衣場，最近也因為居民無力支付水電費，反而又重新開始使用，也有人撿拾木材，當作取代電暖器度過寒冬的好方法，儼然回到原始生活，只為求生存。

這一路走得有些沉重，種種無力的現實，讓女導覽的頭越講越低，字裡行間全是她這個世代對國家與社會未來的迷惘，行程最後，女導覽接到一通家裡打來的電話，也恰好印證了她帶我們經歷的一切：連日陰雨，破敗的家裡屋頂因此坍塌了，她得在天黑之前趕緊找到人幫忙修理才行，也結束了這趟讓人百感交集的探索之行。

2014 年 2 月 8 日

THESE ARE NOT THE GUIDES YOU WERE LOOKING FOR, BUT NOW THAT YOU FOUND US, BOOK A TOUR!

Nome *

First Last

Email *

when are you in town? DD/MM/YYYY

comments and other stuff

which tour(s) are you interested in?

- tour 1: An okupation tour
- tour 2: The tricks of the trade
- tour 3: The 'Islands' Tour
- tour 4: Romantic Tour

SUBMETER

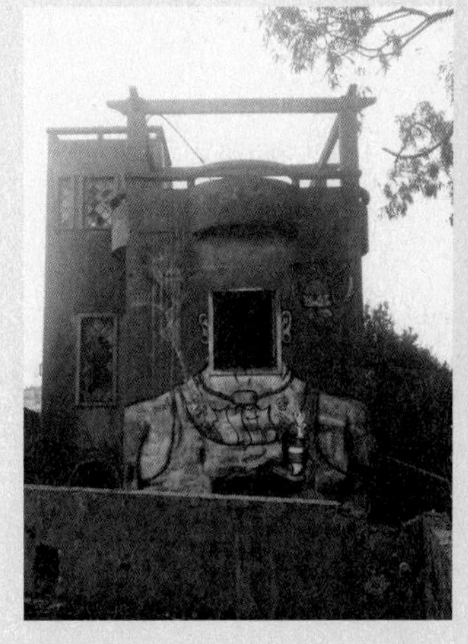

... OR SEND US AN E-MAIL TO THEWORSTTOURS@GMAIL.COM

豬五花(400g) 豆子 [illegible] 米煮過、(約

豬排 蘿蔔 菠 ×2 (400g)

月桂葉×2 洋蔥×2

chinroco

cumin powder.

香腸 chouirco

600g tomato paste、

blood susage、

200g olive oil

水+塩 後 放入 豆子、→ 放入 豬腳、

放洋蔥 1顆切半、 放香

40分鐘、→ 把肉拿出來，跟湯分開、豆也

→ 湯留下、→ 下油加洋蔥炒下 → 放七

肉切塊

bay lef

「罐頭是我的烹飪老師」

不管在哪個國家，每當經過巷弄的小雜貨店、超市，我都會尋找最暢銷的罐頭，原因是，罐頭通常就是當地的代表性菜色，如果要品嘗地道滋味，罐頭絕對是最佳指標。其實，找罐頭並不是為了吃它，而是為了要把上頭的英文標示拍下，再用網路把調理方式跟內含食材找出來，找機會重現它。而這一路上的巷弄傳統市集、超市裡，我也一點一點的蒐集各地特殊又便宜的各式辛香料：茴香子、薑黃粉、月桂葉、紅椒粉還有忘了名字的種種香料，用夾鏈袋仔細分裝，保存在透明保鮮盒，就像從各國蒐集來的風景片段，或細微或濃烈，或辛辣或甜郁，用風味拼貼出各地的視野，每每在旅店和一群背包客同台煮飯，我就用這些秘密武器，燒出一桌好菜，瞬間贏得羨慕與讚嘆。帶著簡便的空姐鍋走過不同的國家與城市，讓我在外食消費較高的歐洲國家，用更省錢的方式品嚐當地日常滋味，也更能深刻了解不同地域文化的方式。如果說罐頭是我的烹飪老師，香料則是我最佳的二廚，他們讓我把各種風土文化，以味覺的方式記錄，不只記在手裡、也深深刻進記憶。

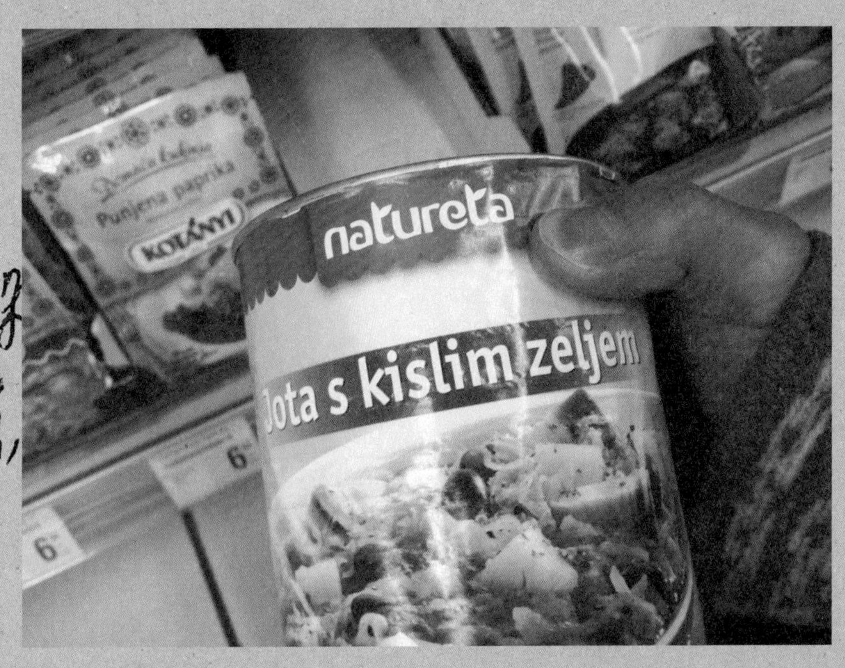

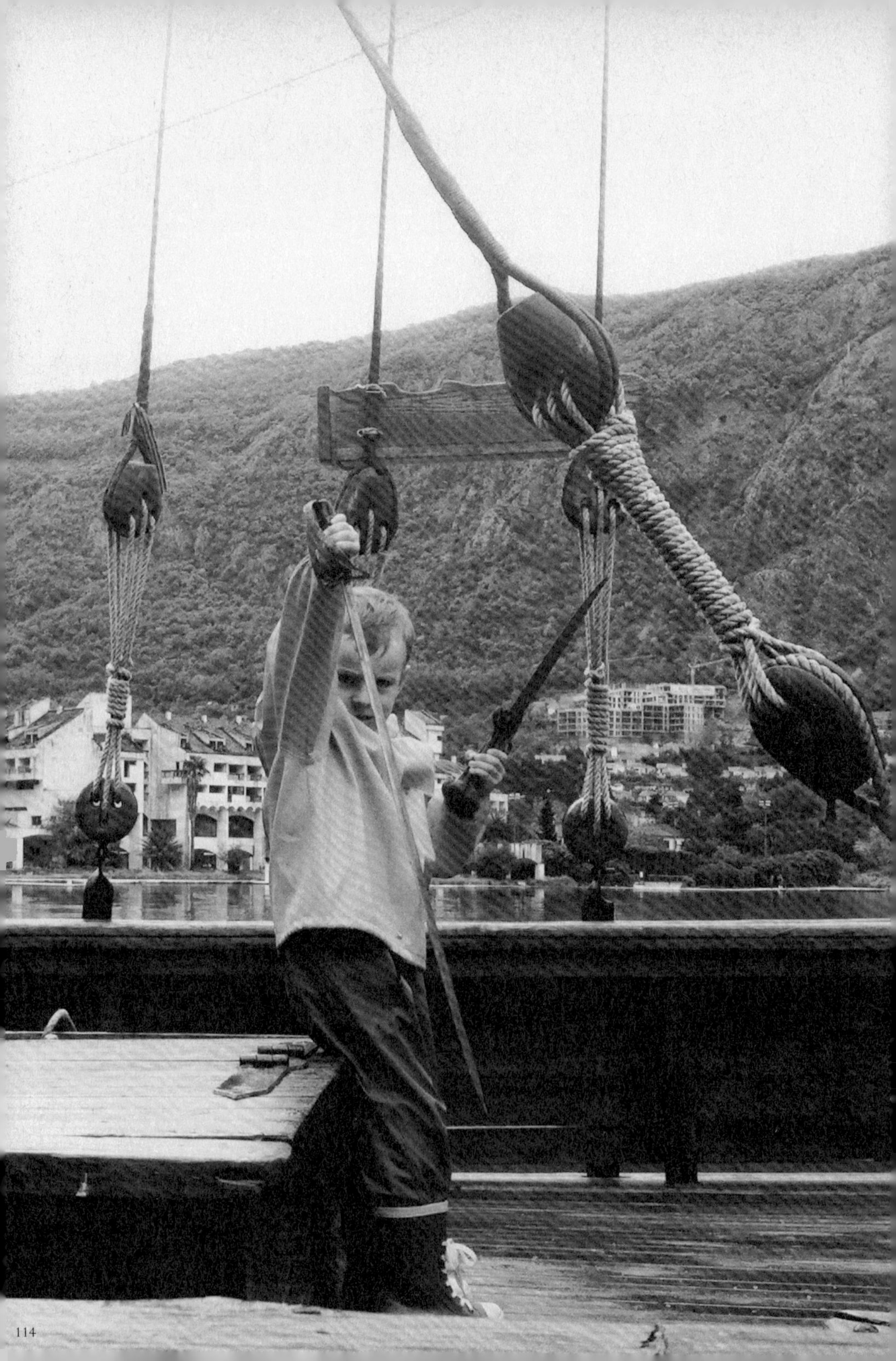

「看我72變」

就算在自己的國家是個有頭有臉的人物，一旦出來旅行，你就什麼人都不是，只是個異地之人，一個面孔模糊的路人。也因為這樣，可以拋下過去種種面貌及束縛，假裝成任何人任何角色，就像是進入一場真人版的角色扮演遊戲（RPG）。我一開始是因為唾棄自己過去的身份，在遭遇重大的事情時，只能無力地任由他人擺佈。為了改變現實的環境，不再當個魯蛇，而能成為一個成功的生意人，所以我開始嘗試變身，尋找任何發財的機會；在不同的國家城市，我利用影印機、口紅膠假造了新名片、一箱請朋友越洋寄來的樣品，裝扮了新身分，開啟了旅行中特殊有趣的經歷。

我變身成為『中東外貿事業部市場開發業務』，在土耳其與伊朗的小鎮百年工坊，解構手工藝品的傳統元素，用商品的形式探索設計的新生命；化身成為『國際貿易開發亞洲區經理』，在西班牙和不同的外交官，在煙霧迷漫的CAFE，一起享受水煙，探聽中東充滿獵奇感的貿易需求；假扮成『大中華區藝術經紀代理人』，大膽採訪藝術家，只為了想一窺所謂藝術家的生活與內在，為何能帶來如此出色的作品。

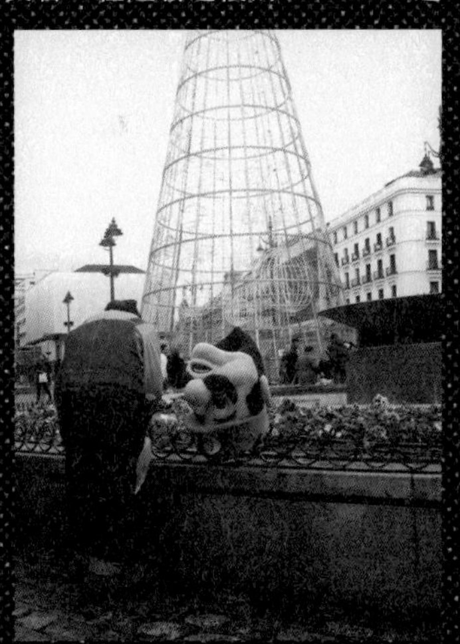

旅行裡的「角色扮演」，不僅帶我探索新的工作機會，也如同進入虛擬網路與遊戲世界，透過這樣的變換身分，把原生環境塑造的自我暫時隱藏，貼上新標籤，假扮成別人。新的身分不斷和過去的價值對抗與對話，在這過程中，也逐漸在內裡長出新的人，甚至一點一滴脫去過往的陳舊外殼。

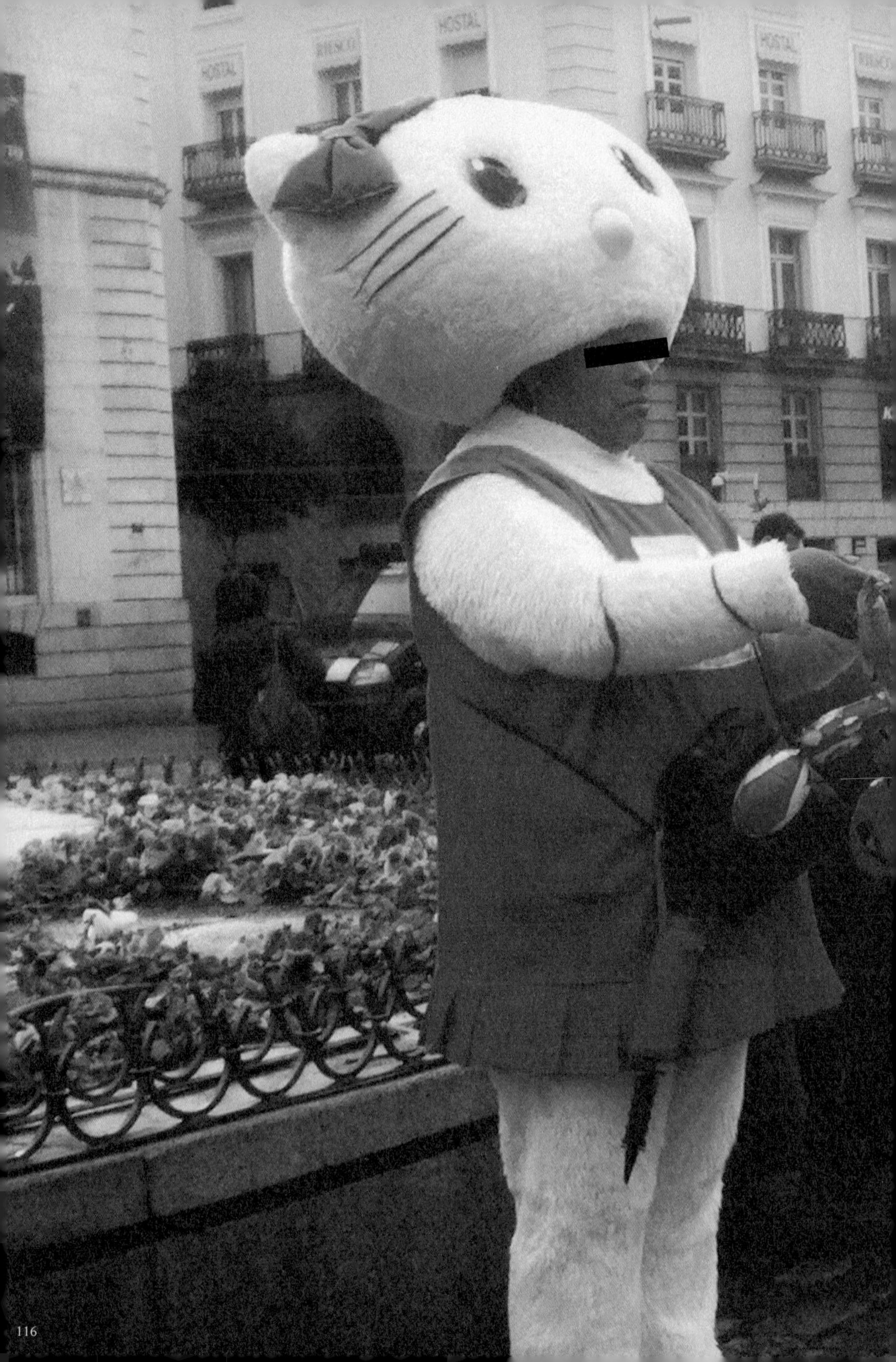
HOSTAL
HOSTAL
HOSTAL

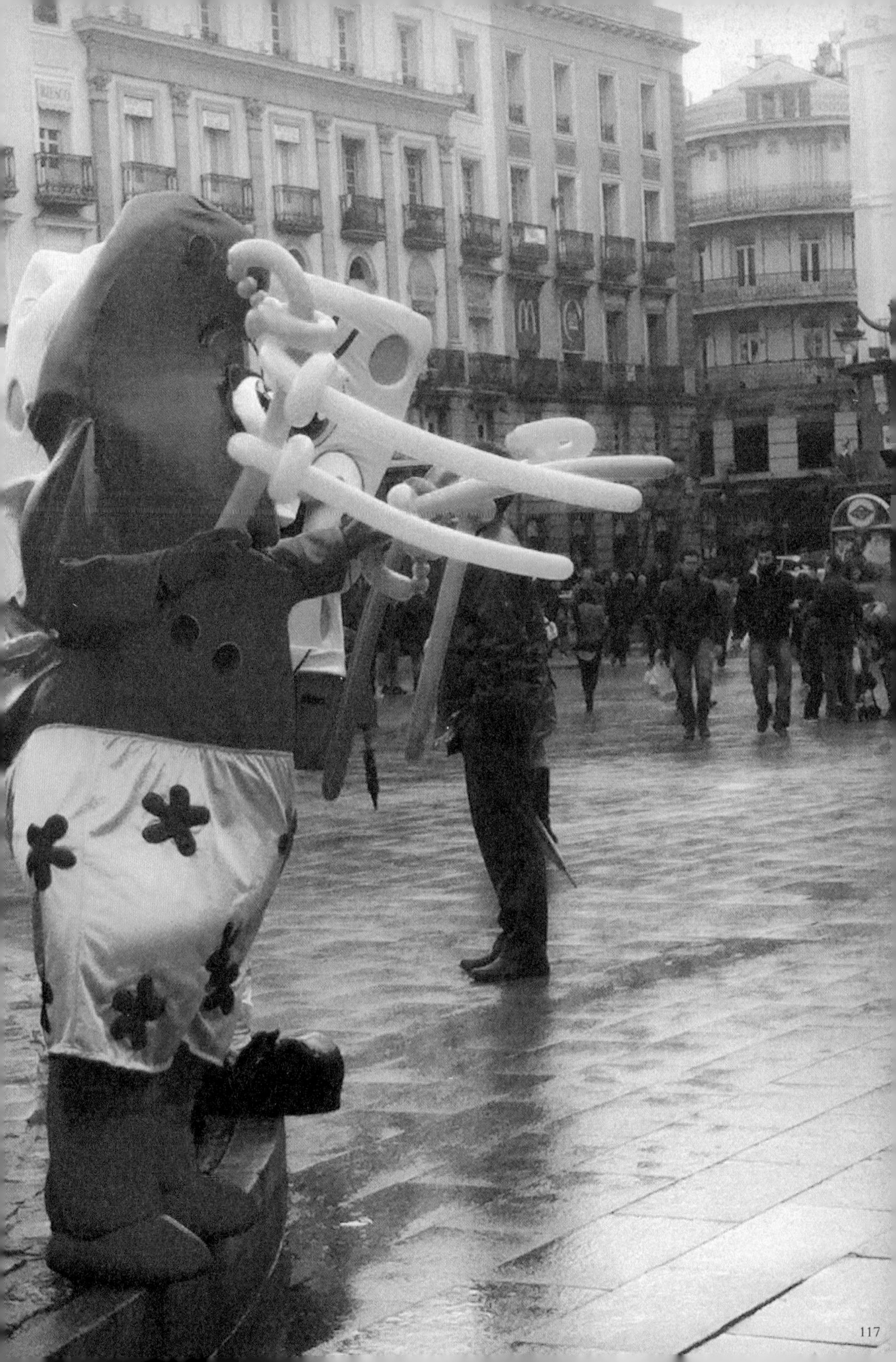

「變身 1 - 假商人」

éblouissement

pretty forever

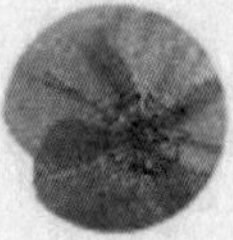

Pure Gold Whitening

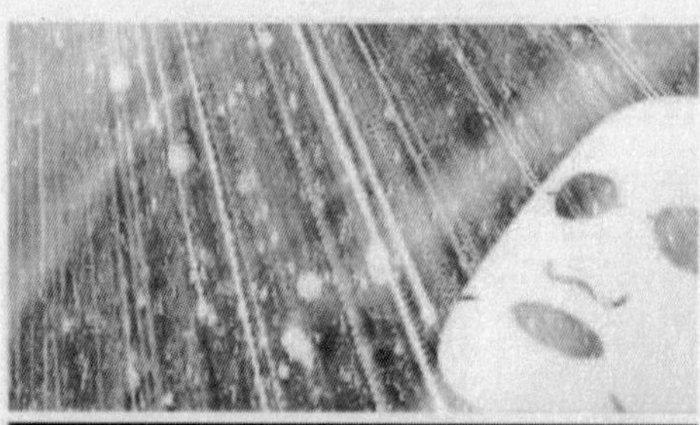

NET 30ml

首頁

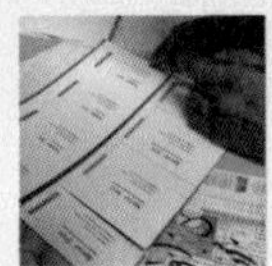

由 ████ 發佈 [?]
2014年4月8日・編輯紀錄・

其實在這趟旅程之前，我就已經天真的想像各種做生意的可能性，還在出發前請從事國際貿易的親戚帶我去杜拜（Dubai）跟卡達（State of Qatar）先做了一次商業的實習行程。人被逼急了就會卯起來想找出一線生機。為了更快改善家裡的經濟，我不放棄任何的機會，在伊朗的小旅館裡，透過電子郵件請台灣友人寄來一箱面膜及咖啡還有其他樣品，接著就買了幾張較厚的卡紙，用膠水和紙箱開始製作名片，戴上了『生意人』的面具。由於伊朗貿易環境封閉，對外來保養品相當好奇，我和台灣的朋友在網路上開設了虛設的公司，想藉此獲得中東地區的面膜生意，除了上網尋找可以生產面膜的台灣工廠，也自己設計了一系列面膜包裝。

我在速食店打探到貿易及關稅限制；打電話壓低聲線以沉穩口氣詢問台灣駐外辦事處；與土耳其外交官商討交流生意機會。公車、餐廳、酒館、傳統市場，我總在每次談話裡把話題轉向我的生意經，別的背包客在翻閱旅遊資訊時，我正在研究該國貿易，並彙整自己的所見所聞，寫成貿易報告寄回台灣。且時不時的跟在台灣的"詐騙"同夥聯絡近況、討論執行方針，自我陶醉在各種創業的想像裡。到了法國，也用『創業家』的名義和電子菸老闆聊了一小時的市場開發，在保加利亞（Bulgaria）還被一位老教授請了好幾杯酒，挖掘著合作的可能性，騙到最後，覺得自己好像真的變身為一個成功的生意人。

貼相片標籤 | 標示地點 | 編輯

讚・回應・分享

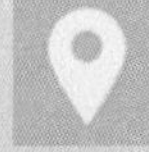

留言……

請按 Enter 鍵發表。

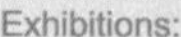

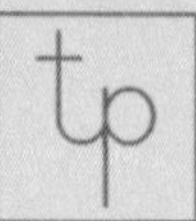

coinciding with the safety boxes' numbers, seems to indicate that need of classifying, but by adding the next number (the safes end at number 3552), the number 3553 – exhibition number/name - leaves open a continuity, as if saying that a collection is never finished, as the work of an artist (...)

Catarina Vaz Pinto
In Catálogo

3553_doc.1
3553_doc.2
3553_doc.3
3553_doc.4

author
exhibitions
colaborations
the shop
contacts

pt | uk

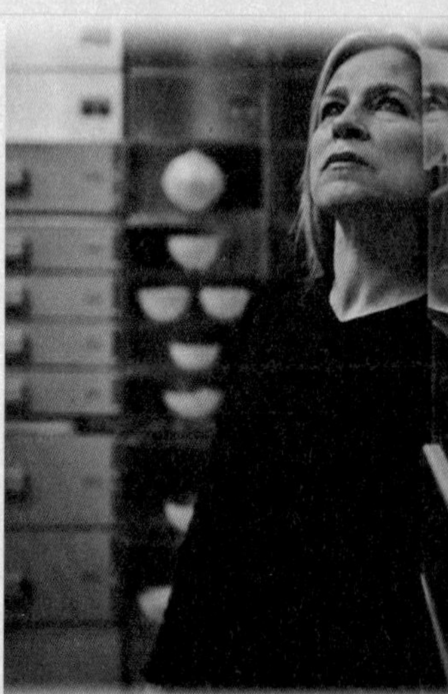

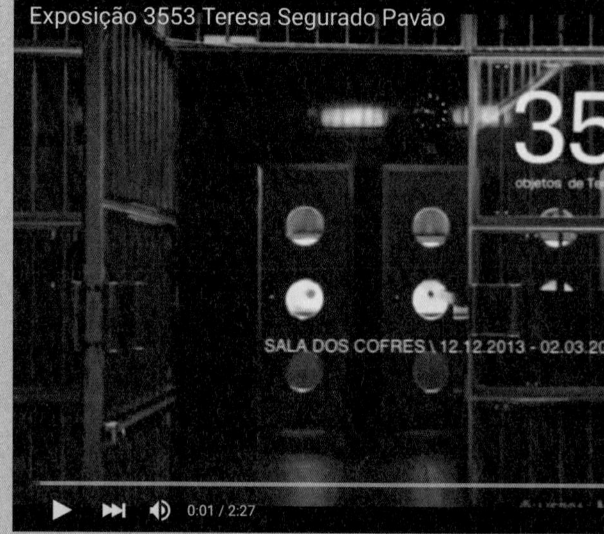
Exposição 3553 Teresa Segurado Pavão
SALA DOS COFRES \ 12.12.2013 - 02.03.20
0:01 / 2:27

「變身 2 - 盜版經紀人」

記得在葡萄牙的博物館，看到某位藝術家的陶瓷創作，作品中將人生的智慧以細膩的巧思結合、轉化，讓我好想跟創作者當面聊聊，如何構思作品的呢？他的構思跟我的解讀一樣嗎？他是怎樣的人呢？有甚麼生命經驗呢？

這樣的好奇心，不僅帶我回到創作者的身分，甚至還讓我想像出一個假身分，成為來自亞洲的藝術經紀人，大膽造訪對方的工作室，為了持續偽裝、延續話題，還厚著臉皮請對方考慮到台灣來展覽，就這樣過了一個下午，除了可以深入對方的創作之外，還“騙”得一本創作者親筆簽名的作品集。這位藝術家四處蒐集美麗的古董與碎片，結合在陶瓷，成為她的創作形式，讓我獲得最多的是，她的美學方式，甚至隱約之間啟發了我的拼貼式創作。

藝術家：Teresa Pavao

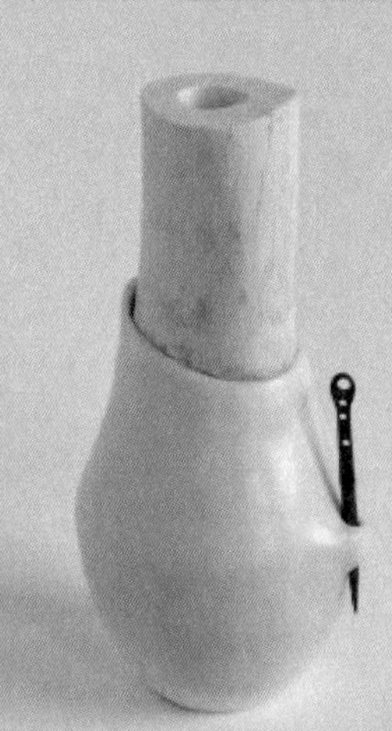

（照片翻自網站，版權為藝術家所有）

「變身 3 - 偽文創」

異國風情會是好生意嗎？這是我在西班牙靈光乍現的想法。趁著當地新年期間，我畫了一些中國剪紙圖案，設計三到五款系列作品，寄回台灣請朋友幫忙雷射切割，製作成飾品。如果能在歐洲各國的跳蚤市場販售，就算錢賺不多，至少也有補貼旅費的作用。沒想到實際請台灣的廠商做出來，成本卻高得嚇人，最後只好放棄這個想法了。不過，我將它結合在跳蚤市場挖寶到的切香腸小砧板，等我到了法國，送給讓我免費住宿的朋友。異國風情沒做到好生意，至少是個好禮物。

逃生工具⑦ - 角色扮演遊戲

使用方式：選擇想要的身份，把相關的物件、符號，組合在自己身上。

注意事項：先要騙了自己才有辦法騙得了別人。

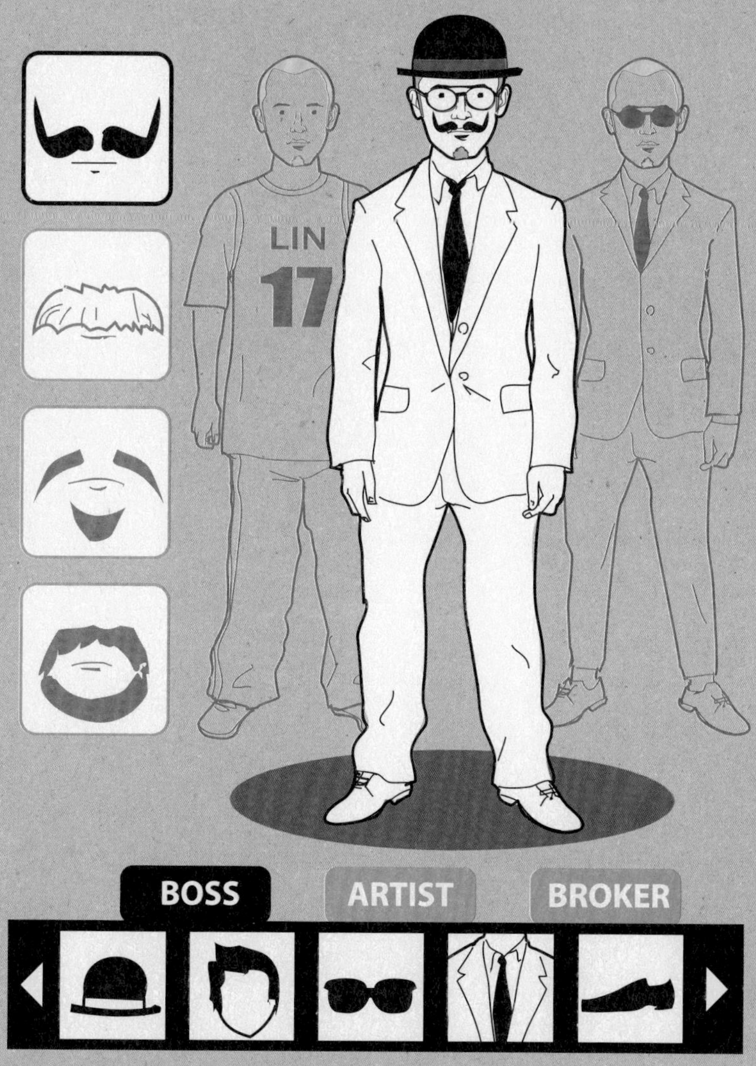

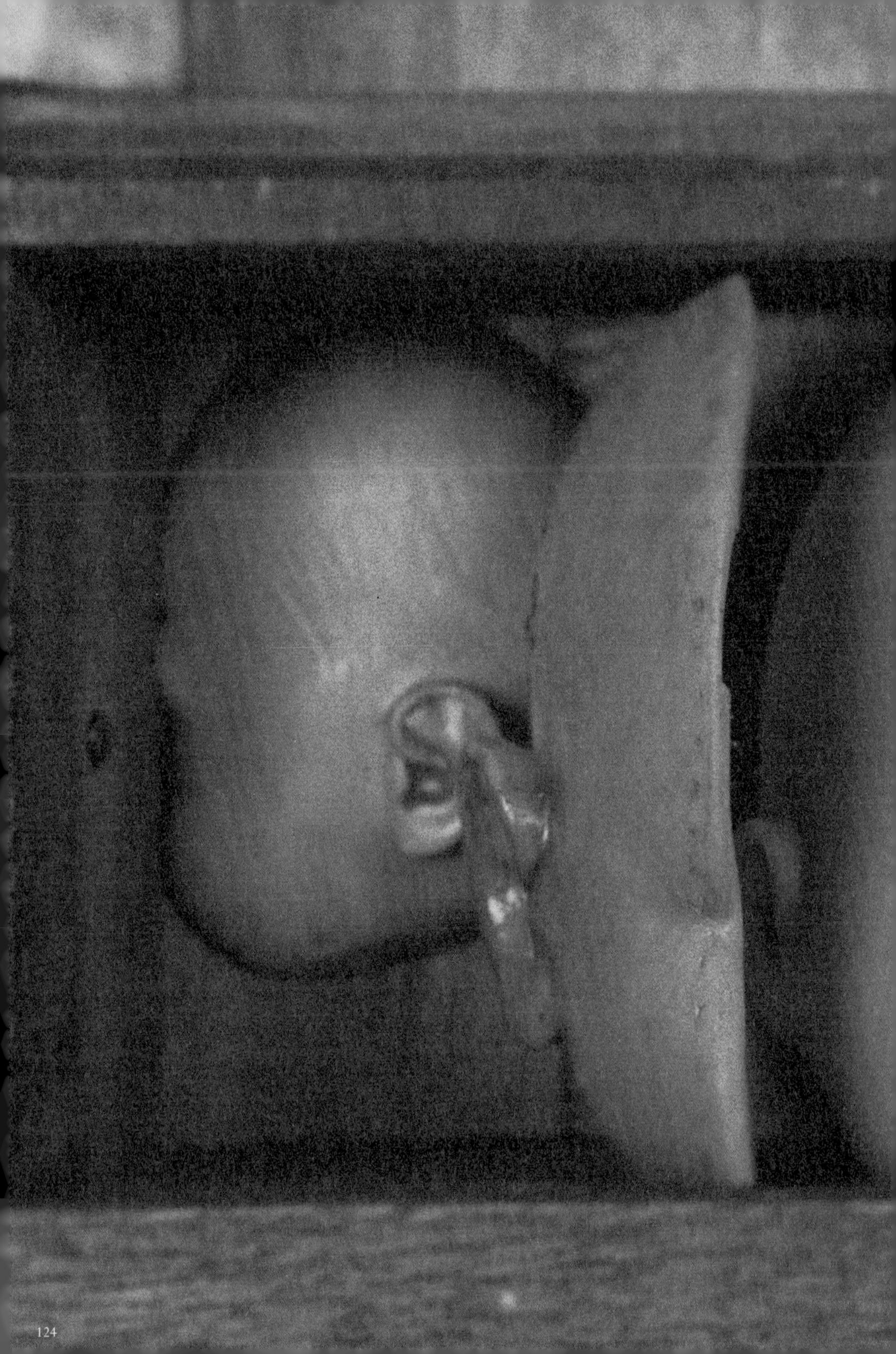

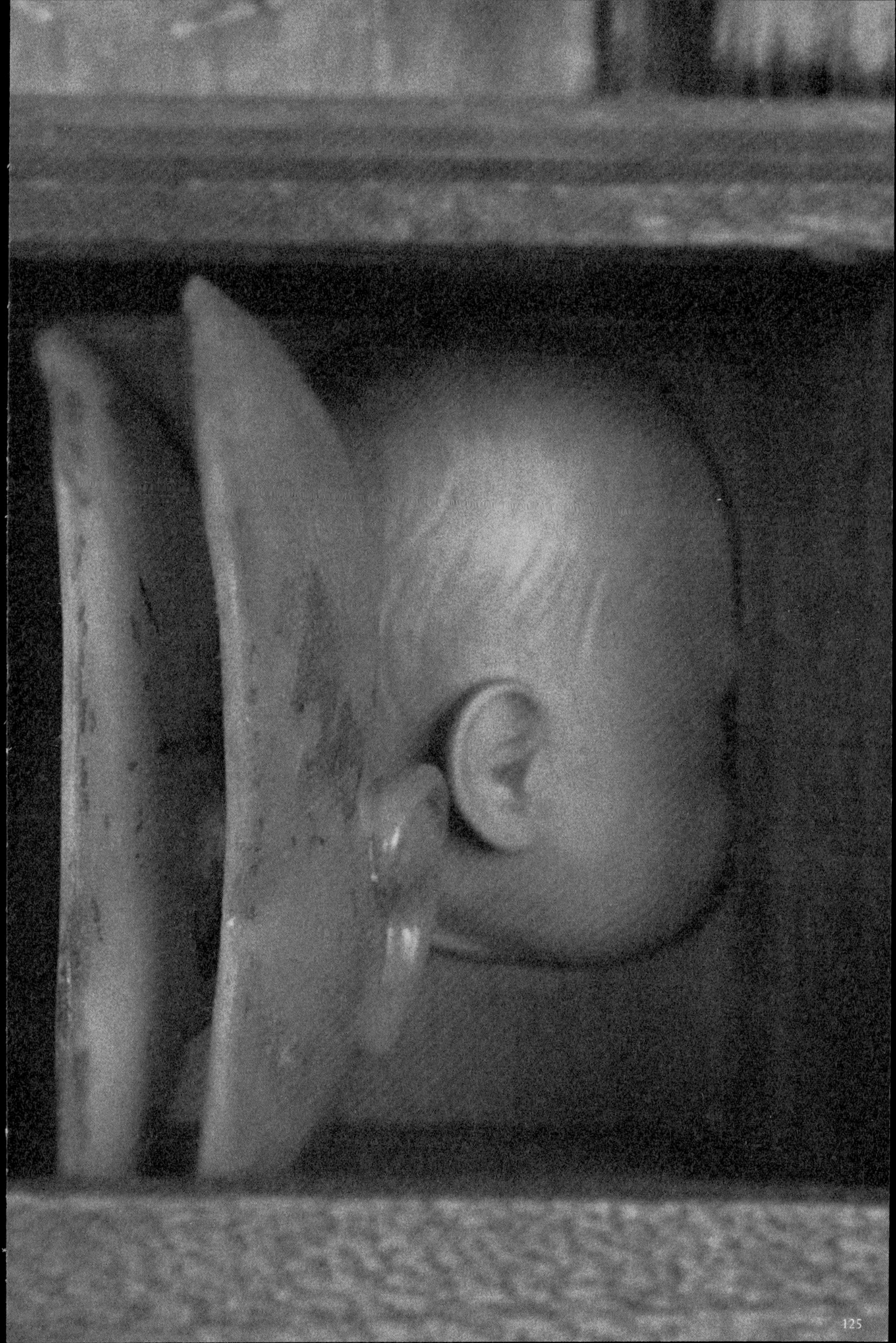

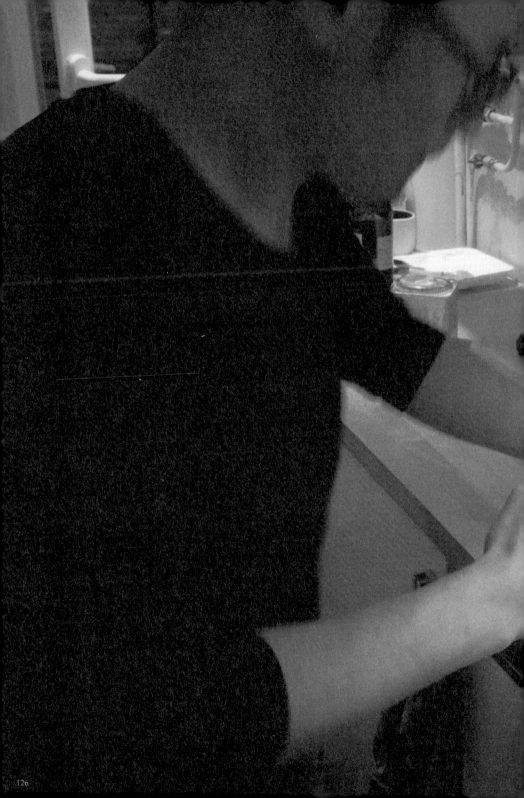

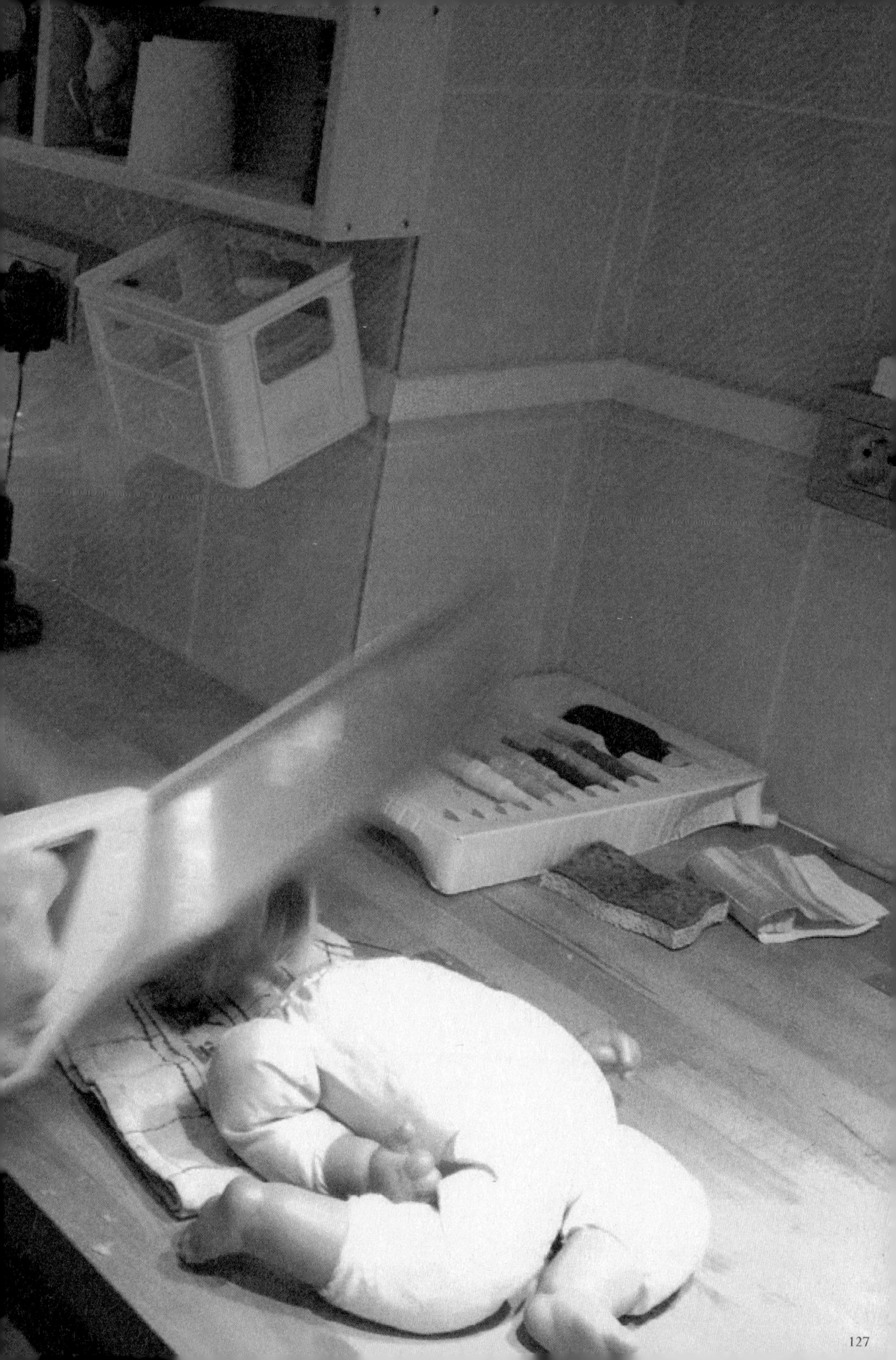

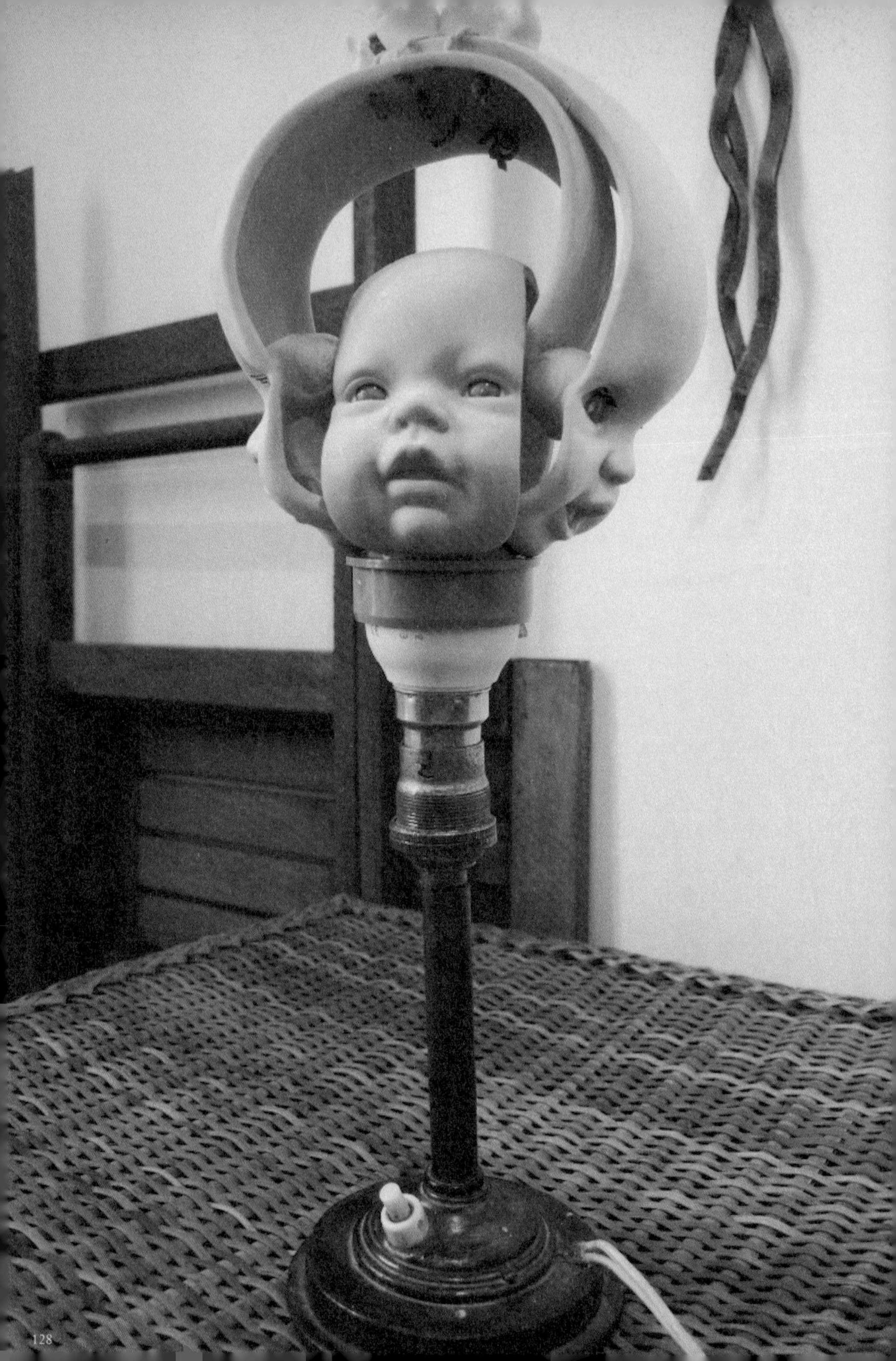

拾荒藝人 - 巴黎街頭的垃圾，竟重建了我

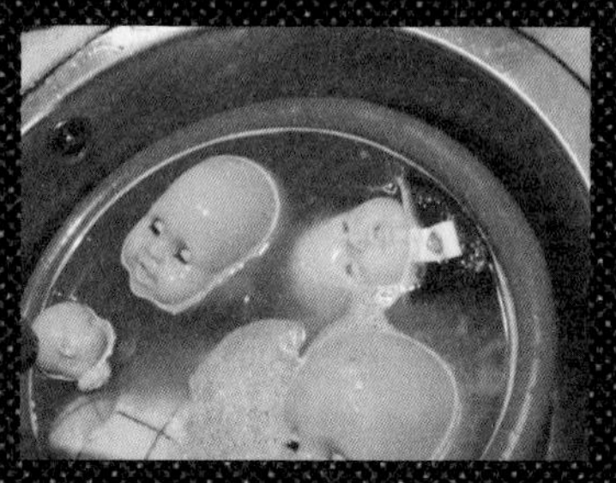

一路旅行到巴黎，連絡上正好在整修房間的法國友人 Christelle，她在家族中有個乳名叫 Baby，我們達成以工換宿的協議：我幫她設計家具（因為她的名字，我還設計了 Baby 造型的燈罩），她則提供我住宿，雙方都省了錢，不僅如此，還有在地人帶我探索最地道的巴黎，也意外的讓我在旅程裡重拾創作的熱情。

落腳在巴黎北邊的 17 區附近，剛到這裡，讓我完全破滅以往對這座城市的浪漫想像。不遠處是以紅磨坊聞名的紅燈區，治安相對較差，髒亂的街道到處都是垃圾、嘔吐物與狗屎。後來才發現，這樣的環境，反而是蘊含「養分」的藝術沃土。

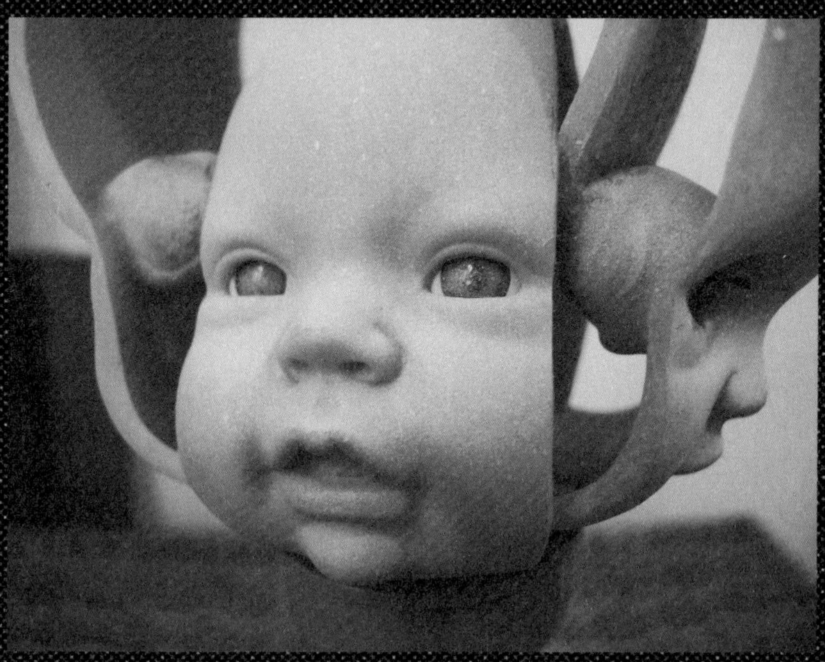

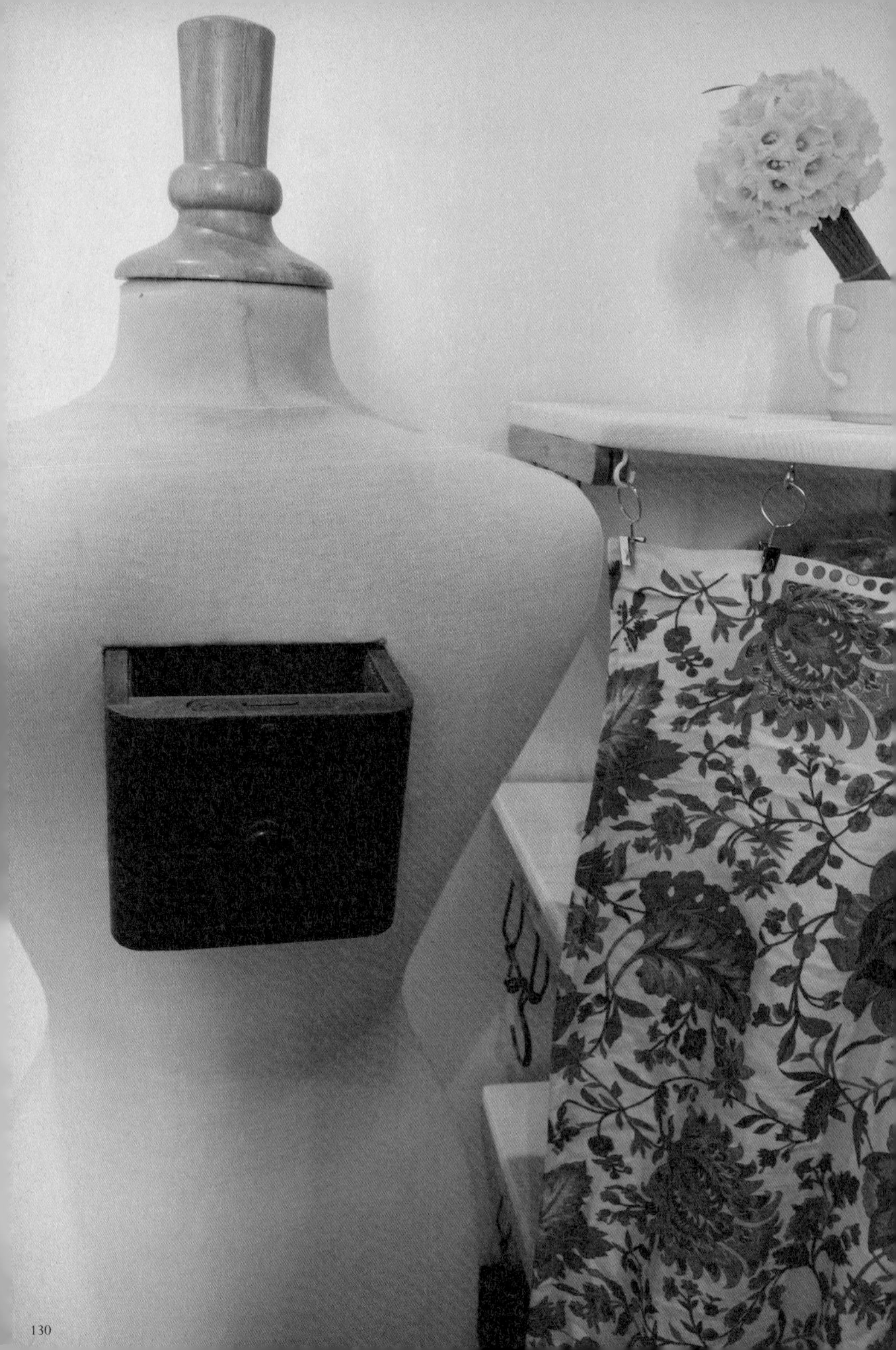

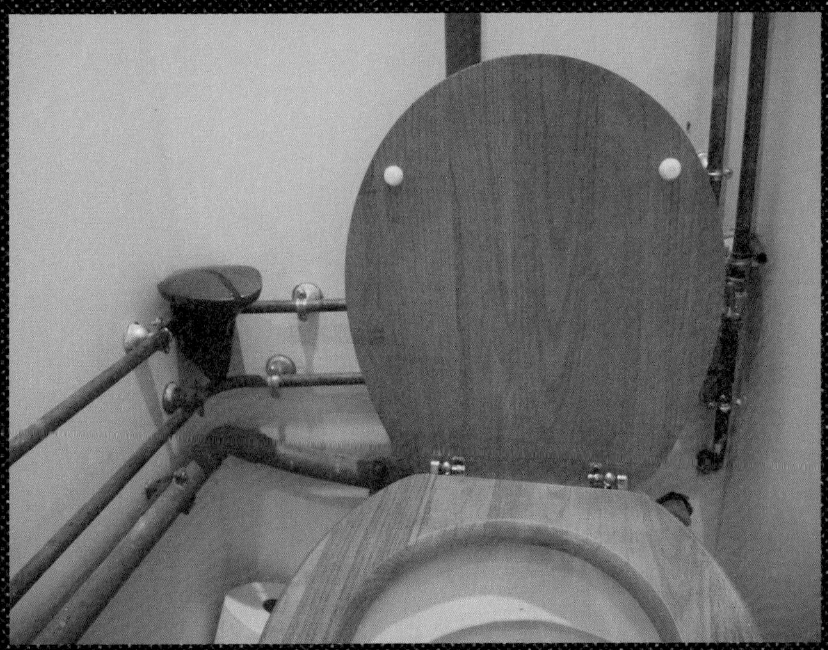

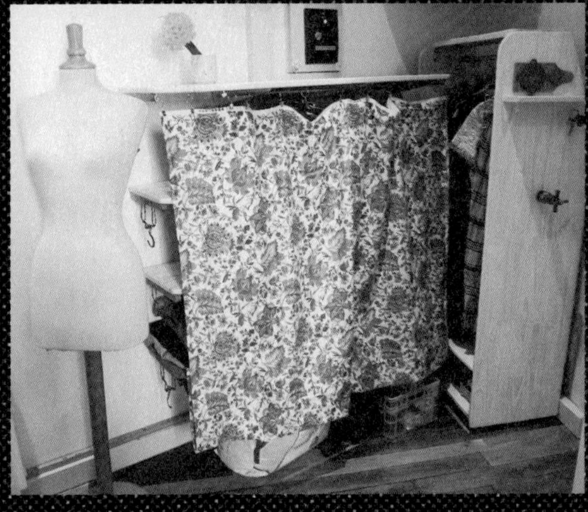

除了豐富的藝文活動，巴黎街道四處隨意丟棄家具、木材、玩具、衣物，對預算有限的我們來說，是一座現成的免費材料大倉庫。當我在街頭巷尾流連、探索，撿拾角落遺棄的垃圾，當我蹲在路邊挖掘、選貨，當我把廢棄物一路拖拉回去重新整理、打磨拋光，也同時找到了一個全新的眼光，去認識不同的城市、不同的文化。許多人、包括自己，過去只留意那些有名氣、有歷史的大地標大風景，如今，在彷彿城市排泄物般的垃圾堆中，從無用廢棄物尋求轉化的可能性，藉由原創想法賦予重生，拼貼建構出腦中奇想。

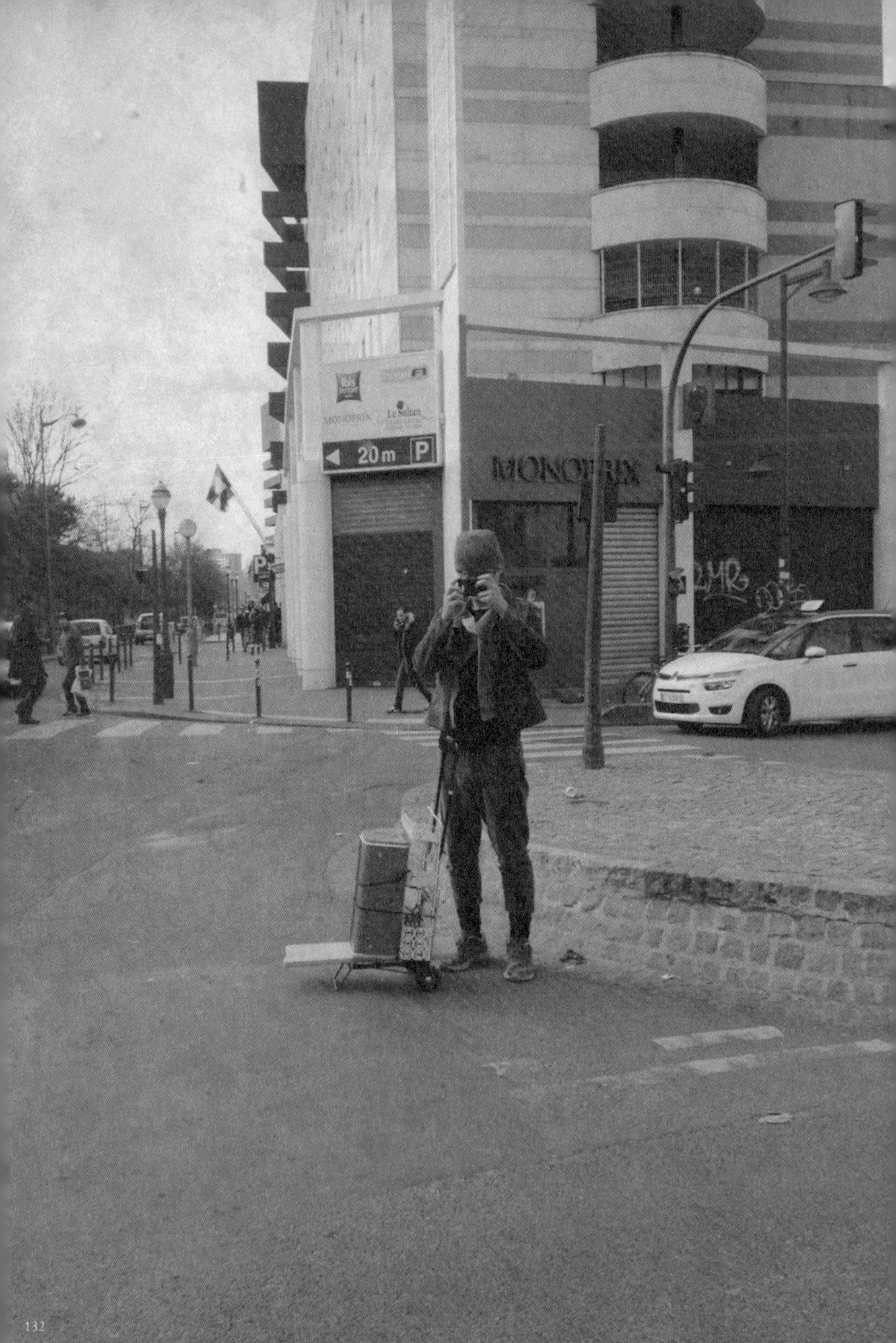
20 m P
MONOPRIX

逃生工具⑧ - 阿嬤的推車

使用方式：推車在側，整個城市都是我的五金雜貨倉庫。

注意事項：隨身攜帶青菜、舊報紙覆蓋在廢棄物上，以免太招搖被抓。

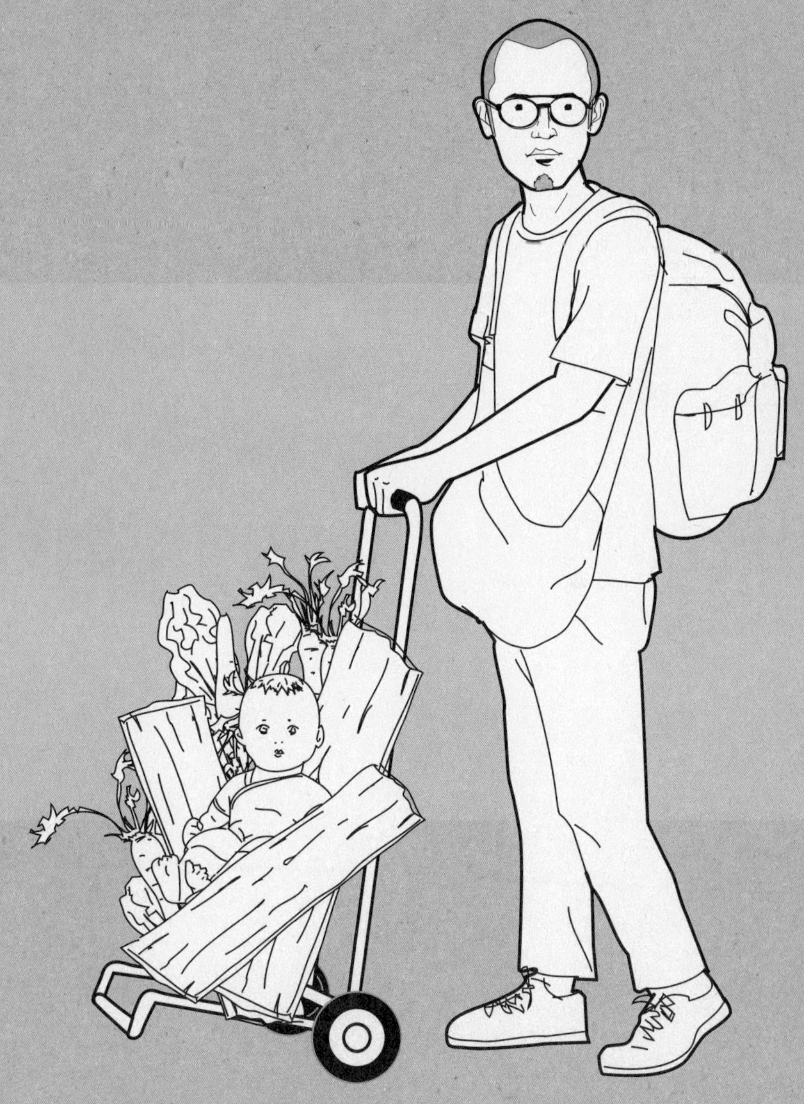

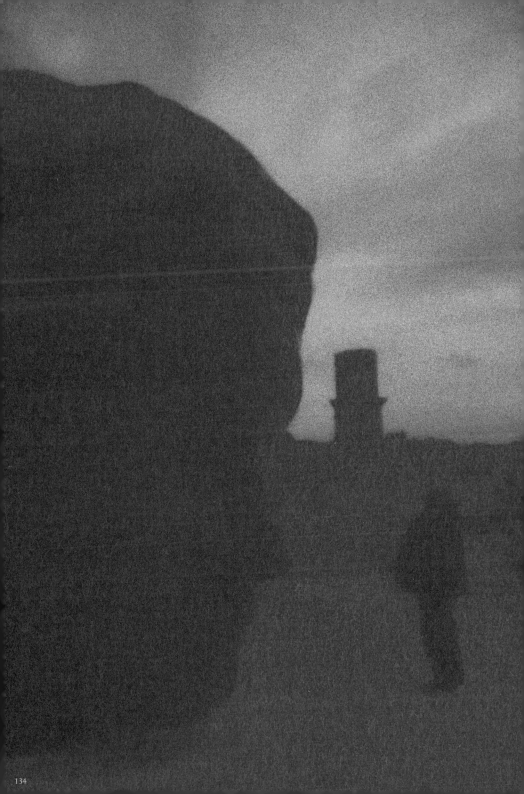

獵人頭

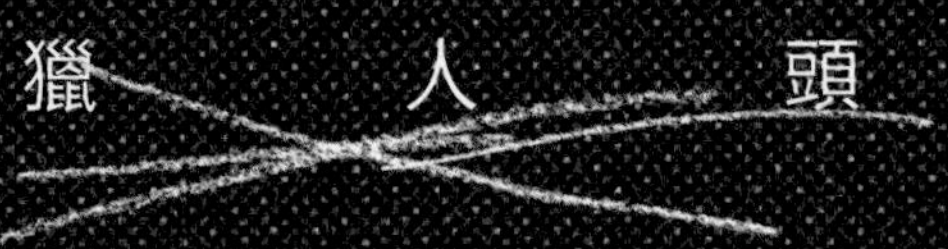

回顧這段旅程，剛開始，我總是沉溺在負面的情緒，或汲汲營營解決現實問題的方法，滿腦子生意經，冷落內心對創作的熱情，這一切，在巴黎有了轉折，因為製作家具交換食宿，我重新找回創作與設計的快樂，我漸漸找回原來的腦袋，就像眼前透過馬賽博物館的彩色玻璃看出去，光線折射出荒謬卻恰如其份的意象：在旅途中意外獵回遺失許久的腦袋，那顆樂衷創作與幻想的人頭。

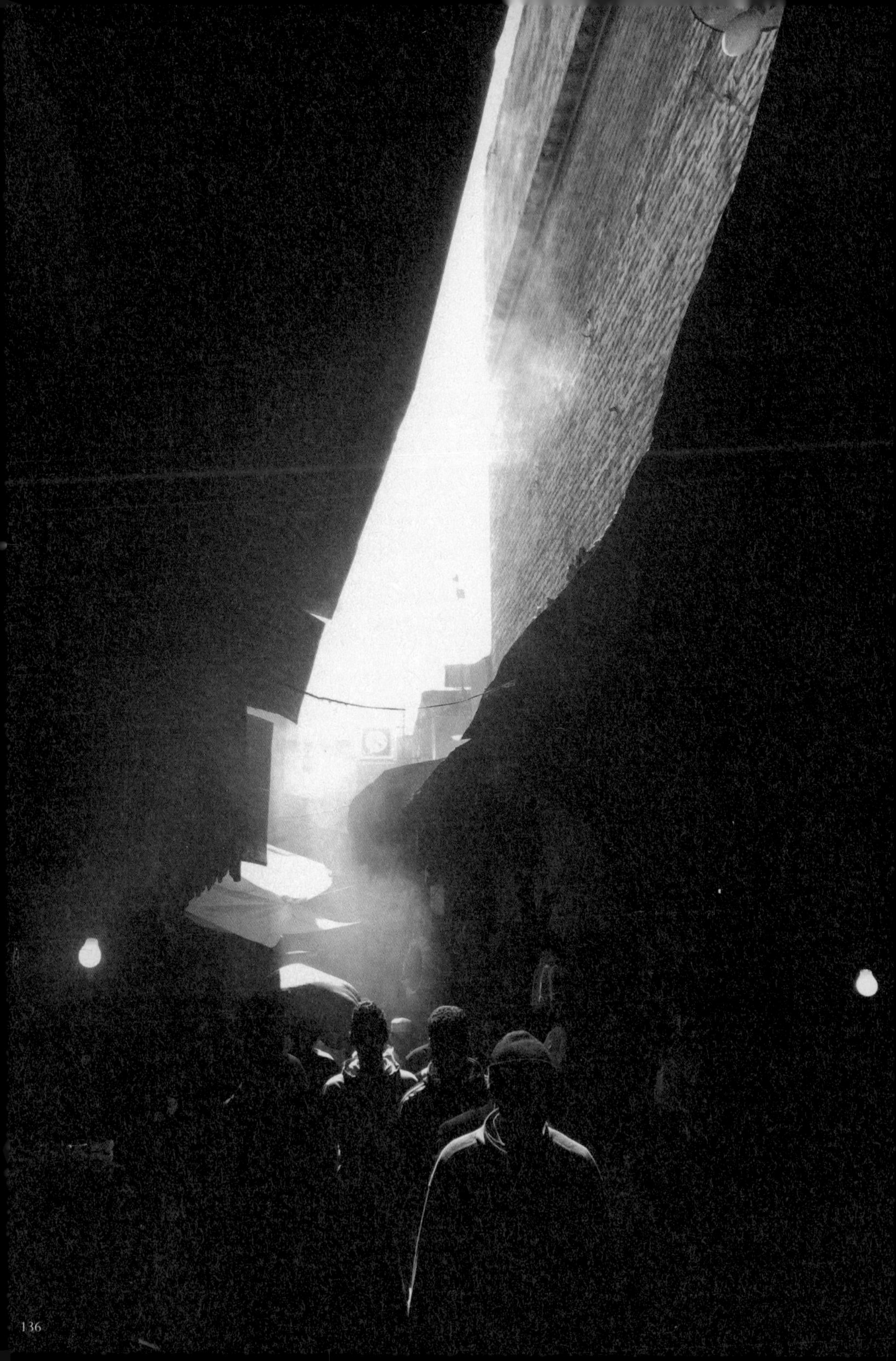

進入馬拉喀什

摩洛哥的機場白色一片，到了街道，卻斑斕多彩、光影交雜，空氣中蒙著沙塵，仍清楚透出各式各樣的建物質感。其中交雜著廢墟與老建築，城牆後面則是迂迴窄巷，四處空氣瀰漫濃郁的香料氣息，直直衝入鼻腔，混合著嘈雜人聲。遠方傳來喚拜樓的悠悠吟唱，北非的伊斯蘭風情，層層疊疊，交織迷離的炫目色彩。

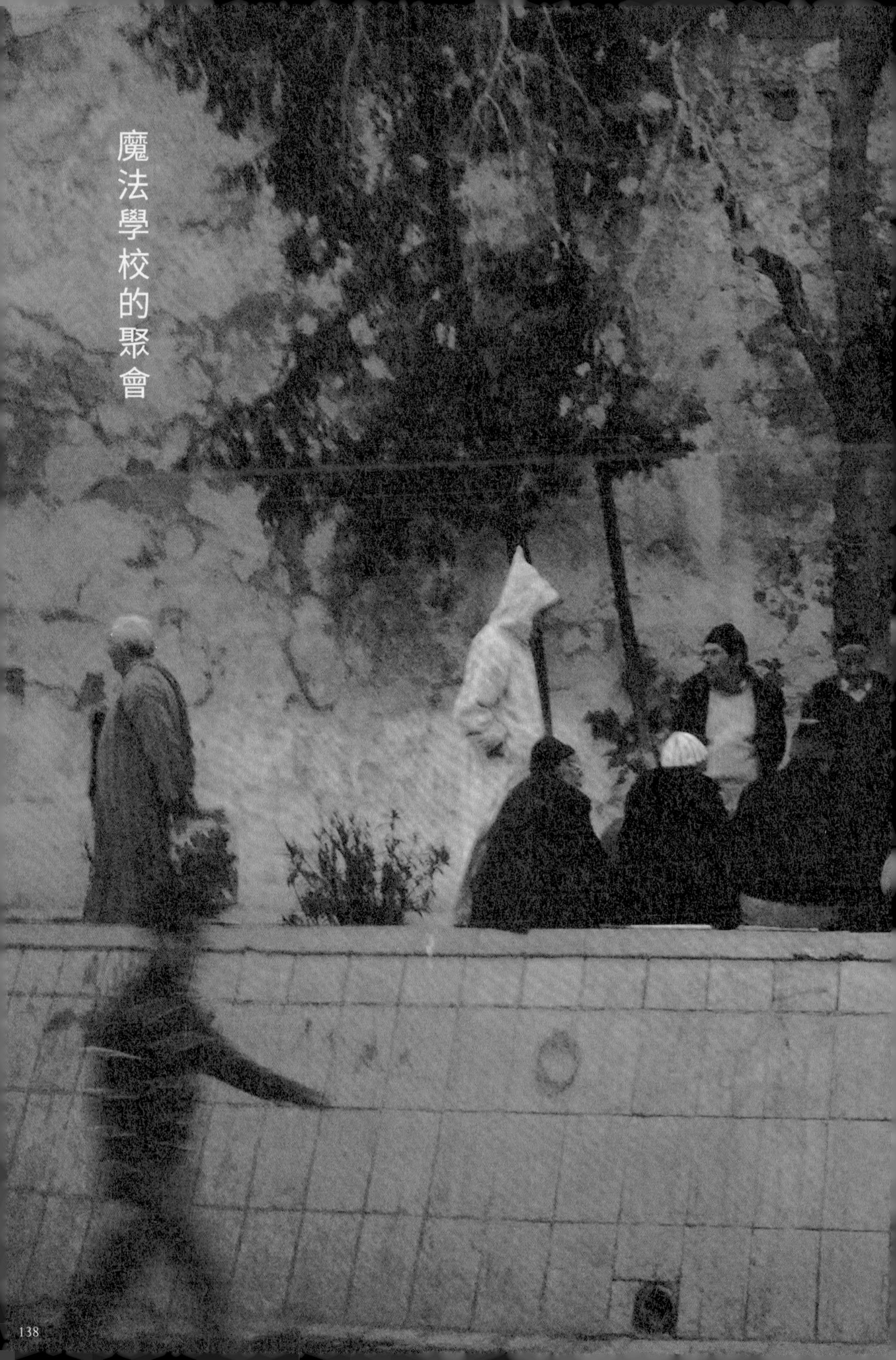

魔法學校的聚會

在摩洛哥，城市建築風格現在與過去並行，顏色多變、絢麗多彩，有種魔幻的色彩，彷彿魔法學校才會出現的老者，穿著傳統服飾拉巴（ Jellaba ），卻現身現代的生活場景。傳統、現代，傳統、現代，像夢境不連續的片段交織，產生時空與視覺的錯亂感，卻給我平靜的片刻。突然，市場裡傳出高聲驚叫，身旁衝過帶著血漬的男孩，身後幾個少年持刀追逐，頓時，一切失去平衡。

這就是旅行，既是計畫之內，也都在計畫之外。美好的氣氛，隨時會爆發的令人意外的情節，不斷挑戰著旅行者的心智。

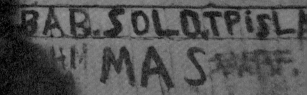

匠人工藝學校

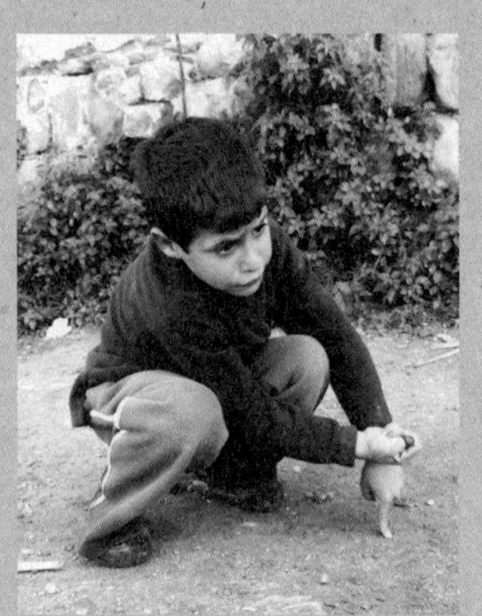

摩洛哥北部的德士安(Tetouan),象徵地中海文化遺產,當地古城內有一所源自八世紀的工藝學校,由政府和職業工藝師合作,提供家庭貧困或是無法就學的兒童、青少年學習一技之長。走在校園中,耳邊不斷傳來製作藝品的敲擊聲;有些孩子帶著稚弱臉龐,表情茫然,向空氣發呆,卻流露一種世故成熟的憂愁,令人好奇背後的故事。其他已習慣訪客的孩子們,驕傲的展示自己的手藝和精湛作品,純潔的眼神閃閃發光。

面對兩種不同的眼光,讓我反問自己,是繼續耽溺於負面心境?或像這些孩子,選擇以不同的心態去面對,將熱情綻放於指間之中。

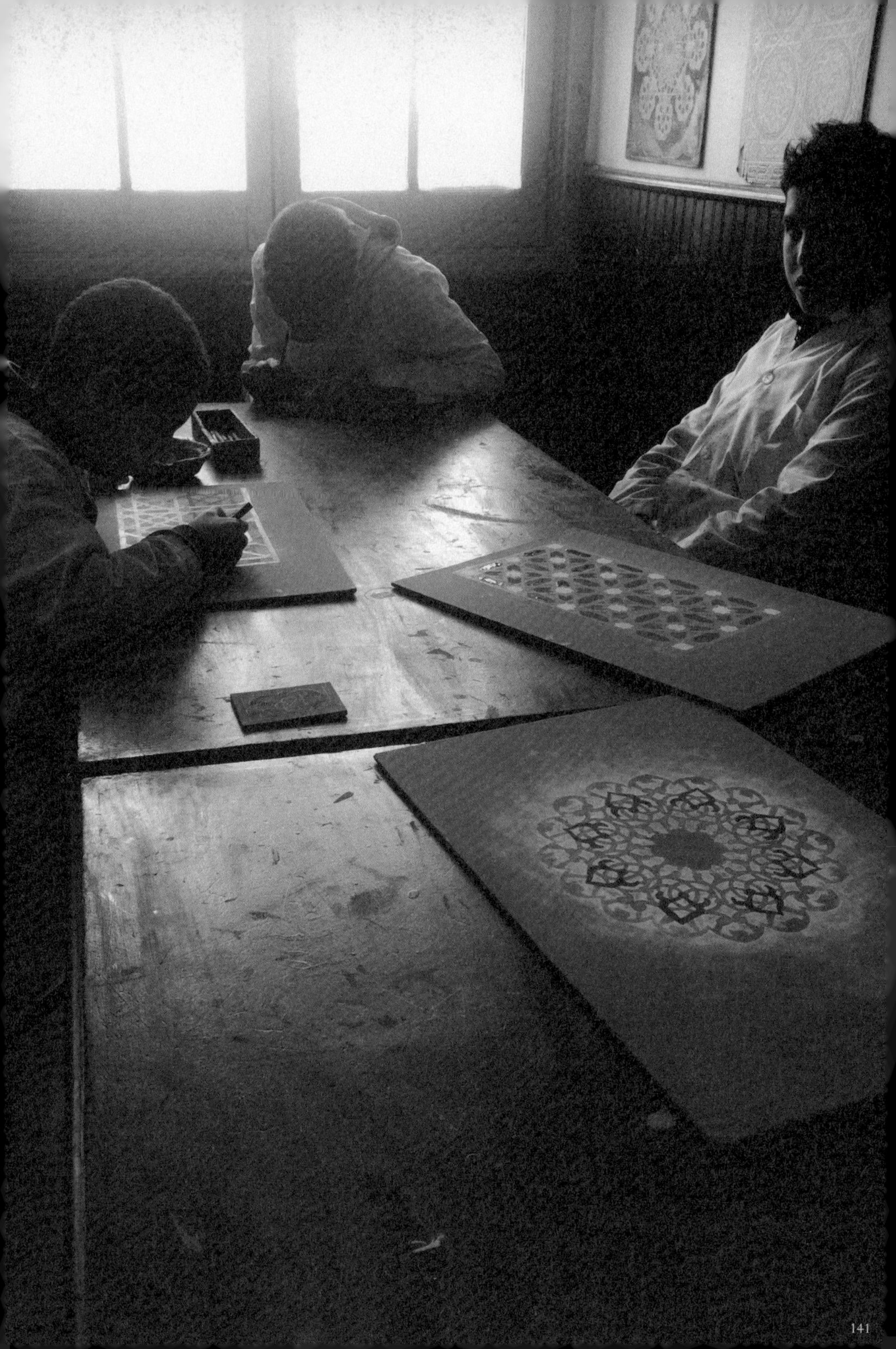

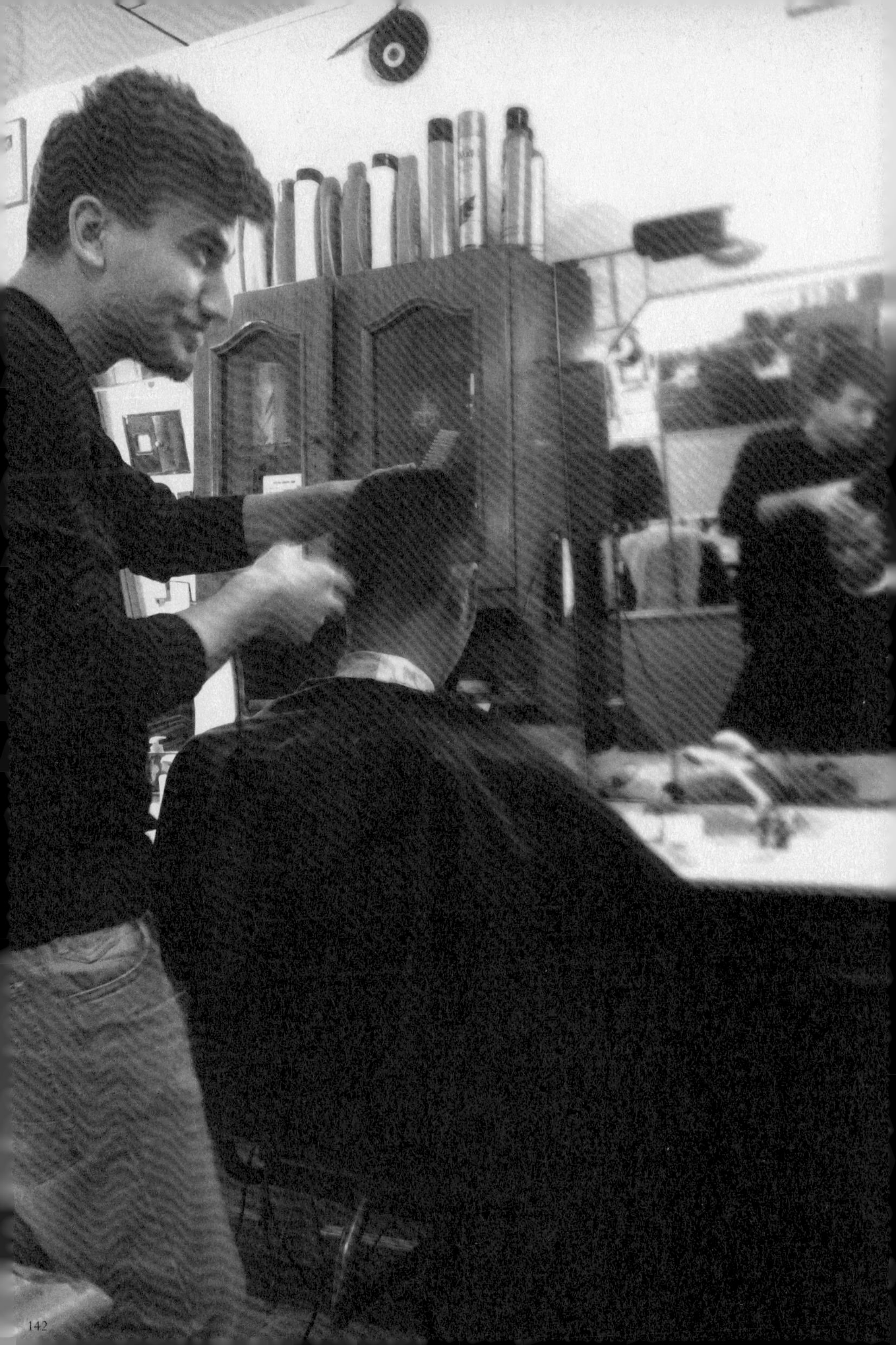

理髮院的歐亞非田野調查

摩洛哥－用鼻孔展示自傲的老專業

店面狹小，都是無所事事的老人，無所謂的等待著。剪髮師傅也是一位老人，連背都挺不直，我憂心忡忡的一再拿出自己的照片，跟他確認希望的髮型，只見他看了一眼，鼻孔呼氣、不耐煩的揮揮手，要我別廢話。他自顧自的動手，老師傅顯得樸實，一把剃頭刀用到底。過不了多久，他再度用鼻孔比比鏡子，要我確認髮型，實在讓我大呼意外，剪得非常好，細節也不馬虎。當我也開心的道謝，老師傅才露出笑容，與我握手道別。

西班牙－隨興懶散的家庭理髮

西班牙的消費相對較高，我花了好一陣功夫才在郊區找到比較便宜的家庭理髮店。是其他國家移民所開設的店面，我只能靠著照片跟他溝通我需要的髮型，也不知道他了不了解，便漫不經心的剪了起來。一邊和等待的客人聊天，一邊看著電視新聞，一雙眼睛似乎很少把注意力留在我的頭髮上。心想，完蛋了。

沒想到，狀似隨便卻也能剪出令人滿意的髮型，甚至我注意到了他在鬢角幫我特別處理的小細節，讓髮型變得帶有一絲的騷包！他一派輕鬆，接受了我的付款與道謝，轉頭回去一邊看電視，繼續漫不經心得接待下一位客人。

土耳其－毛髮再少也能享受華麗技法

不僅整家店用大理石打造，師傅也以極為華麗的手法，不斷快速交叉著剪刀，偶爾噴灑浮誇的水氣修飾線條，雙手忙碌的程度，幾乎讓我自以為有一頭及腰長髮。其實我的髮量並不多，然而炫技的手法，也彷彿觀賞了一齣掌上歌舞秀。

深夜市場的衝浪客

旅行裡，迷路會不斷找上你，無法預知的場景也會不斷找上你。這樣的迷路，卻也讓我一步一步的摸索，摸索出更深刻的輪廓。「沙發衝浪」是旅行的方式之一，透過借宿在地，也許睡沙發、也許有溫暖床，交換各自故事，分享生活的片段，同時也藉著屋主介紹，更深入感受每個地方的樣貌。

說穿了是住在陌生人的家裡，那種信任與不信任之間，就像海浪起起伏伏，你衝浪其中，也許把你推往新鮮經驗的刺激，也許其中潛藏著無法預知的人性與意外。這讓我想起了一幕。摩洛哥一處深夜的市場裡，小孩站在椅凳上模仿衝浪，背後是一盞微弱的燈光。那一點點光亮就像是旅行者與屋主之間的互信，大概也如此微弱，然而又那麼幽微的支持著這份關係吧。

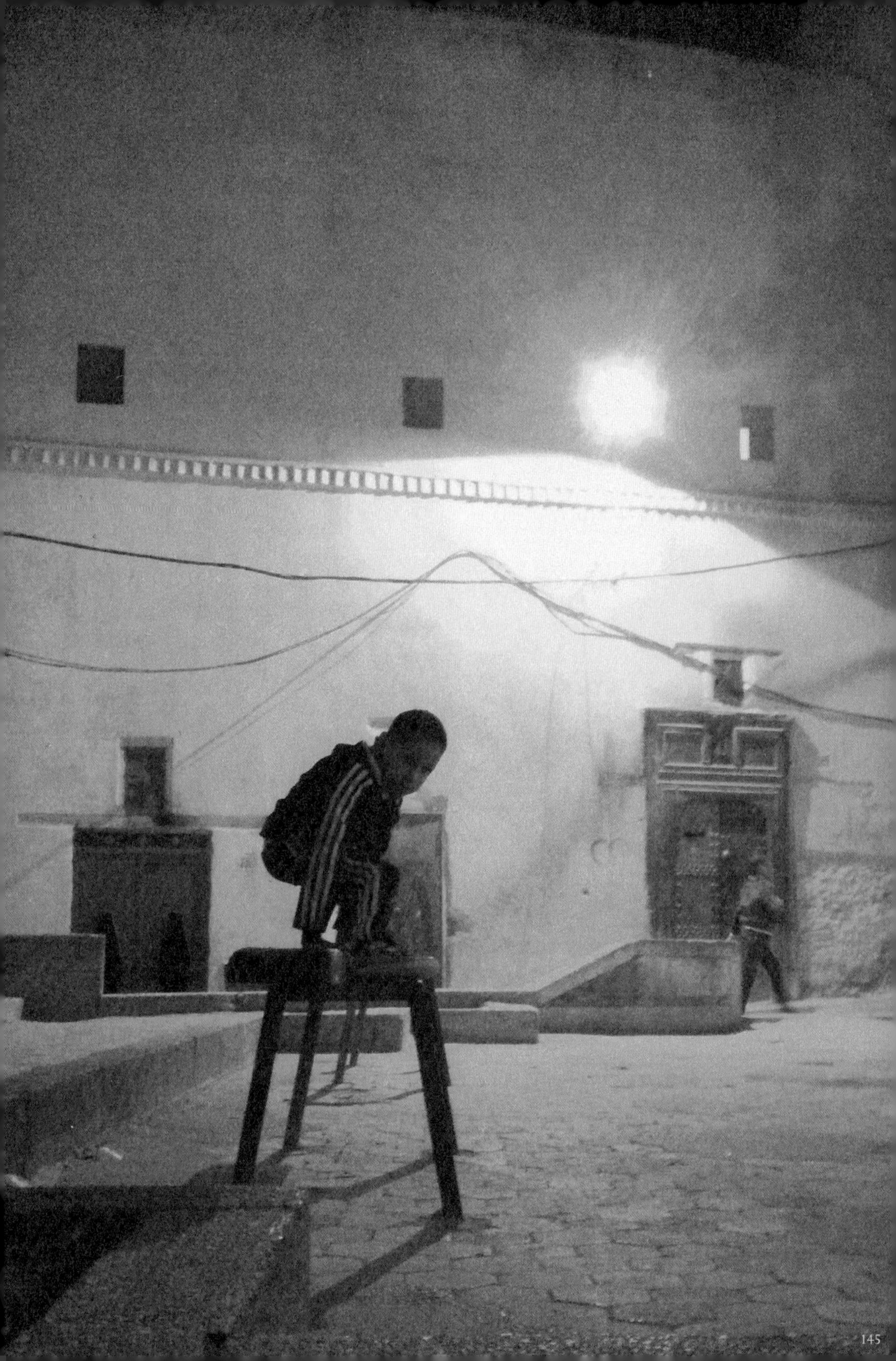

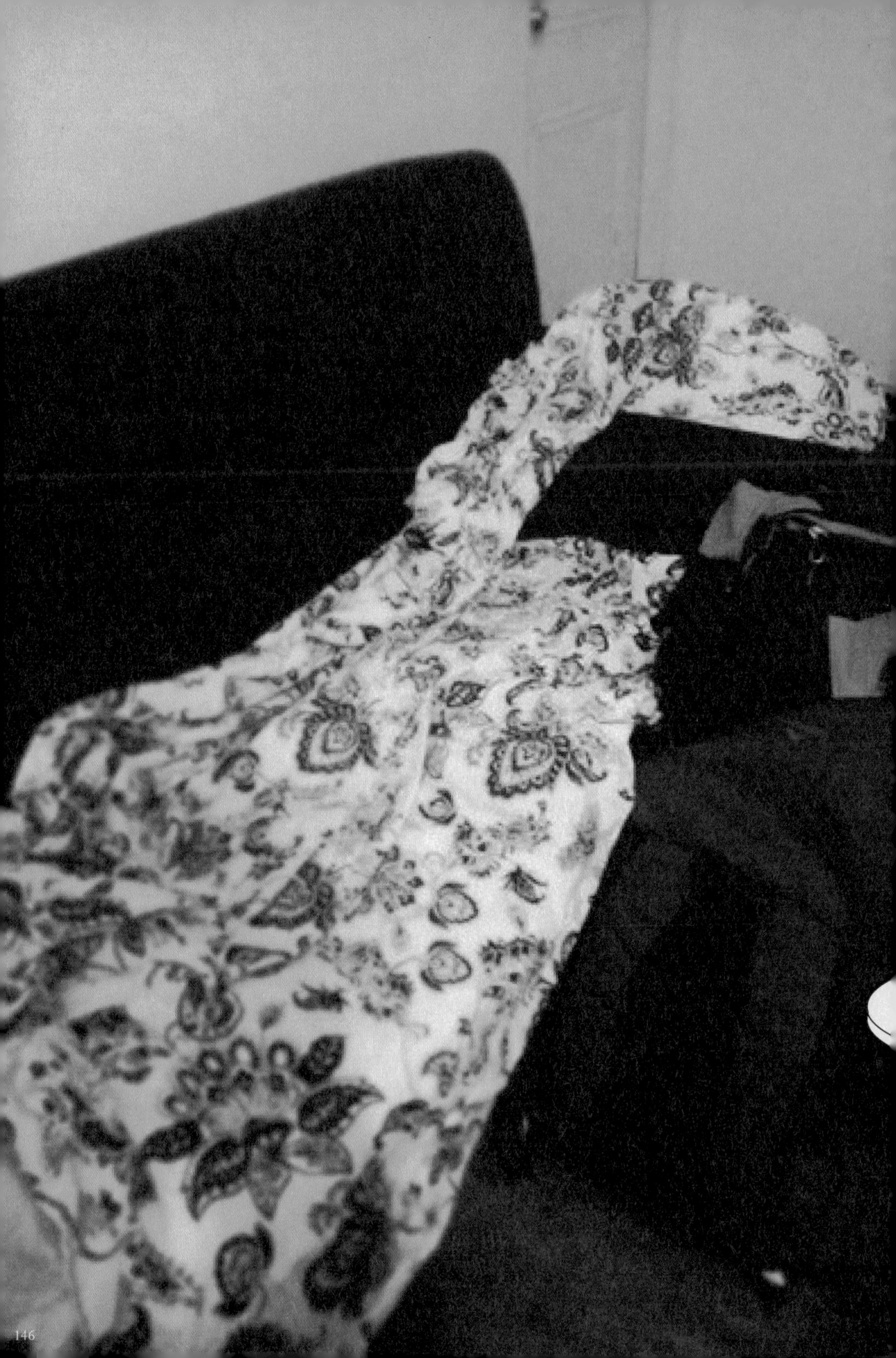

逃生工具⑨ - 沙發衝浪

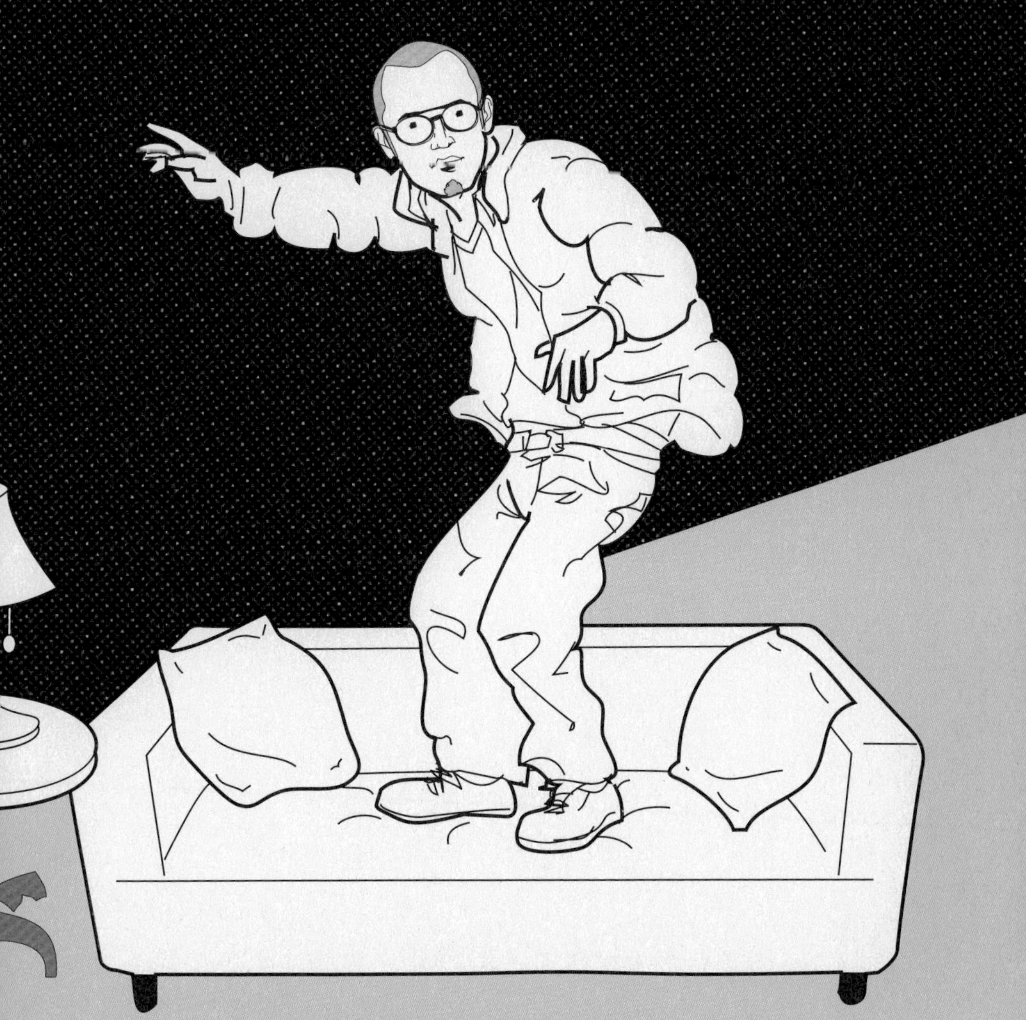

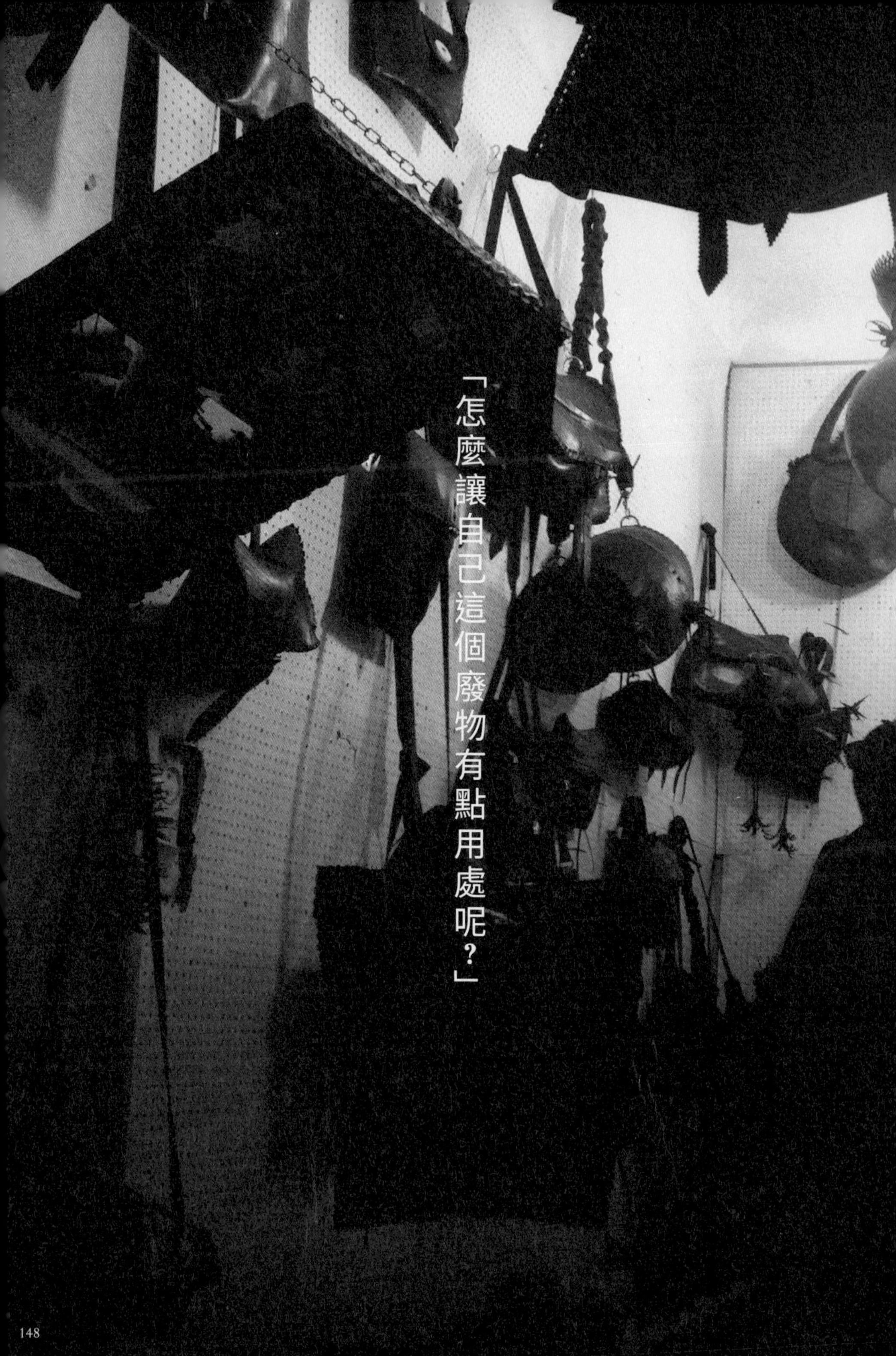

「怎麼讓自己這個廢物有點用處呢？」

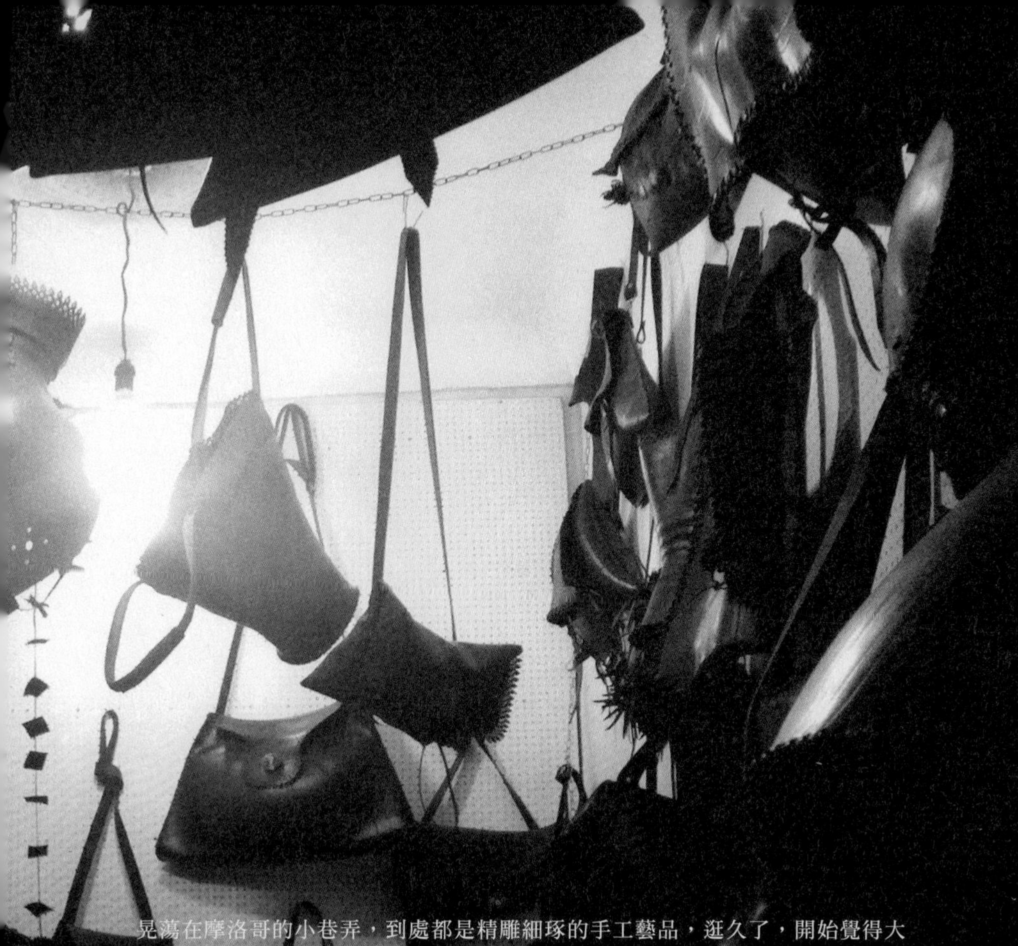

晃蕩在摩洛哥的小巷弄，到處都是精雕細琢的手工藝品，逛久了，開始覺得大同小異，都是專為觀光客喜愛的異國情調。漸失耐心的時候，沒想到在一個傳統市場，發現一間專以廢棄輪胎為素材的皮雕飾品店，大大小小的輪胎，有汽車、機車、腳踏車的，經過店師傅拿著簡單的針與剪刀，重新剪裁切割、縫製，似乎不須任何草稿計畫，一針一線就能把笨重的輪胎轉化成為姿態多變的皮包與配件。

這些原本淪為廢物的輪胎，在兩坪不到的店裡面，到處吊掛蔓延，就像植物有機恣意的姿態，延伸進每個角落。這趟旅行，也見過許多不同風格的巧思與設計，然而，卻被這樣帶著樸拙氣質的作品深深打動，不僅被師傅的美學所打動，也被這種讓廢物重生的力量所觸動。多一點想法，就能讓廢棄的東西，創造出不同的價值。回過頭，我想到了自己，我要怎麼讓自己這個“廢物”有點用處呢？

2014 年 03 月 05 日

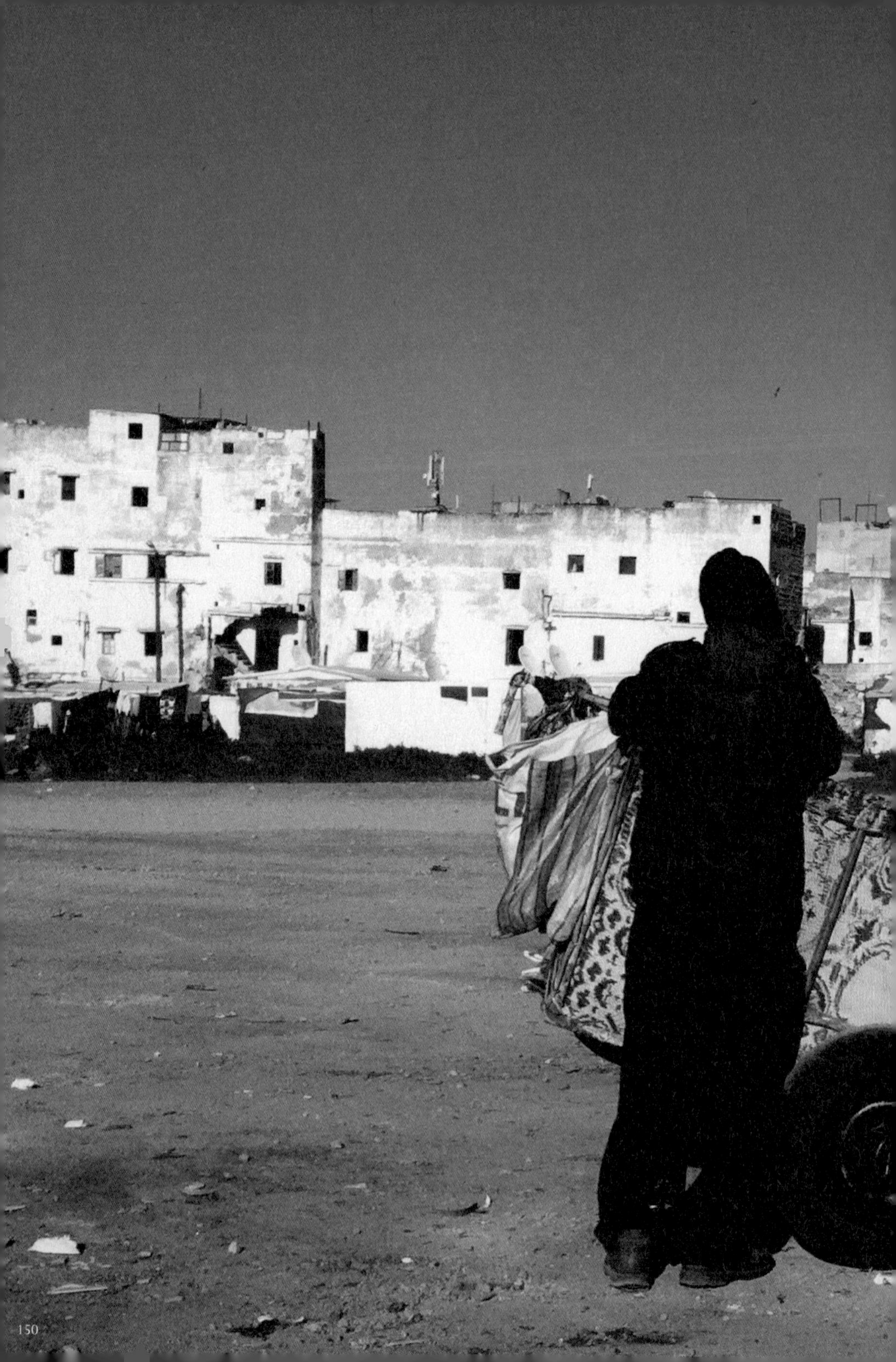

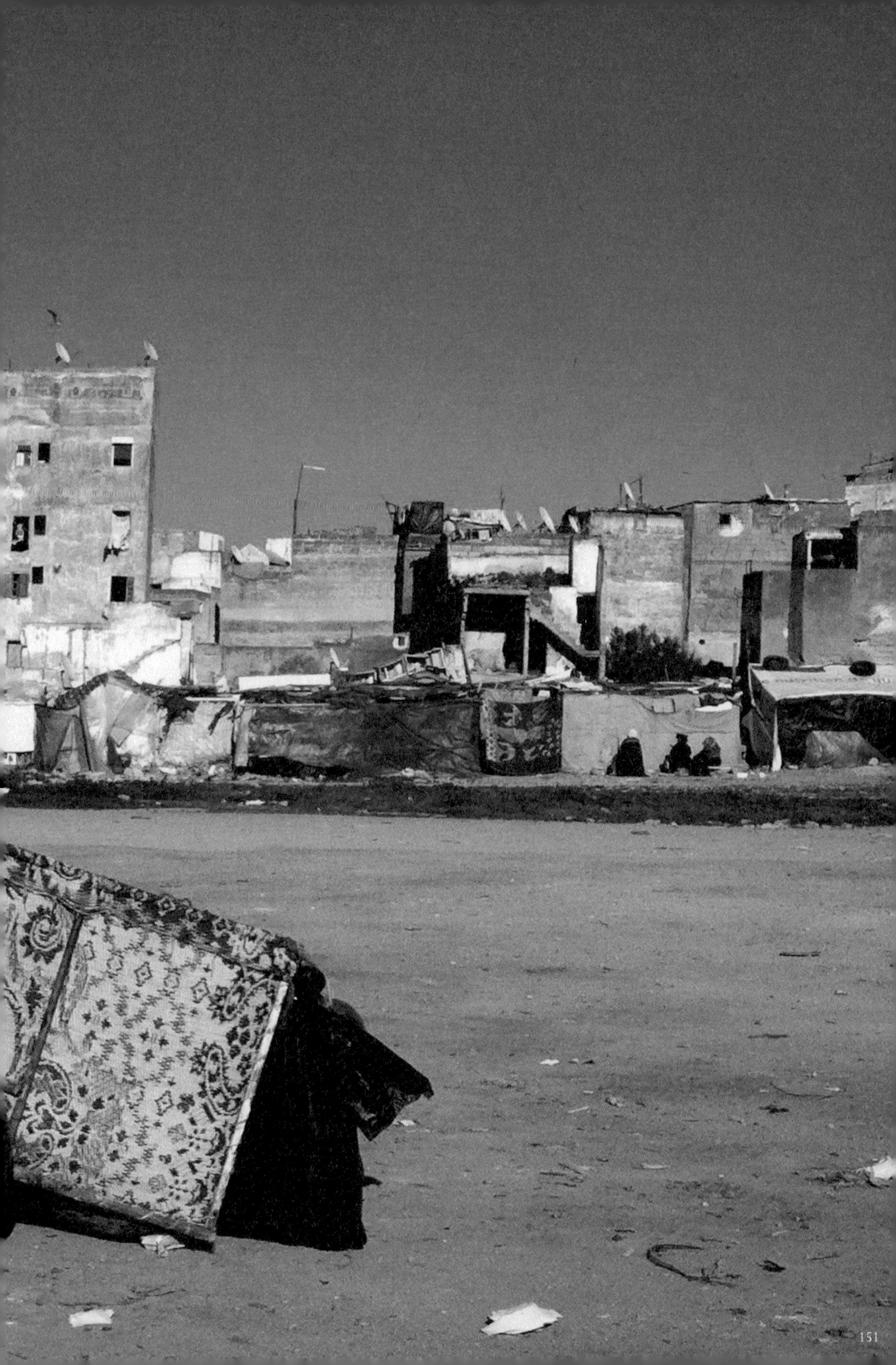

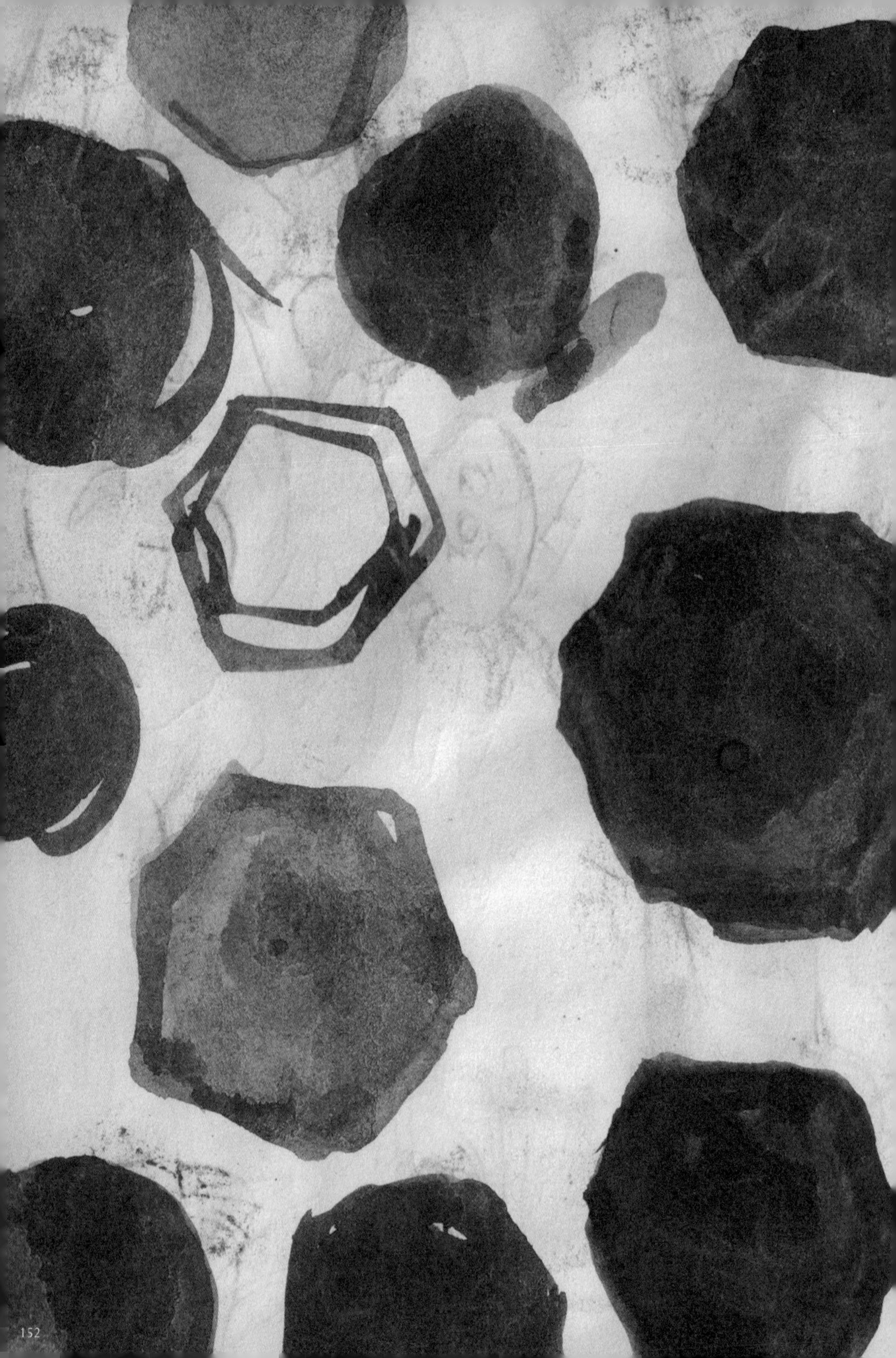

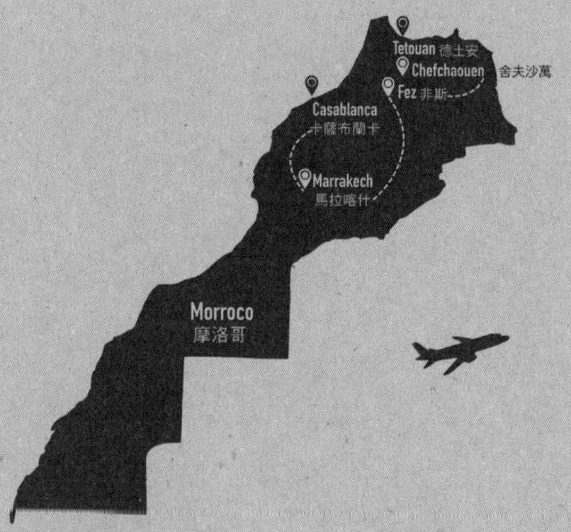

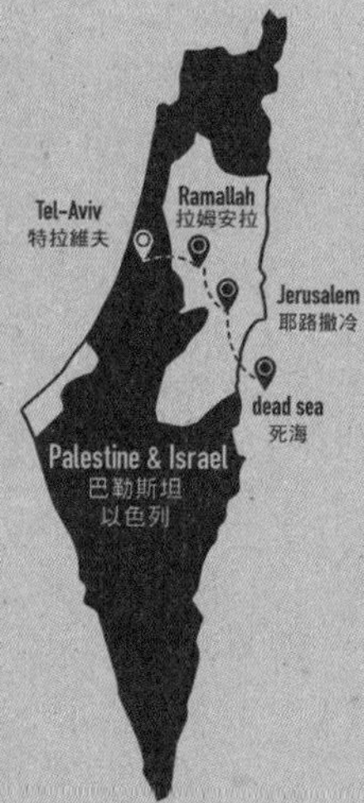
Tel-Aviv
特拉維夫
Ramallah
拉姆安拉
Jerusalem
耶路撒冷
dead sea
死海
Palestine & Israel
巴勒斯坦
以色列

Disappearing Palestine
消失的巴勒斯坦國土

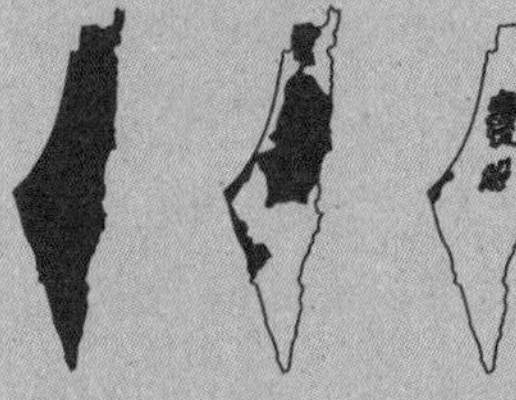

1917 —— 1947 —— Present

3.6 M

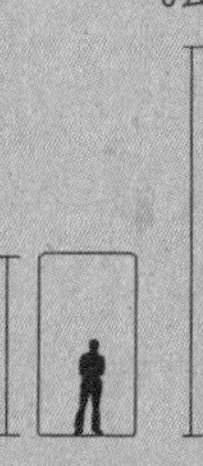

Berlin wall
柏林圍牆

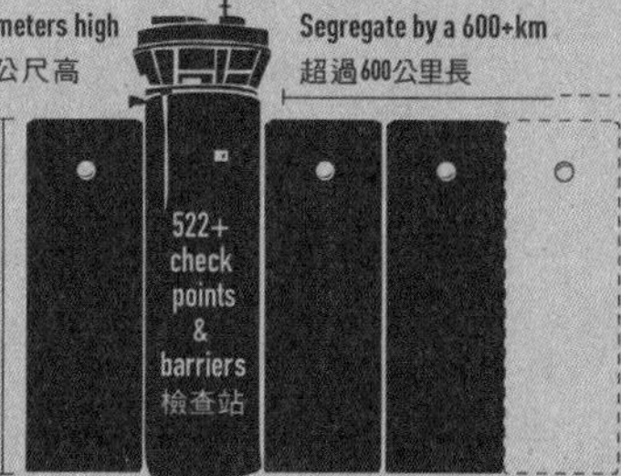
8 meters high
8公尺高
Segregate by a 600+km
超過600公里長
522+
check
points
&
barriers
檢查站

West Bank barrier
西岸隔離牆

2013

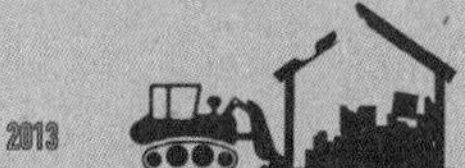

15000 Palestinian homes destroyed
15000個巴勒斯坦家庭被摧毀

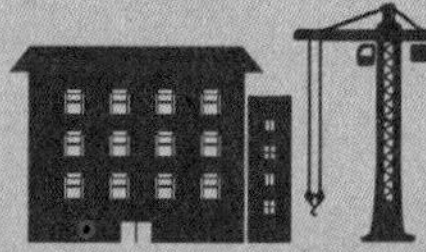

53000 Israelisettler homes built
53000個以色列屯墾移居

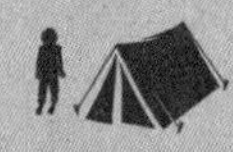

4800 refugees
awaiting solution
4800個難民等待安置

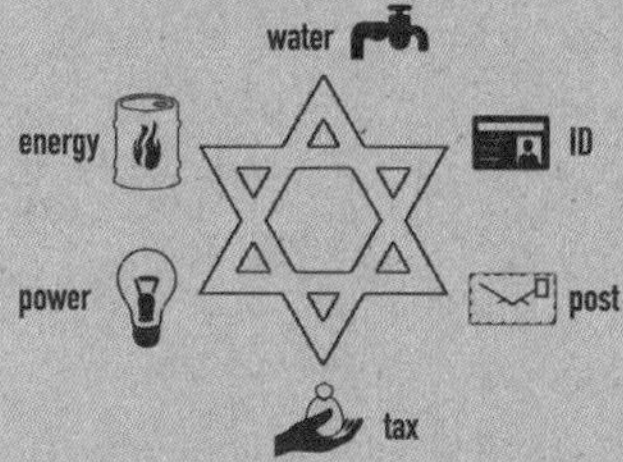

以色列控制巴勒斯坦民生

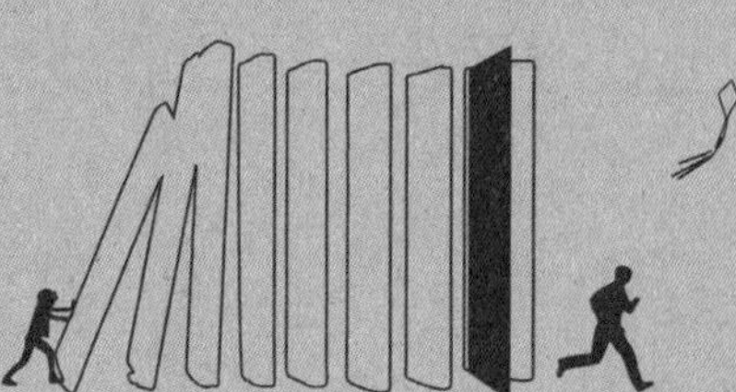

data source by BTselem, FMEP, Guardan, ICAHD, Israeli CBS, OCHA, Palestinian CBS, Peace Now, Shir Hever and UNRWA (2013)

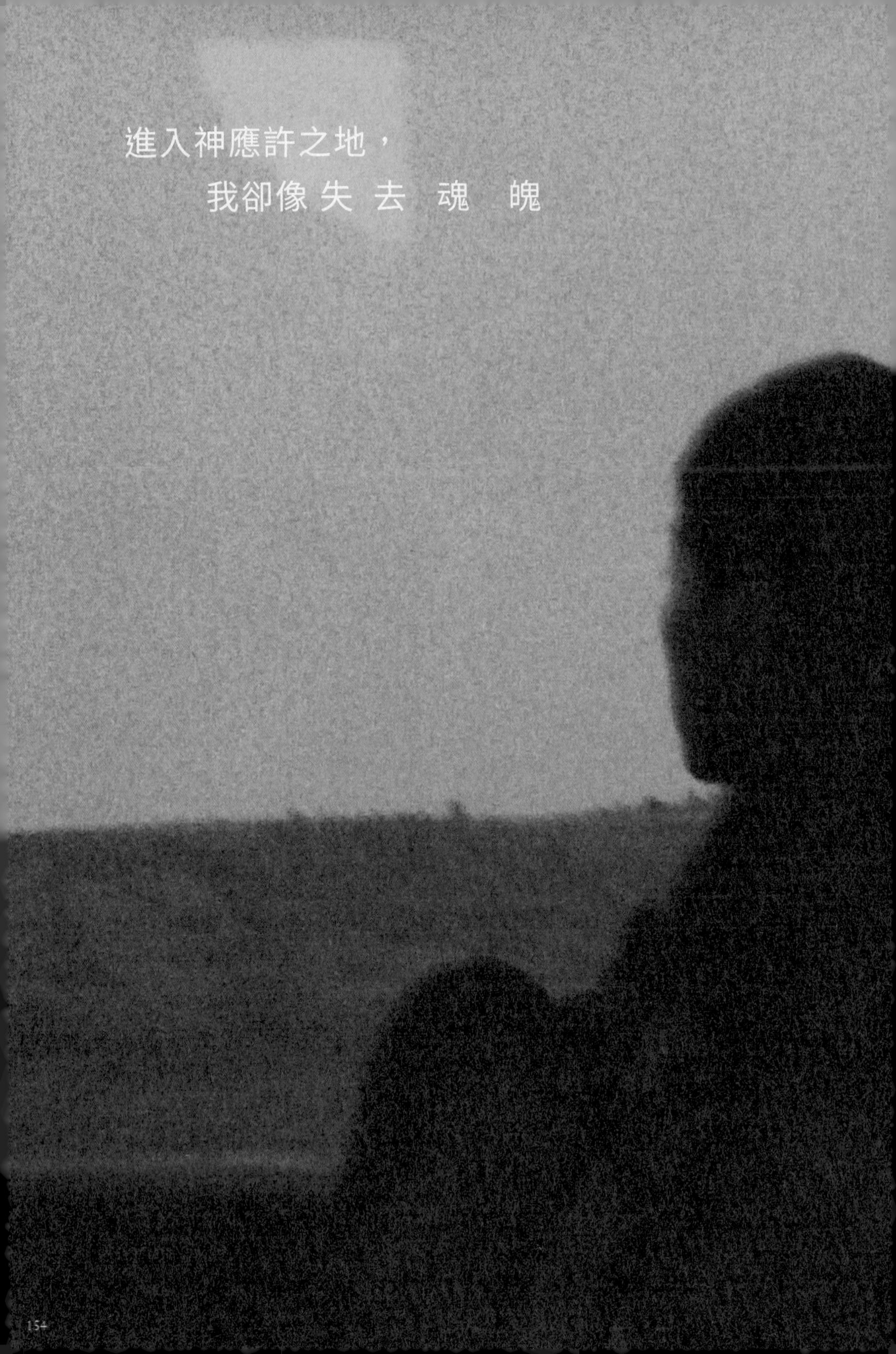

進入神應許之地，

我卻像失 去 魂 魄

旅行來到以色列，聖經上所說的神應許之地，剩下的旅費越來越少，現實的壓力始終像骨刺一樣隱隱地逼迫我做些抉擇，下一步究竟該往哪裡去？商業上的嘗試探索，創作上的重新摸索，兩個互相拉扯，卻又沒有具體的可行方向，我就像失去了魂魄，對一切沒有感覺。對未來的焦慮、對種種問題的擔憂，忽然洶湧襲來，只好再次逃避一切與外在接觸的機會。

以色列，我原本對它的想像是新創、科技、充滿機會的國度啊。可是現在，我卻封閉住對外的往來，躲入筆記本與手機的世界，面對眼前的種種分岔路，卻無法分辨自己到底要甚麼，是對現實的妥協？是理想的追求？歸向自己內心的熱情所在？我的喜好呢？全都在飄，全都沒有重量，一顆心像被掏空了。迷惘，似乎比旅行之前更為強烈，失去重心感，不知走向何方。

2014 年 05 月 06 日

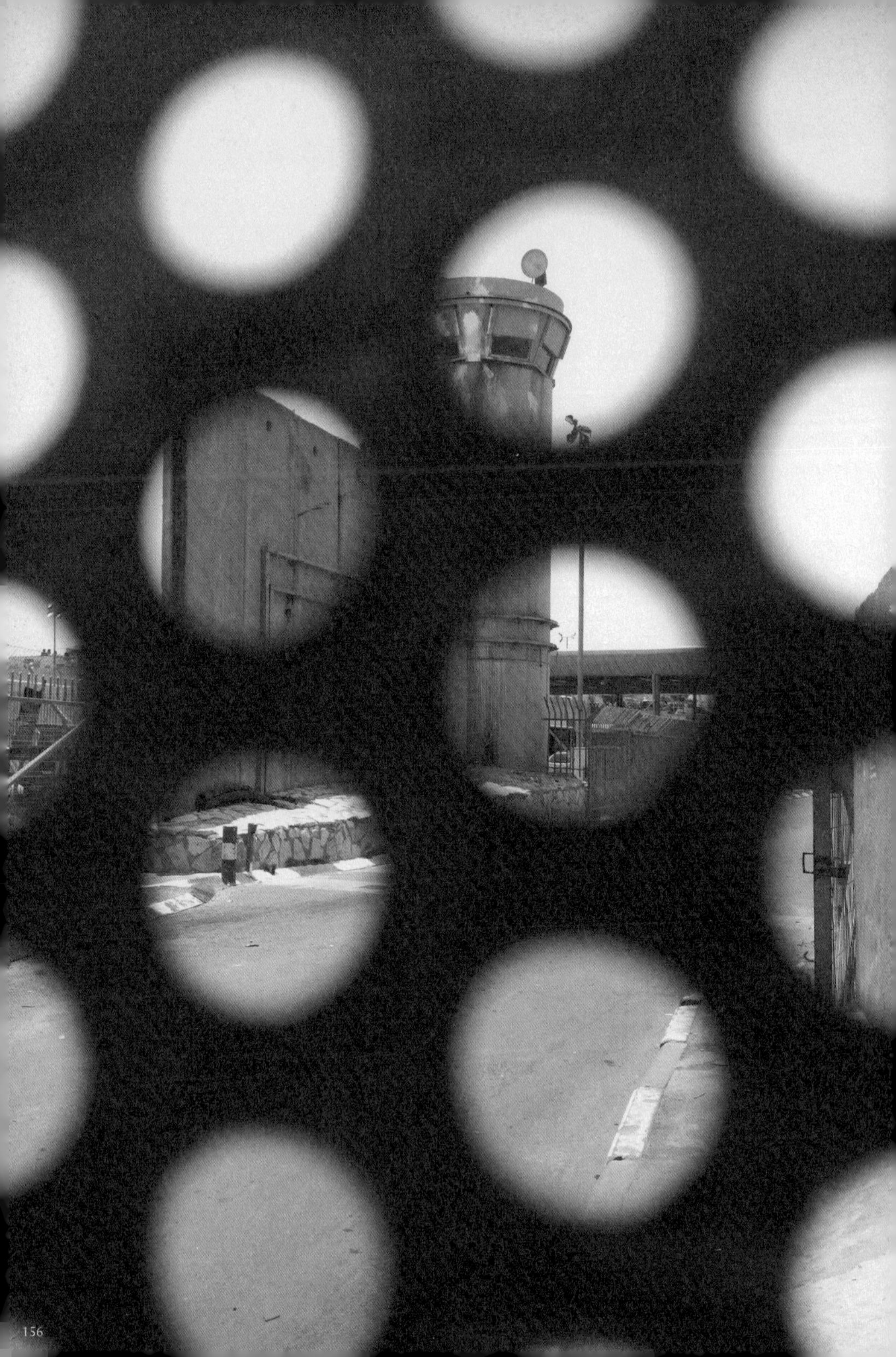

水泥淹沒的國土

隔離牆

以色列以新創科技舉世聞名，曾是我列為商業考察的重點國家，然而，卻從入境海關開始，隨著認識越多，越產生厭惡感。後來，為了減少開銷，我動身前往物價相對便宜的巴勒斯坦，落腳首都 - 拉馬拉（Ramallah）。巴勒斯坦與以色列，邊界僅僅隔一道水泥高牆，然而這幾步之遙，卻彷彿千里之遠。從以色列搭乘交通車出發，到達位於耶路撒冷的邊境，乘客必須再換上巴勒斯坦的交通車，然而等待換車之際，大家只能在五十公尺長的圍籬兩側空等，不能隨意亂走，四處都有以色列軍人嚴格監控，待他們審核完成。當時因為不了解規定，而被以色列軍人用槍指著，命令回到大巴士上等待。僅僅只是隨意漫步，就遭遇生平第一次被槍指著，至今餘悸猶存。

到達巴勒斯坦，我寄宿在一名電信工程師的家裡，過去他已接待世界各地超過百位背包客。我向他分享，在進入巴勒斯坦之前，以色列的人們用非常驚恐的口氣，要我小心，因為”那邊非常危險”。工程師以一種受冒犯的表情看著我，這時，我驚覺似乎說錯了什麼？是不是因為自己的無知而不小心傷害到對方。

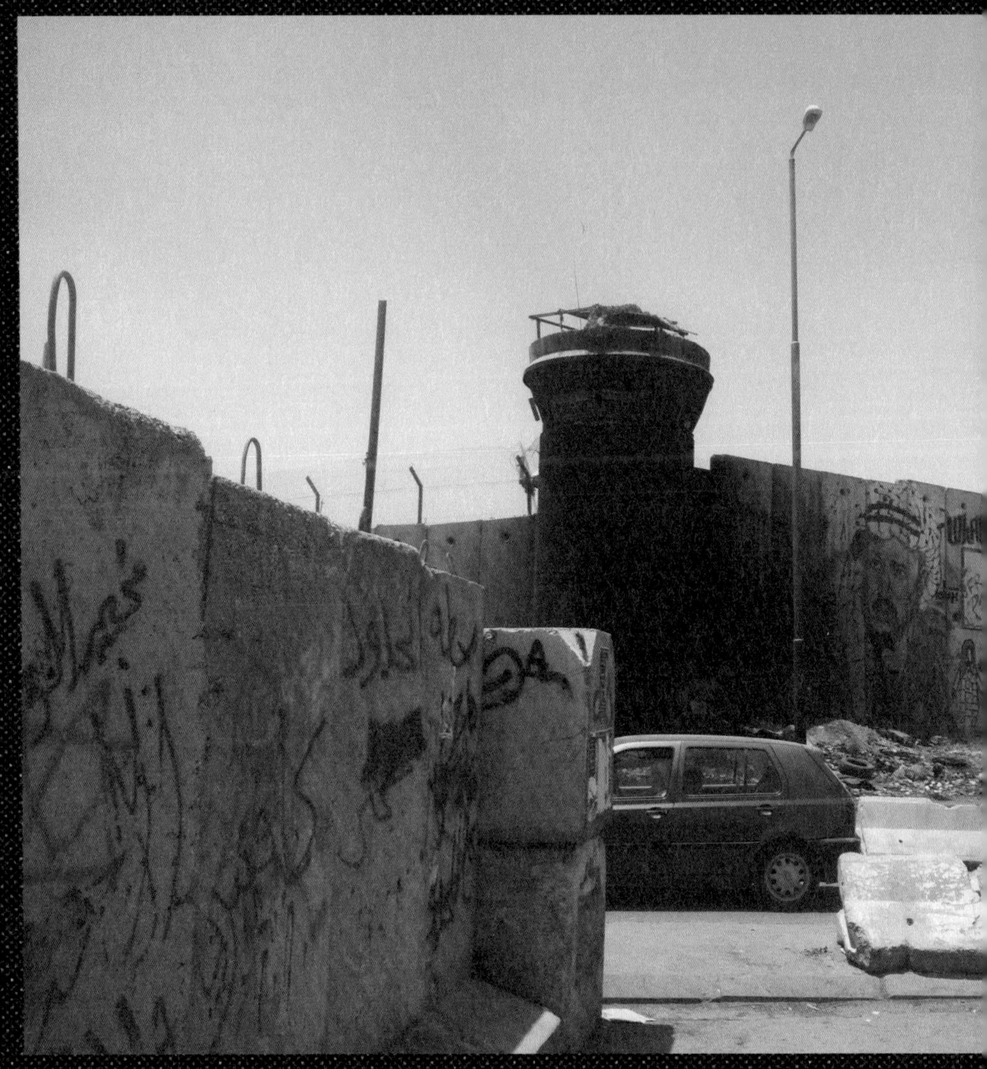

我開始搜尋這兩個國家的恩恩怨怨。沒想到，巴勒斯坦這個西方主流媒體口中充滿恐怖分子與戰亂紛爭的國家，過去幾十年，被以色列以屯墾為名進佔邊界，一步一步系統性的流失國界，許多居民被迫離開家園，幾十萬人顛沛流離。猶太人曾經歷納粹迫害屠殺，如今依靠美國的協助，還有國際社會的漠視及偏頗的媒體立場，以聖經裡神的應許之地為藉口，竟成為巴勒斯坦的加害者。

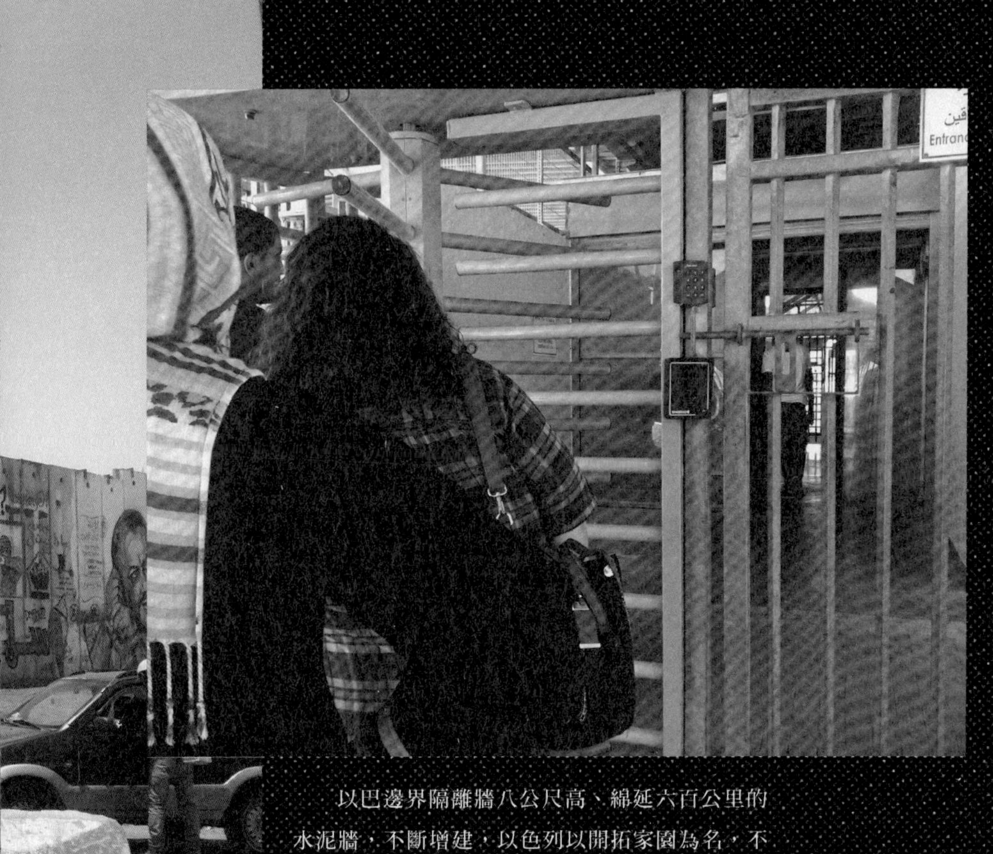

以巴邊界隔離牆八公尺高、綿延六百公里的水泥牆，不斷增建，以色列以開拓家園為名，不斷進佔巴勒斯坦於以巴協定的領土。牆邊是嚴密控管的檢查哨，哨內有配備先進武器的以色列軍人。他們坐在冰冷的層層鐵窗之後，鐵窗的另一頭則是列隊等待核驗的巴國民眾。巴勒斯坦人為了生活來往於不同的城市，必需面對以色列軍人隨機的盤查；漫長的檢查程序，即便是病患也不能免去如此對待。無力的現實和醜陋的人性，不只出現在台灣，如今到了相隔千萬里的以巴邊界，再度重現，而且那感覺更巨大而沉重。高牆在側，讓人感同身受，那比我更龐大的情緒也同時使人抽離自身，重新檢視、面對過去的傷痛。

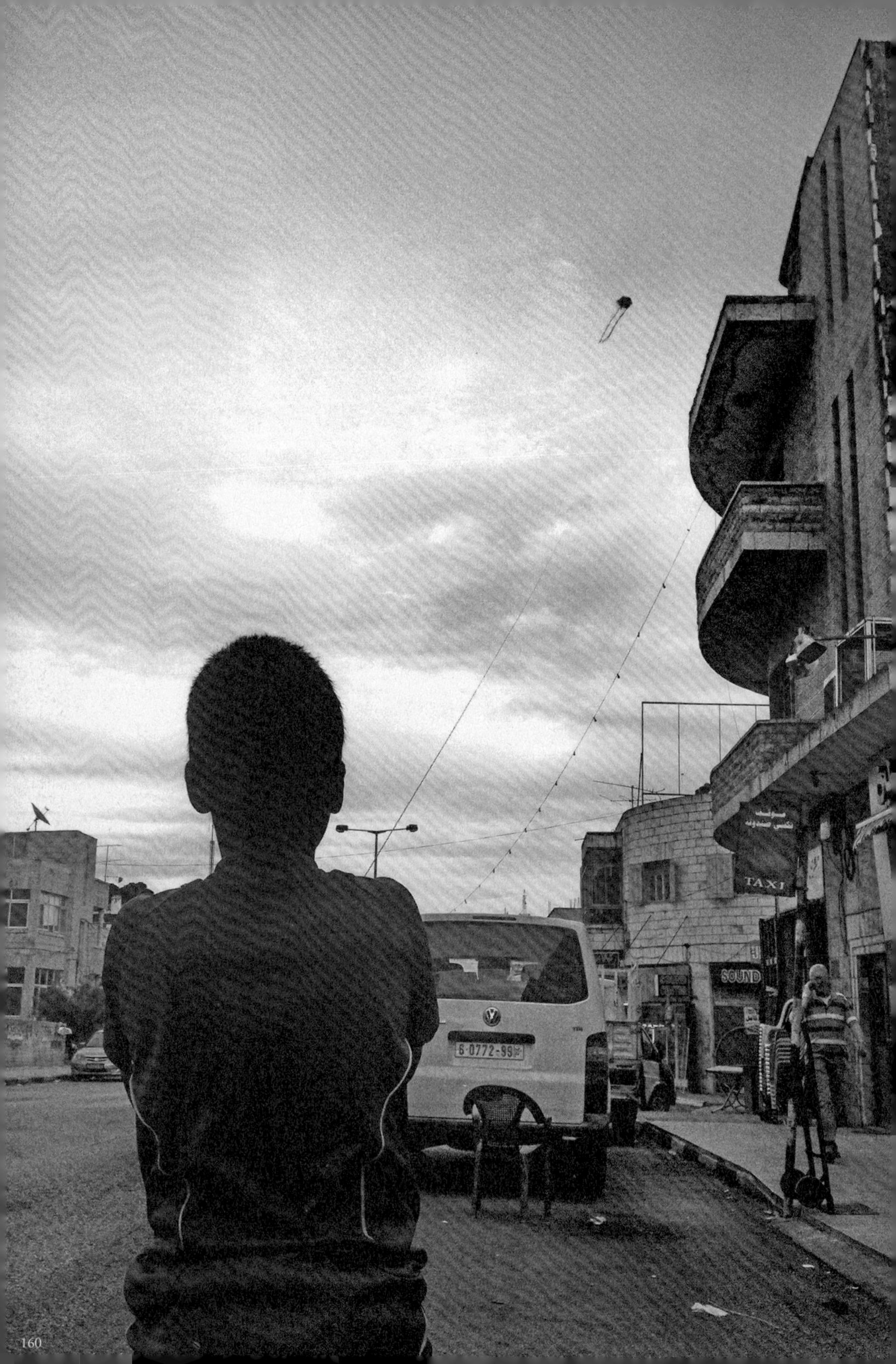
TAXI
SOUND

乘風而上的箏線

在巴勒斯坦，每聽一則有關以色列的事，就進一步失去原本對它的美好想像。不論身處何處，也不論從旅行者或當地人的口中，這些真實的苦難都一點一滴的流傳著。

曾在巴勒斯坦的交通車上，聽一名外文系女大學生，訴說以色列的白色恐怖計畫。她的口吻平靜，然而我卻感受到那平靜下壓抑著的情緒。以國用金錢收買人性，利誘官員與百姓成為密告者，讓許多巴勒斯坦人害怕而沉默噤聲，甚至開始懷疑起流著同樣血脈的親人，人人草木皆兵。

現實是沉重的，女孩依然使勁掙扎，努力學習更多語言，為的是有機會離開這個環境，但離開不是為了逃離，是一旦走出巴勒斯坦，才能把這些苦難讓外面世界知道，進一步接受更好的教育，讓自己變得更有力量；離開，是為了新生，回來改善家鄉國家的環境。

巴勒斯坦被遮蔽的天空下，人們在種種控制及壓迫的夾縫中生存。看見她青澀的臉龐，堅定成熟的訴說著，讓我再次感到羞恥，相較之下自己所面對的何其微小，內心何其軟弱，就像早前遇到的敘利亞難民，同樣面對著國家、區域巨大沉重的高牆、大海，他們都選擇對未來堅定的信念，把負面的力量視作邁向明天的磨練。

我想起旅途中曾拍下一名孩童手中的箏線，它彷彿象徵性的讓我知道，面對綿延百里的圍牆，只要乘著信念乘著風，就能飛離這重重限制的環境，牽引前方的路。

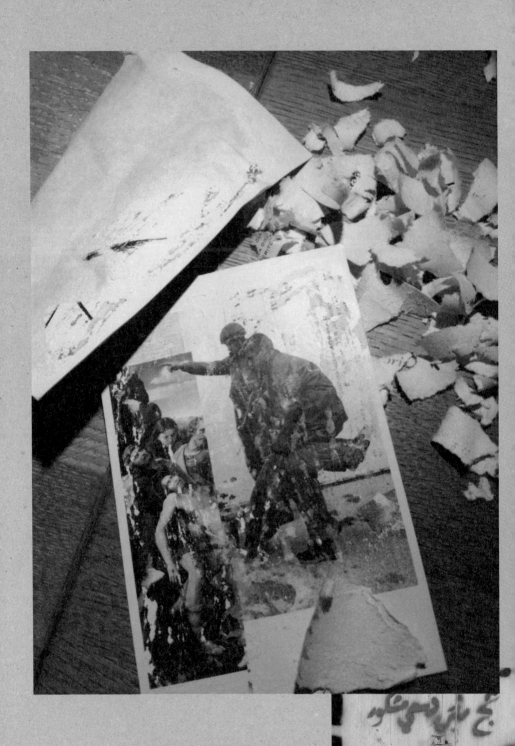

「幫助一張明信片逃出高牆」

住在巴勒斯坦一段時間，除了同感以色列的敵意，也發現這世上仍有許多援手，包括聯合國與不同國家的 NGO、個人志工，藉著教育或社群的建立，用各種方式維持巴勒斯坦人基本的生活條件與人權。當時寄宿的當地人家中，室友之中有一位丹麥來的學生，他在出國前就已經知道巴勒斯坦的處境，不僅因而學習阿拉伯語，還申請到巴勒斯坦上課，平常也利用網路繼續丹麥的大學課程，其他時間則跟當地人交朋友，有了這些深入的互動，才能真正了解當地人的處境，同時也邀請丹麥的朋友與同學，一起來巴勒斯坦生活，把許多人都不知道的封閉真相，告訴這個世界。

耶路撒冷的阿拉伯區也有 NGO 所開設的社區書店，平時開辦不同的講座，讓社區之間相互交流，他們也販賣許多控訴以色列種種惡行的書籍，不僅有英文翻譯，還有阿拉伯文，這是在其他區域不可能看到的，可說是當地的「禁書」書店。還有為了幫助巴勒斯坦人的設計商品，例如著名塗鴉藝術家 Banksy 的作品明信片，

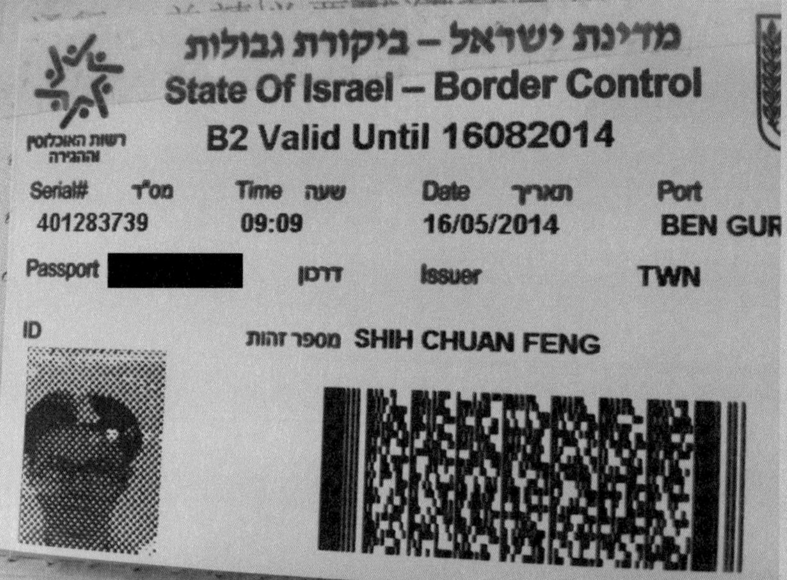

（以色列因為與中東地區周邊阿拉伯國家處於敵對狀態，所以外國旅客的入境章改為用貼的，這樣離開的人可以選擇撕掉，以免無法入境這些國家。）

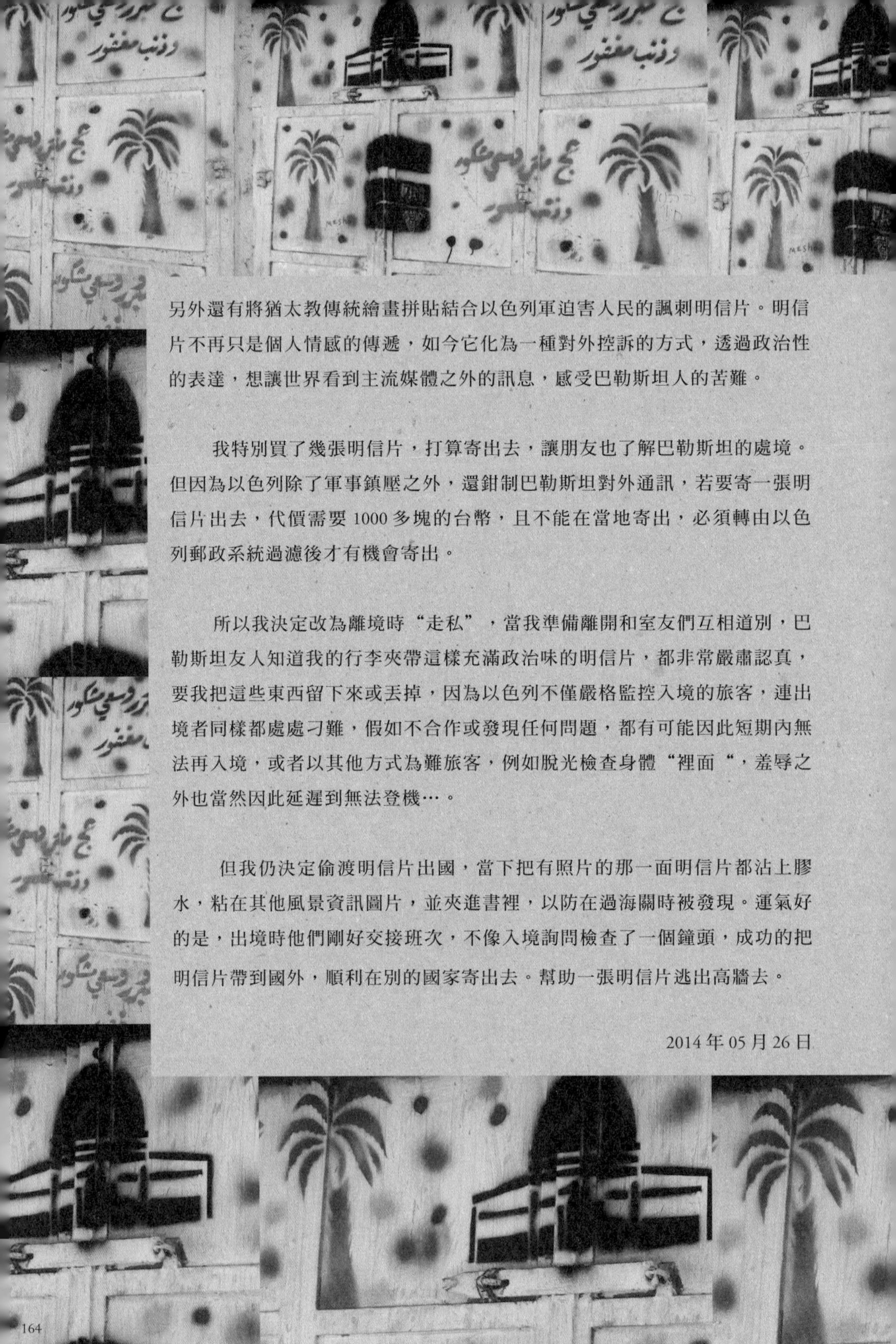

另外還有將猶太教傳統繪畫拼貼結合以色列軍迫害人民的諷刺明信片。明信片不再只是個人情感的傳遞，如今它化為一種對外控訴的方式，透過政治性的表達，想讓世界看到主流媒體之外的訊息，感受巴勒斯坦人的苦難。

我特別買了幾張明信片，打算寄出去，讓朋友也了解巴勒斯坦的處境。但因為以色列除了軍事鎮壓之外，還鉗制巴勒斯坦對外通訊，若要寄一張明信片出去，代價需要 1000 多塊的台幣，且不能在當地寄出，必須轉由以色列郵政系統過濾後才有機會寄出。

所以我決定改為離境時“走私”，當我準備離開和室友們互相道別，巴勒斯坦友人知道我的行李夾帶這樣充滿政治味的明信片，都非常嚴肅認真，要我把這些東西留下來或丟掉，因為以色列不僅嚴格監控入境的旅客，連出境者同樣都處處刁難，假如不合作或發現任何問題，都有可能因此短期內無法再入境，或者以其他方式為難旅客，例如脫光檢查身體“裡面“，羞辱之外也當然因此延遲到無法登機…。

但我仍決定偷渡明信片出國，當下把有照片的那一面明信片都沾上膠水，粘在其他風景資訊圖片，並夾進書裡，以防在過海關時被發現。運氣好的是，出境時他們剛好交接班次，不像入境詢問檢查了一個鐘頭，成功的把明信片帶到國外，順利在別的國家寄出去。幫助一張明信片逃出高牆去。

2014 年 05 月 26 日

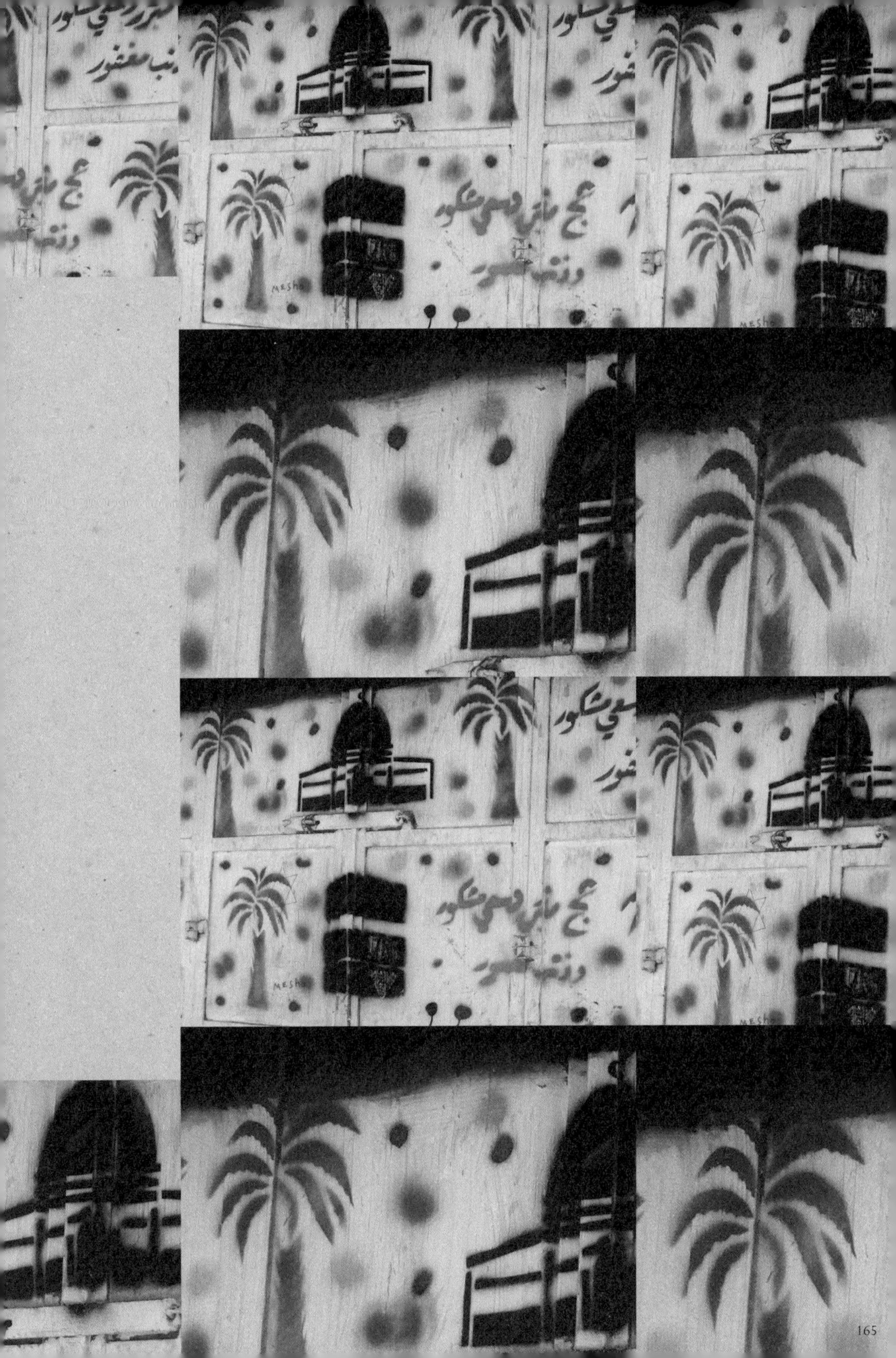

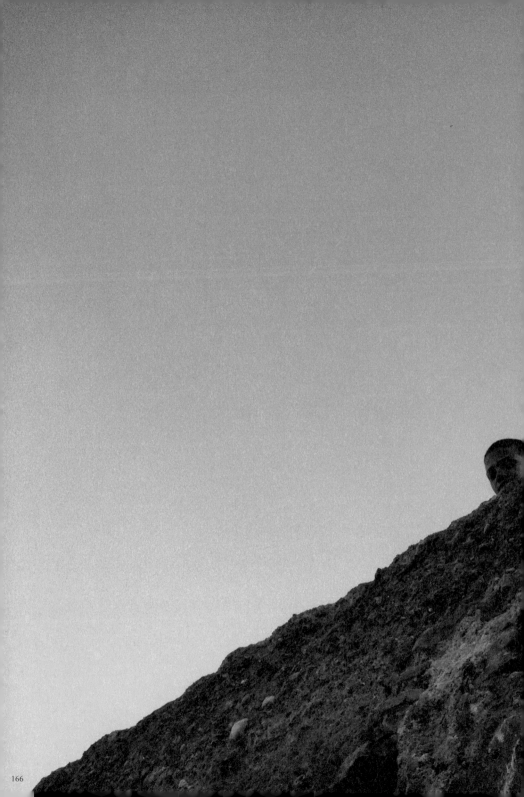

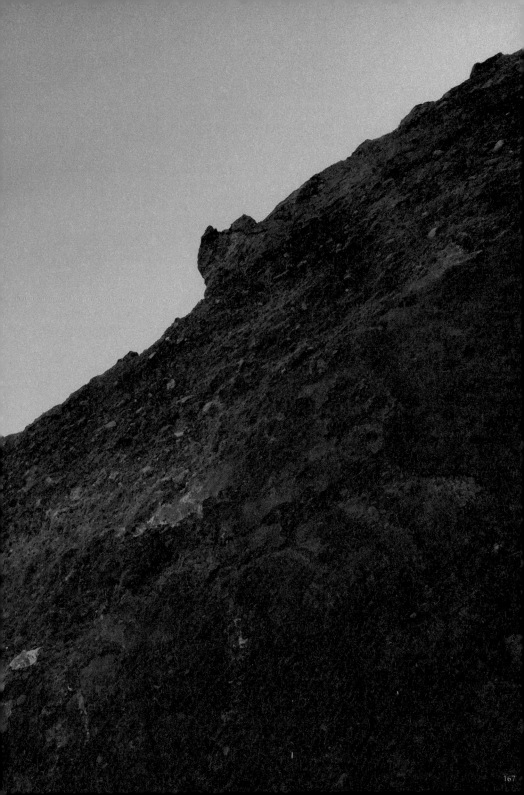

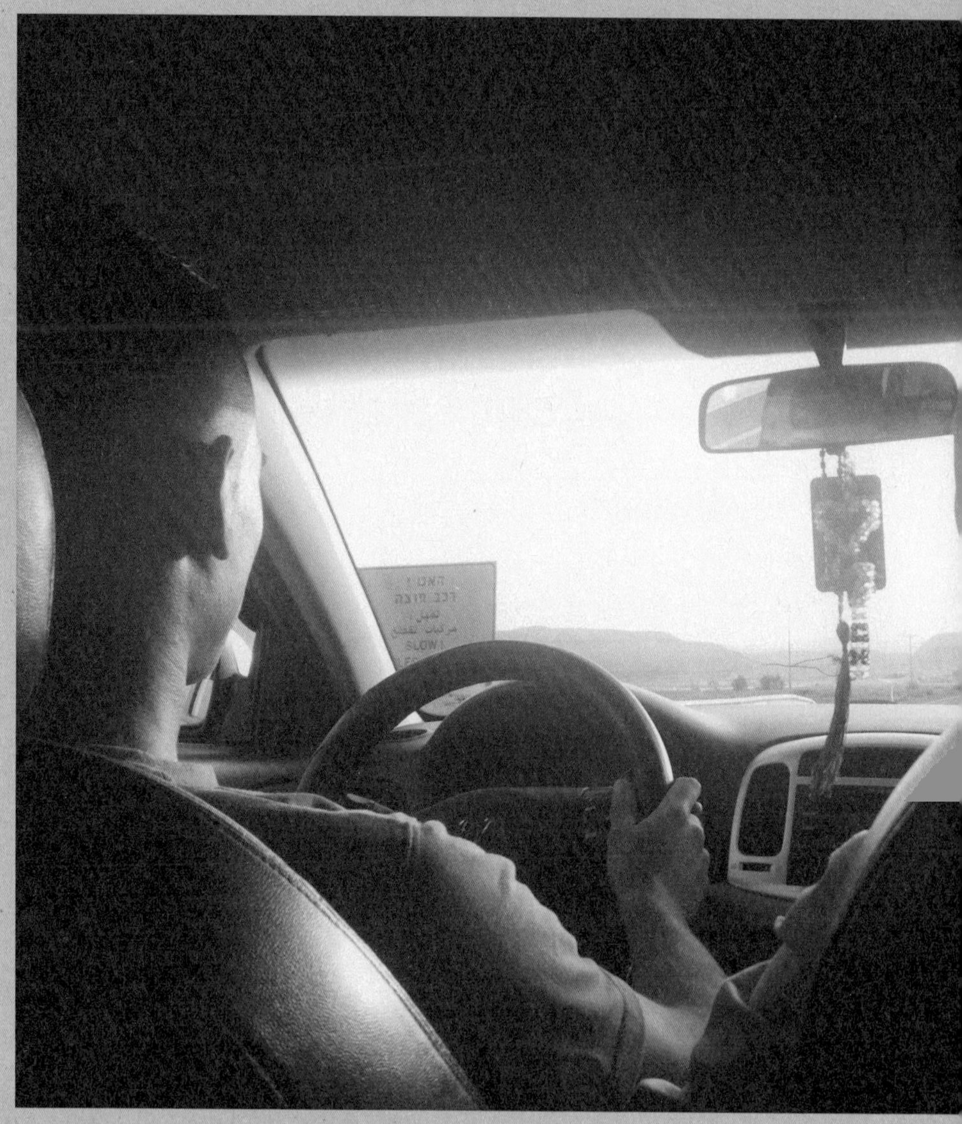
SLOW!

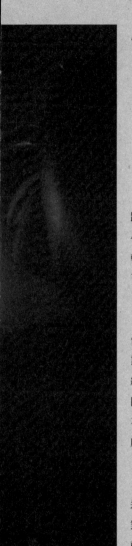

心牆－前往死海的路上，看到了人的風景。

這是一段荒涼孤寂的路途。死海位於巴勒斯坦與約旦交界，距離前後城鎮都非常漫長，除非搭遊覽車或開車，否則只能頂著40度高溫烈日，不斷舉起大拇指，試圖搭上呼嘯而過的車子，一輛、一輛又一輛，直到接近放棄。搭便車，搭乘陌生人的善意。可能嗎？幾次失敗的我，問著自己。

最後，終於在有駱駝休息的加油站旁搭上了便車；而回程也依舊仰賴素昧生平的陌生人好心，印象最深刻的是一輛年輕巴勒斯坦夫妻的車，當時，好幾天關於巴勒斯坦的苦難依舊繚繞思緒。從我搭上車，對方從未詢問任何一句話，僅瞄了一眼我的地圖，就又自顧自地聊了起來，沒有刻意的客套寒暄，也沒有勉強不自然的言行，彷彿認識已久般自在的沉默。甚至我還在想著怎麼道謝，他們的車子早已呼嘯離去。

那離去，也留下了我的不解與疑慮。巴勒斯坦，一個不斷受迫害的國家，但人們卻未因此對這世界失望或以負面方式回應，對待陌生人竟然也像親友一般，毫不刻意、自然展現信任，那樣輕盈相待，讓我不禁感到羞愧。那羞愧卻也伴隨對他人不信任的高牆一起剝落，新生的信任吐出了氣息。

逃生工具⑩ - 搭便車

1. 眼力：如超市的條碼掃瞄器，在眾多車流中，迅速的掃過時速超過 60km 的車輛，同時要處理的資訊量，等同往生前看到閃過眼前的一輩子跑馬燈。

2. 手力：在這個漆黑的世界上，高舉手指，照亮自己前進的道路！

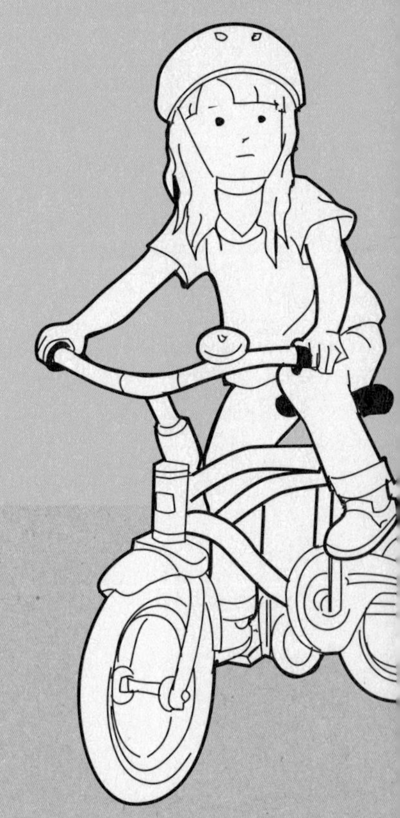

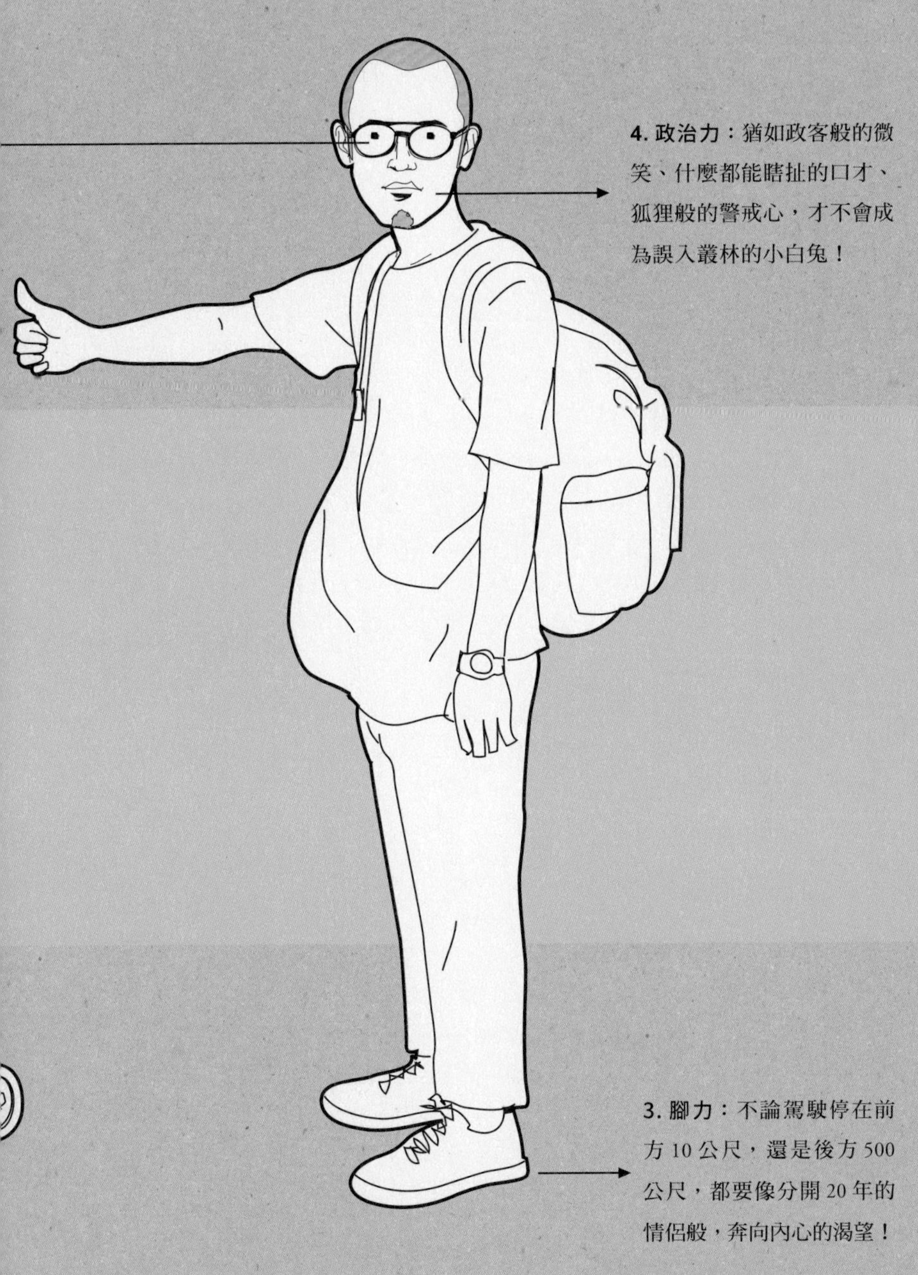
4. 政治力：猶如政客般的微笑、什麼都能瞎扯的口才、狐狸般的警戒心，才不會成為誤入叢林的小白兔！
3. 腳力：不論駕駛停在前方 10 公尺，還是後方 500 公尺，都要像分開 20 年的情侶般，奔向內心的渴望！

「死海求生」

到達死海（Dead Sea）時，長時間旅途所積累的疲憊，以及不斷轟炸的沉重故事，帶我走進了世界最低、最深的地方，陷進了地球的肚臍。

死海最著名的就是浮力，水源來自約旦河的湖水，因為鹽度比海水高好幾倍，人的身體入水一定會浮起來，絕不會溺水。然而，不黯水性的我，一入水仰躺就開始胡亂擺動四肢、僵硬的掙扎。越是想控制，越是慌亂的拍打出水花，把又苦又鹹的鹽水濺入眼睛，任由淚水流出，模糊掉的視線更加令人驚慌。當我擺動雙腿，才意會過來，其實離岸不遠、水深不及腰，突然覺得好荒謬。那些恐懼與不安的感覺，都是真的，然而那些令人害怕的事，卻都是假的。一切都是心魔。

稍稍鎮靜之後，我開始慢慢適應死海上的漂浮。隨之台灣家裡的劇變，以及旅途裡每個國家與民族之間的對立、迫害、災難，慢慢的漂進我的思緒。個人痛苦的份量，猶如漂浮死海上的身體，看似沉重，實則輕如鴻毛。鹽度過高而無生命存活的死海裡，看見了心魔所在，也看見了內心與外在遭遇衝突時，回復平衡的方式。

在毫無生命跡象的死海裡，我反而找到如何求生的心念。旅行至此，內心似乎已有足夠的沉澱與力量，回頭重新面對家裡的問題。

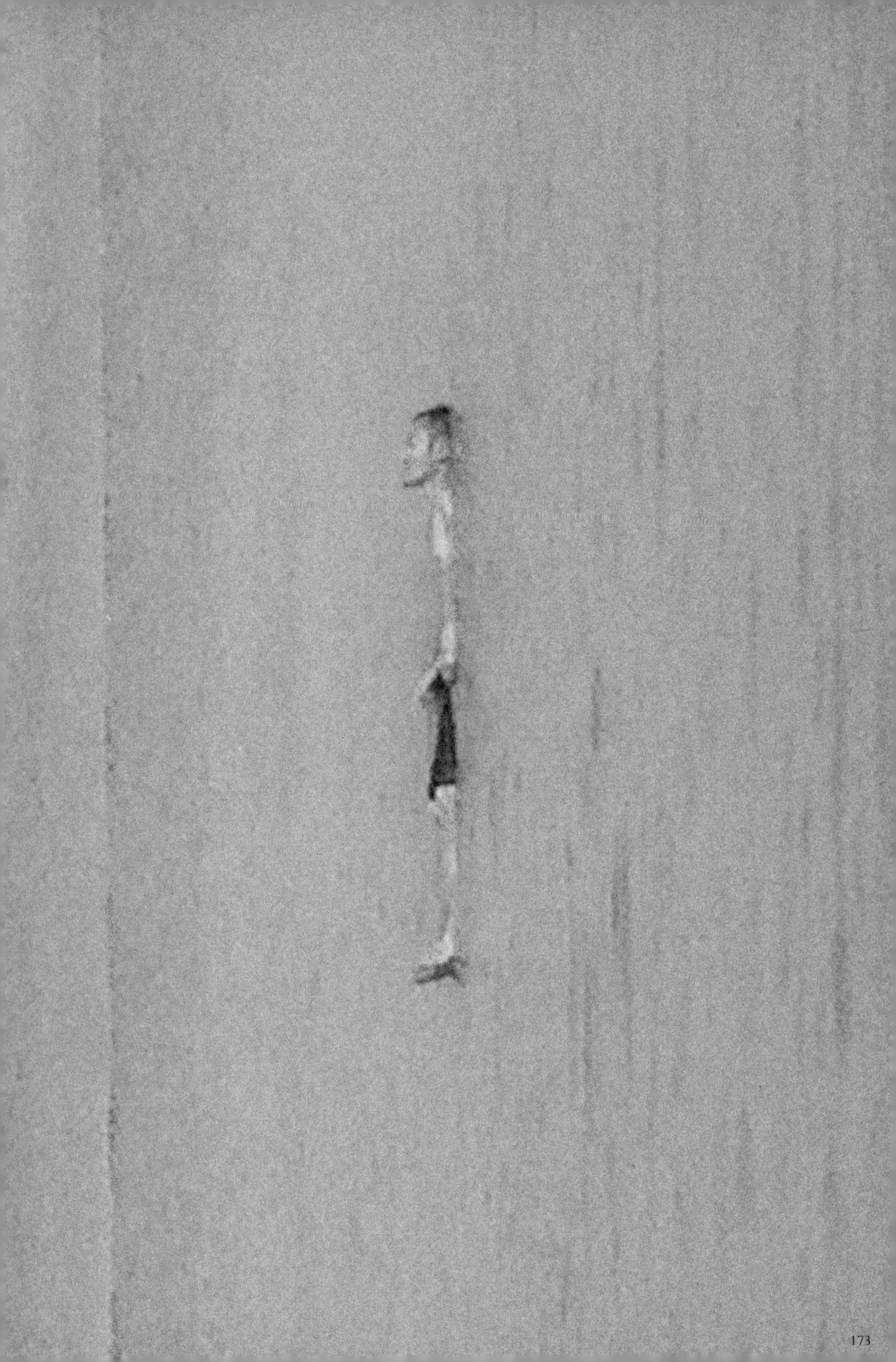

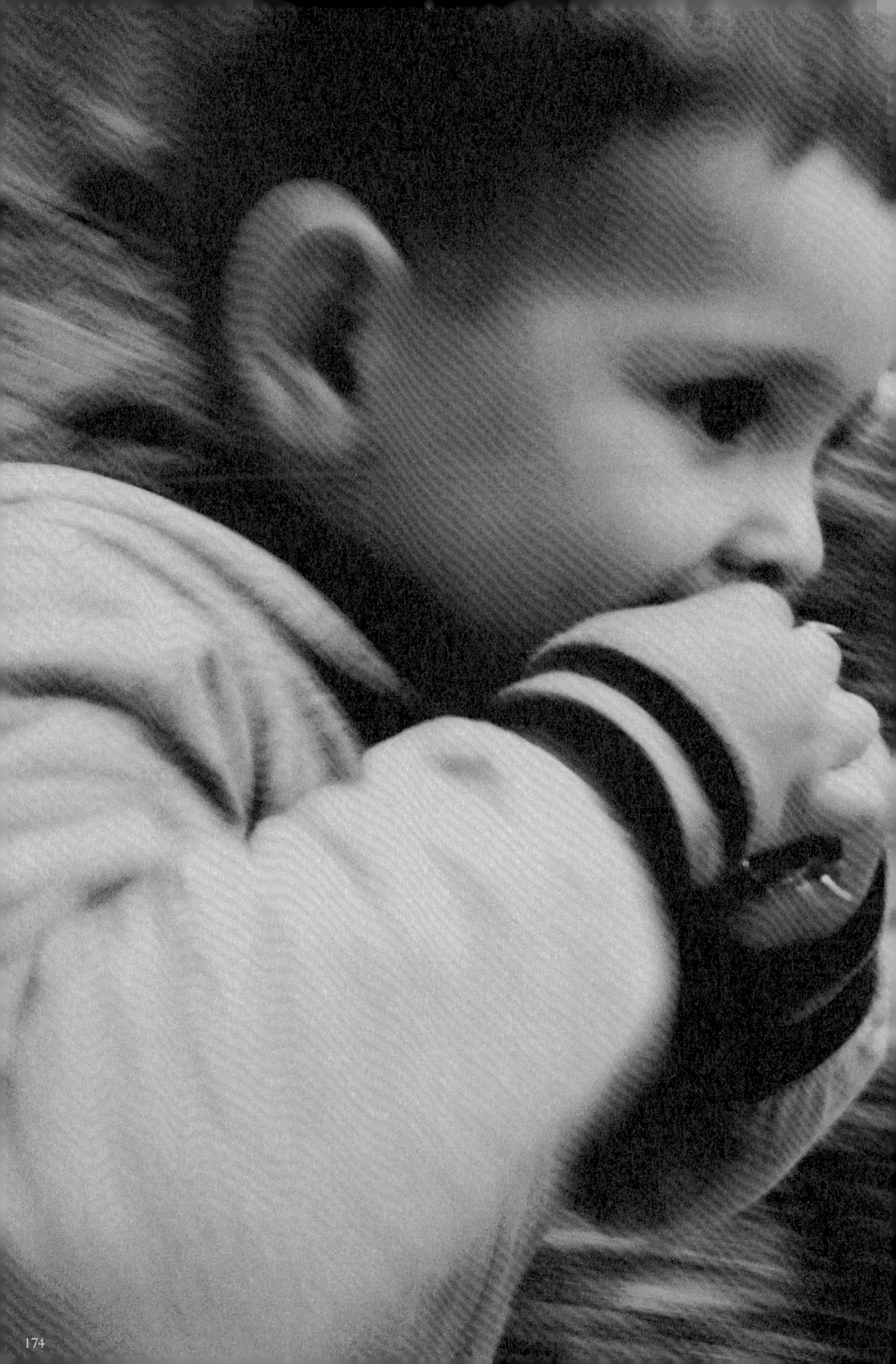

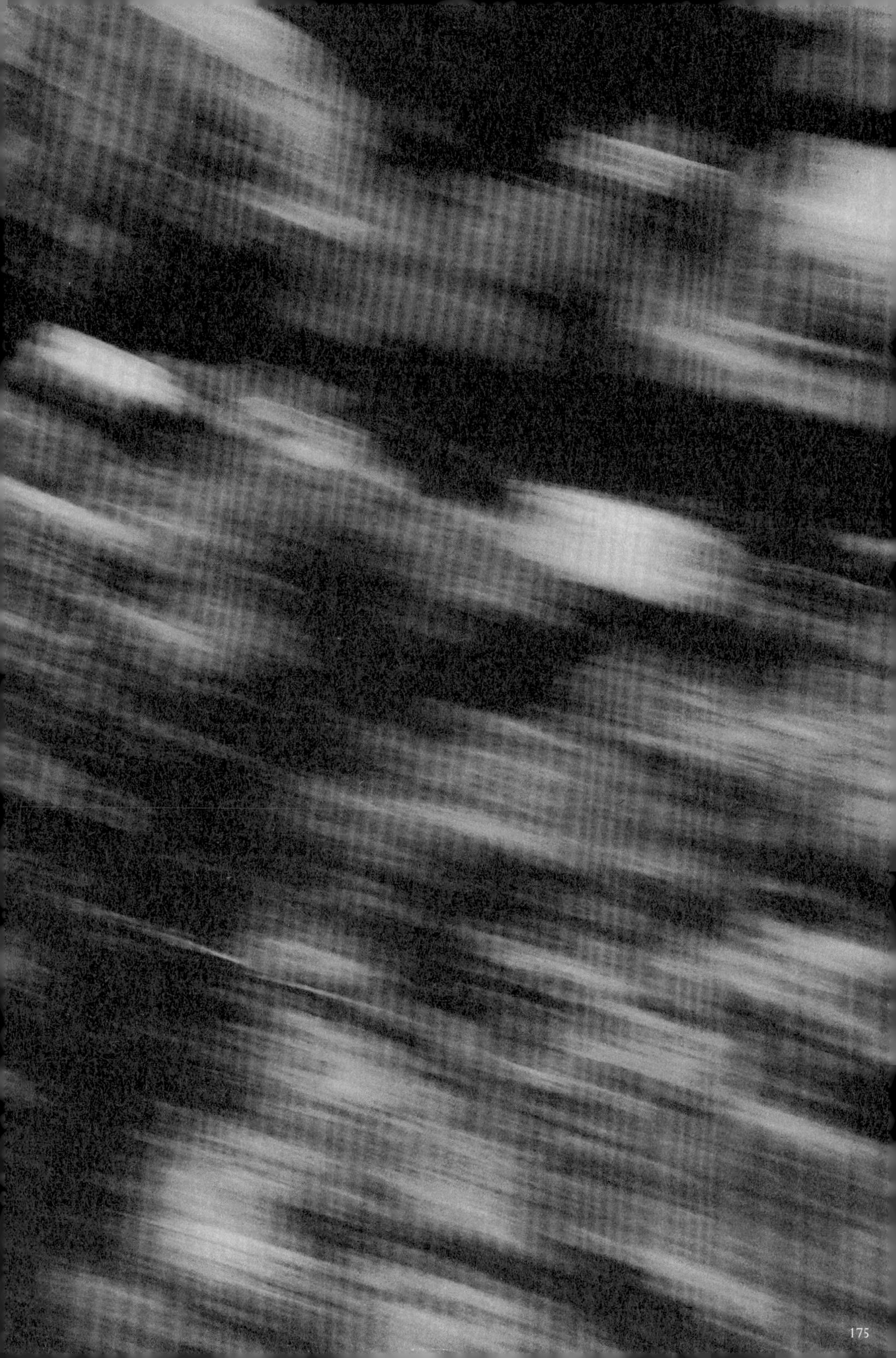

外在的旅程結束，內心的旅程才開始

離開死海之後，盤算著下一步該往哪裡前進。旅途中曾在歐洲藉著 Help X 網站徵求以工作交換食宿，經過好一段時日，終於獲得來自波蘭的回覆，有機會到當地幫忙設計快餐車，興奮的在 FB 上昭告天下，並且開始準備工作。沒有想到，還來不及打包行李，遠方的台灣家中卻傳來噩耗，久病的爺爺離開人世了。

爺爺的離開，多少牽涉到當初家族爭產的惡劣互動。這意外的消息，也讓人措手不及的結束八個多月的放逐與流浪，就像當初離開台北時那樣的，來不及說再見。

雖然爺爺的離開令人難過，內心中卻更有著不甘和憤恨。花了好長的一段時間尋找人生，偽裝從商，也嘗試許多不同的可能，最終才了解到自己真正想要的，其實就是當初捨棄的；而就在旅程中幾乎找到了讓人生重新出發的心境，沒想到被迫中斷飛回台灣。

下飛機，回家後迎面而來的是人性的廢墟，持續崩壞的事態。母親困在堆滿雜物的兩坪房間裡，我就像撥開一層層的洋蔥般看著眼前的景象；吃力地推開房門，床上都疊滿了被其他親戚趕走時搶救下來的家當。因為沒有可以落腳的住處，所以和媽媽輪流躺在床上暫時休息，擁擠到連腿也無法伸直，堆高的東西好像隨時都要崩塌。母親因而抑鬱，不只外在動彈不得，甚至把自己囚禁在內心，對世界失去信任，仇視一切。

心碎的看著家人，就像是旅程裡在不同的世界角落看著種種不堪，我才了解到，旅程並未結束。外在的旅程結束了，內心的旅程才正要開始。

2014 年 06 月 15 日

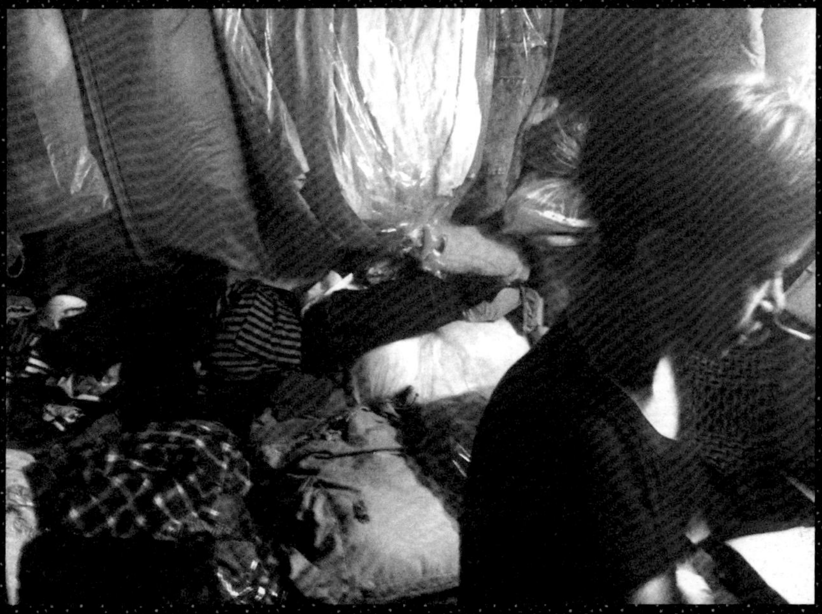

「旅行回台灣後，母親被迫搬進兩坪大的房間，我也沒有地方睡，家當與衣服都堆在床上，而兩人輪流睡那張床。」

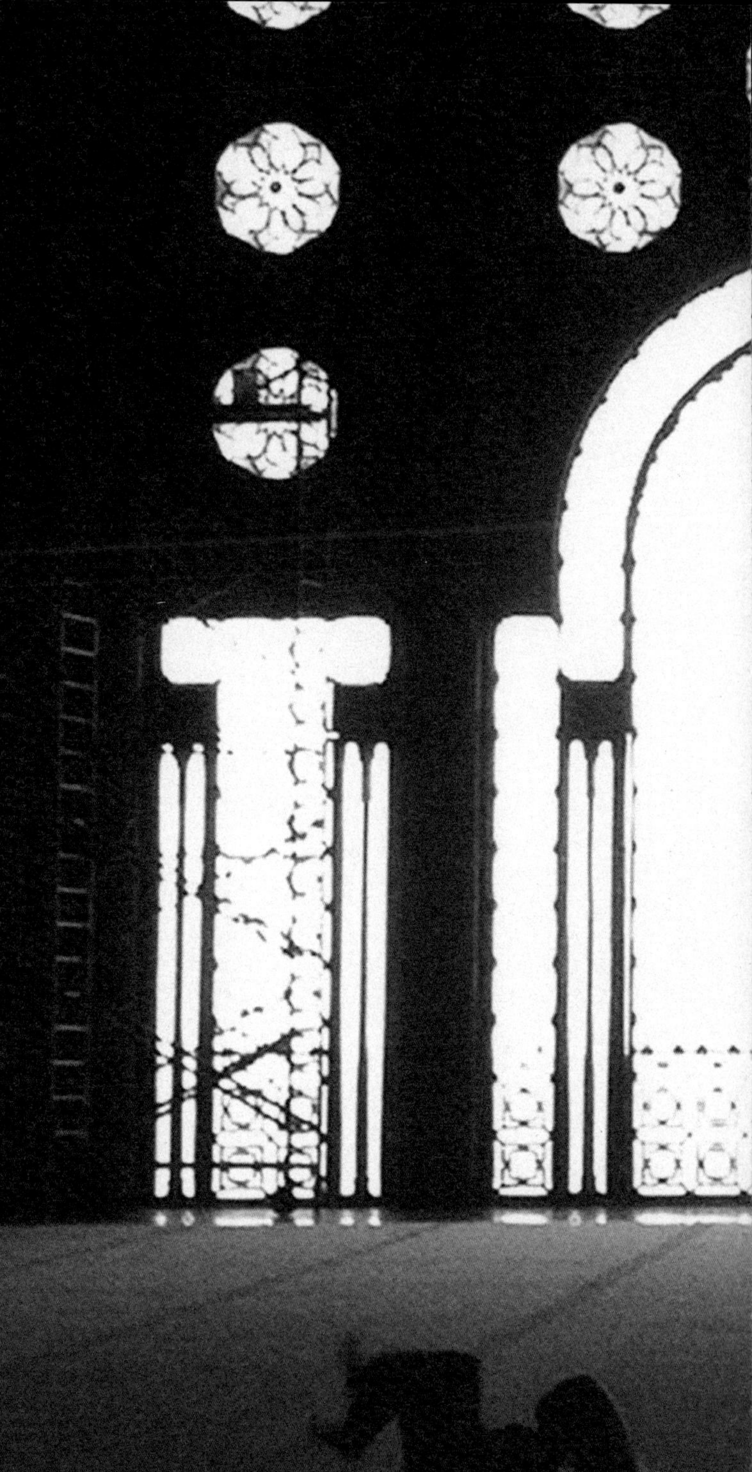

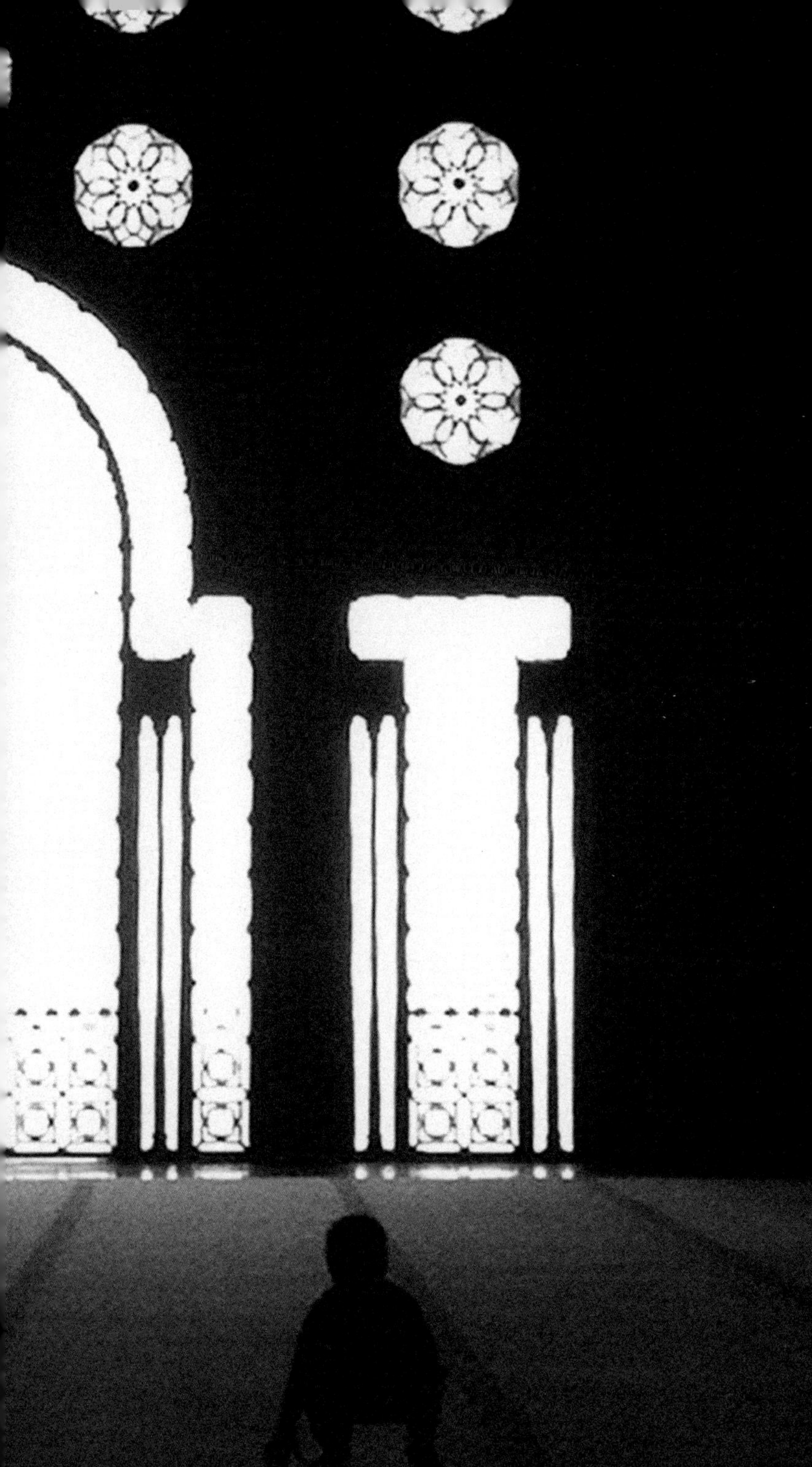

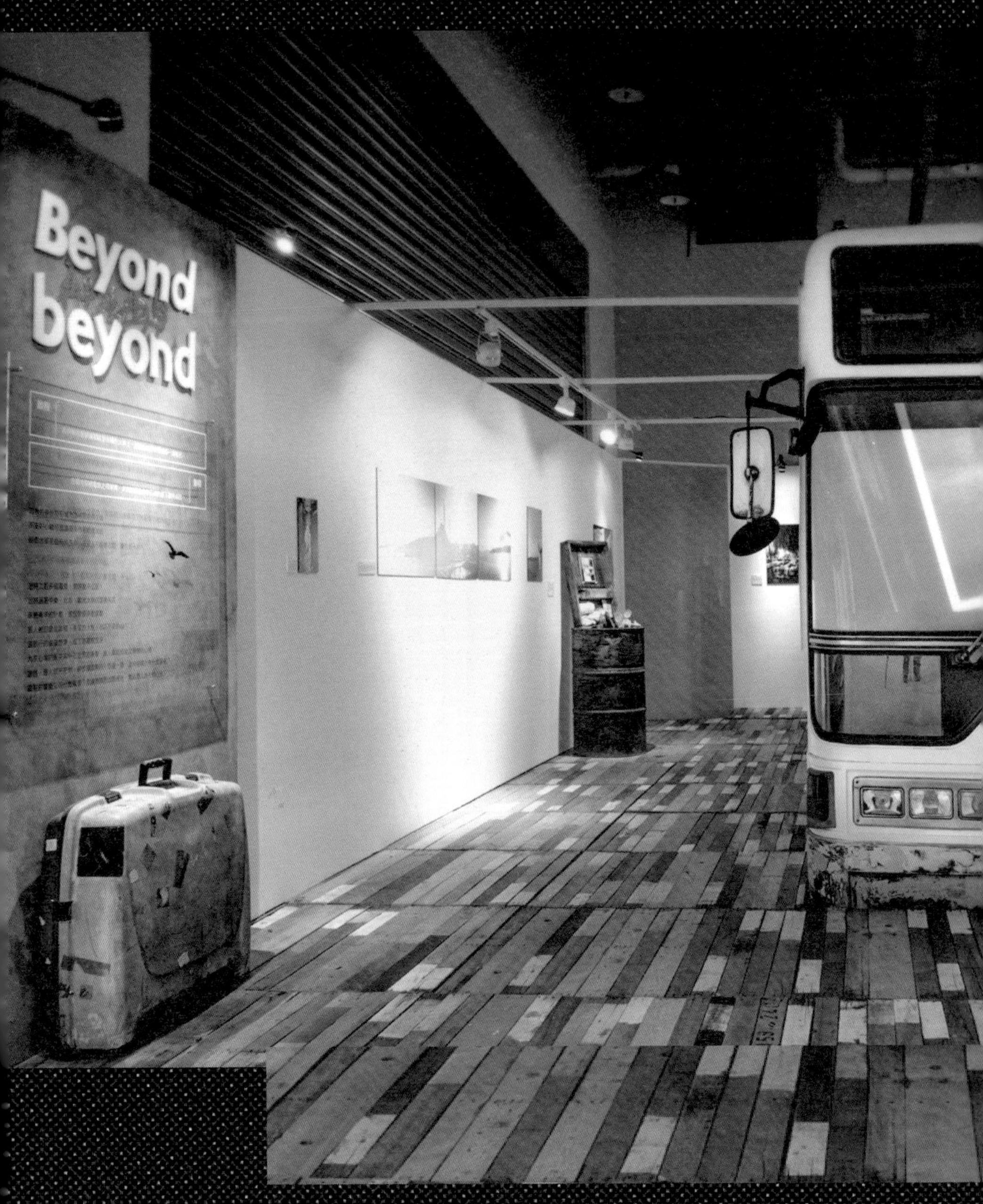
Beyond
beyond

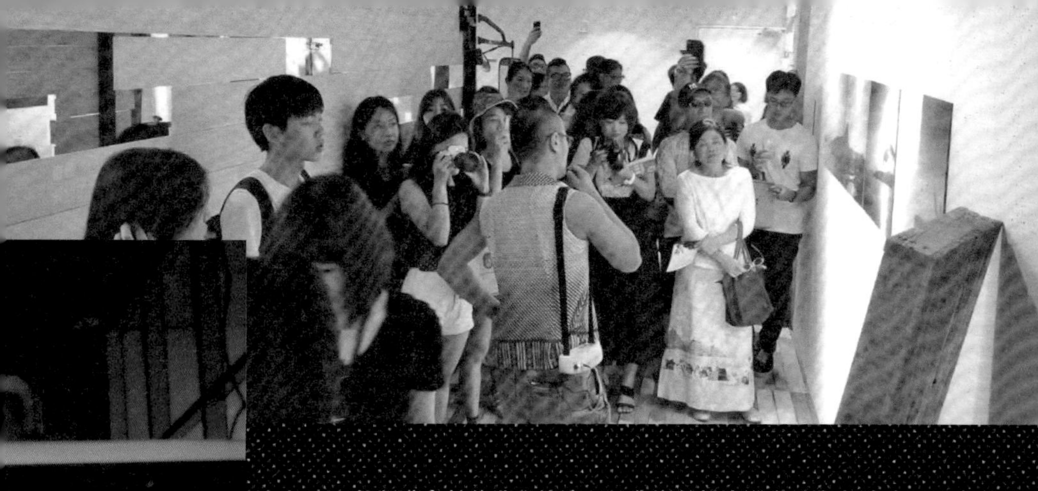

旅行時有趣的沙發衝浪，回台後諷刺地變成了我不得不的生存手段。因為沒有落腳的住處，只好暫居朋友的朋友家中客廳。除了處理喪事，大部份時間都不想面對他人，刻意像當初逃離台灣一樣，每天遊走晃蕩在街頭，毫無目的任由自己累到無法憤怒，才在深夜時回到友人家的客廳睡。

每天我都在憤恨之中睡著跟醒來，喪失了一切的信念。心中的恨意，在與親戚的互動之間越煽越強烈。直到有天，在鏡子看見自己好像變得與媽媽一樣，困在負面情緒裡動彈不得。活在不滿裡卻又不得不認命的矛盾中，任由他人擺布。

當下我決定不能再這樣下去。我不該讓自己白白經歷這趟旅行，這些所見所獲，應該要成為改變自己一部分。所以我開始在 FB 分享手機所紀錄下的旅行見聞，並四處詢問是否有展覽的可能，同時也希望自己能轉移注意力，並將這些故事整理、沈澱。還真有朋友主動幫忙，原本只想在咖啡店展出幾張照片，充當他們的裝飾，沒想到規模越滾越大，金色三麥贊助我實現的裝置展，是我之前沒有想像過的事。

那些讓我重拾勇氣的故事與風景，也因為籌備展覽，慢慢內化成為內心某種支撐自我的力量，不讓自己被現實的無力感所壓垮。秉持單純的信念，真摯的相信，無畏的向前。

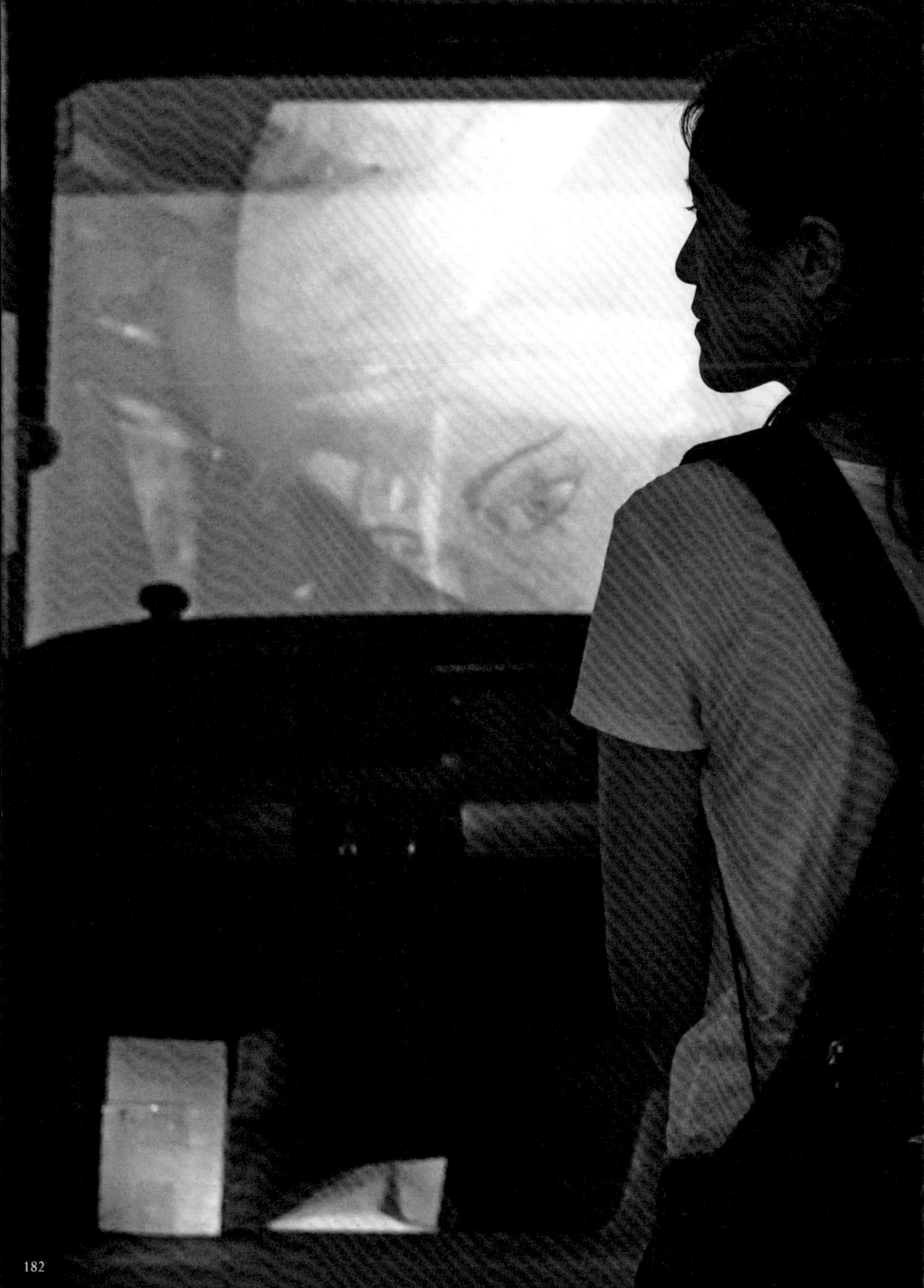

「像是坐夜行列車，我們窺見了旁人微微發亮的人生。」

- 赫拉巴爾<底層的珍珠>

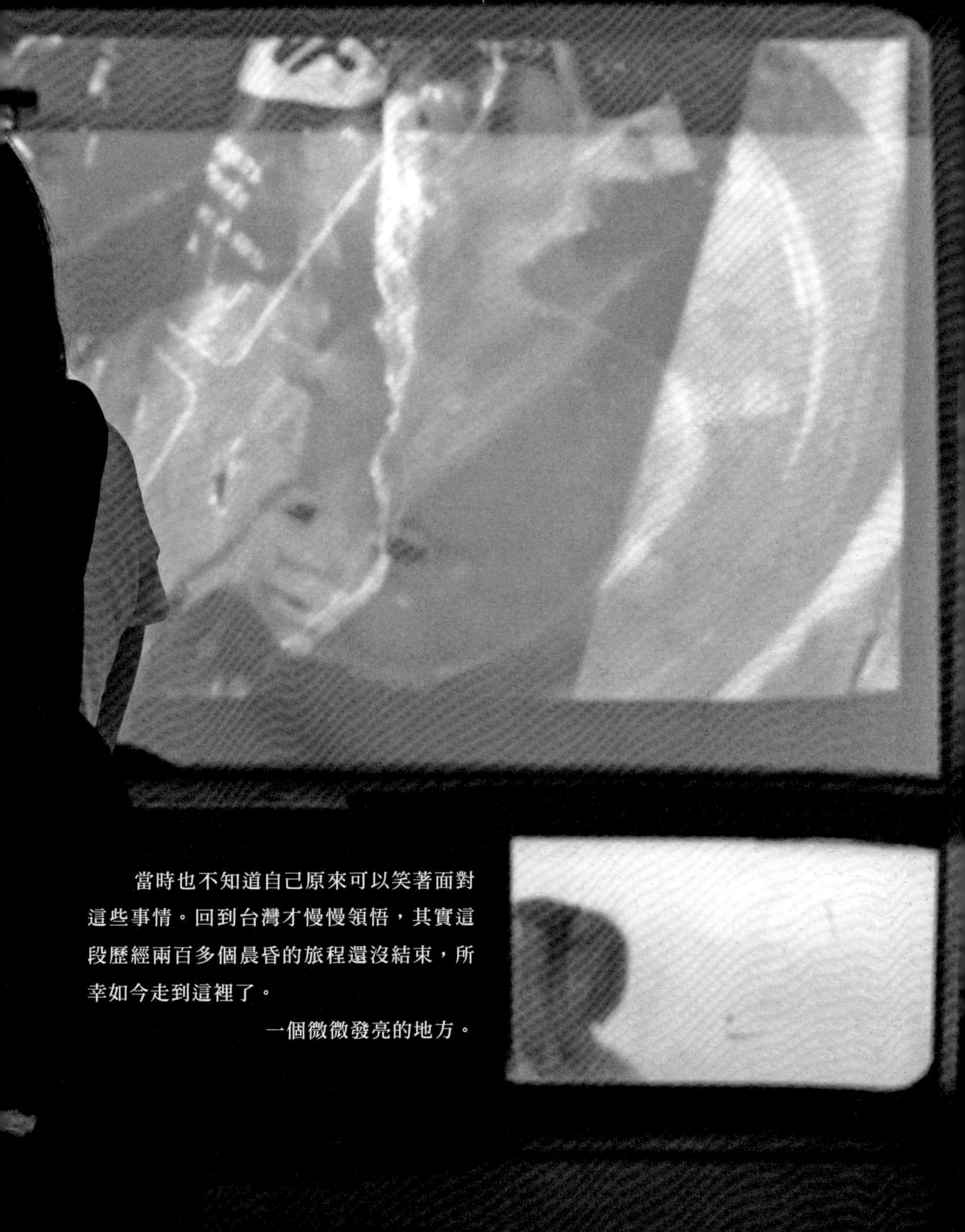

當時也不知道自己原來可以笑著面對這些事情。回到台灣才慢慢領悟，其實這段歷經兩百多個晨昏的旅程還沒結束，所幸如今走到這裡了。

一個微微發亮的地方。

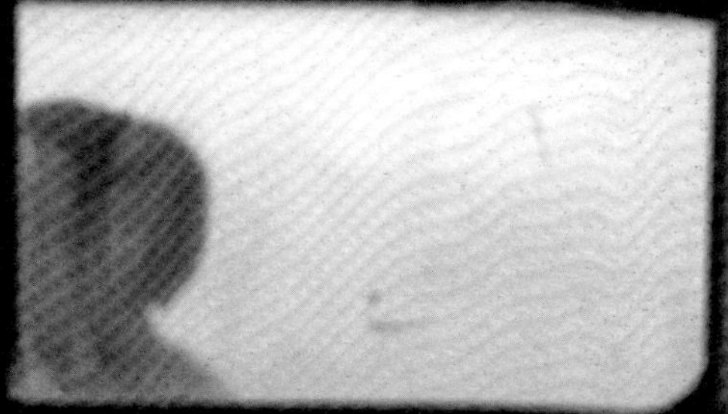

再見之後，再見
終於體會
逃離，是為了新生

1 支手機、9 個國家、21座城市
無數心的碎片、1 個黏合希望的人
50幅旅行的紀錄、5 個異國物件的故事盒
1 台廢棄的巴士，啟程創作者的歐亞非行旅與心路歷程
在路的盡頭，將是一顆信念之樹

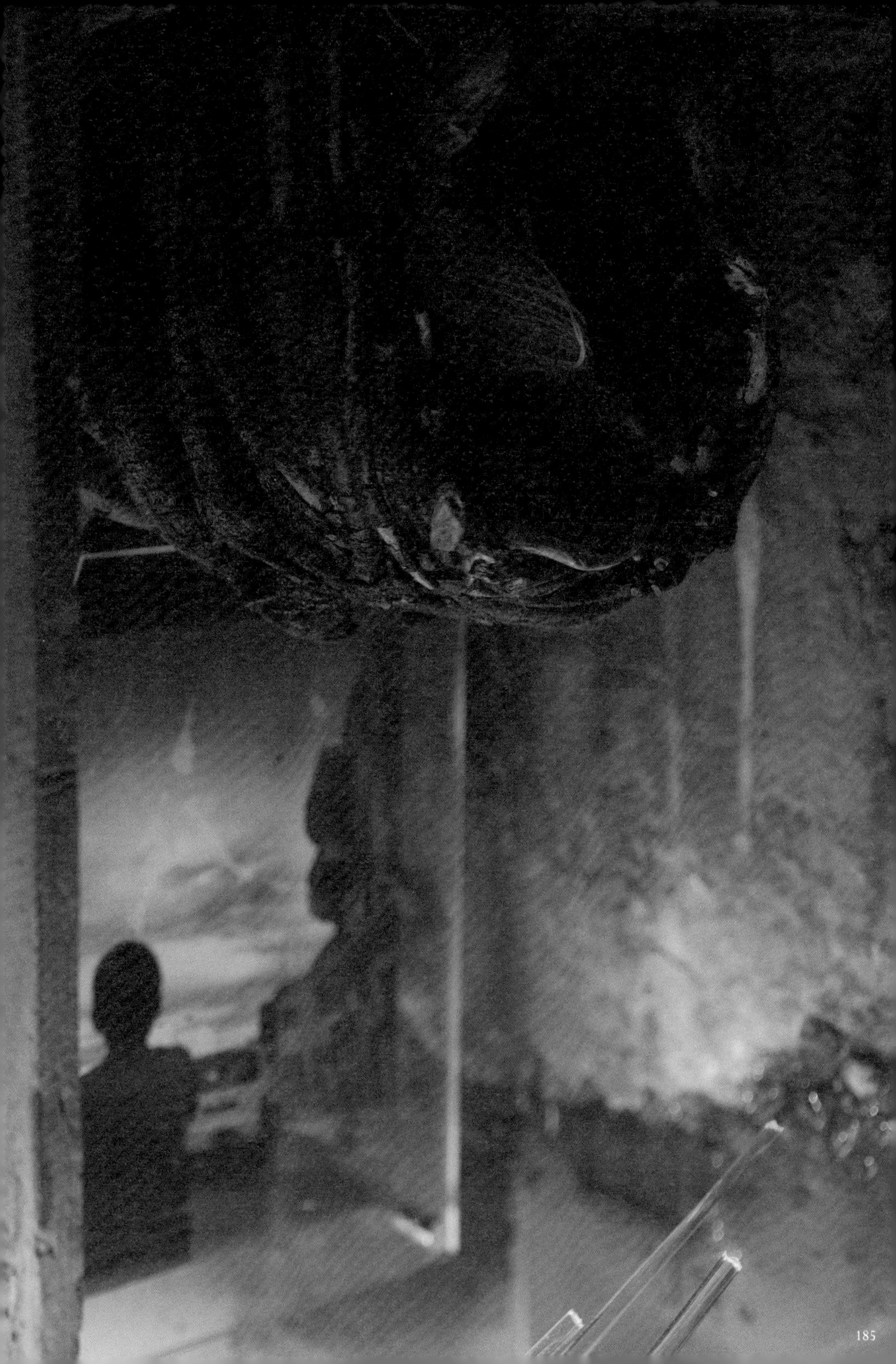

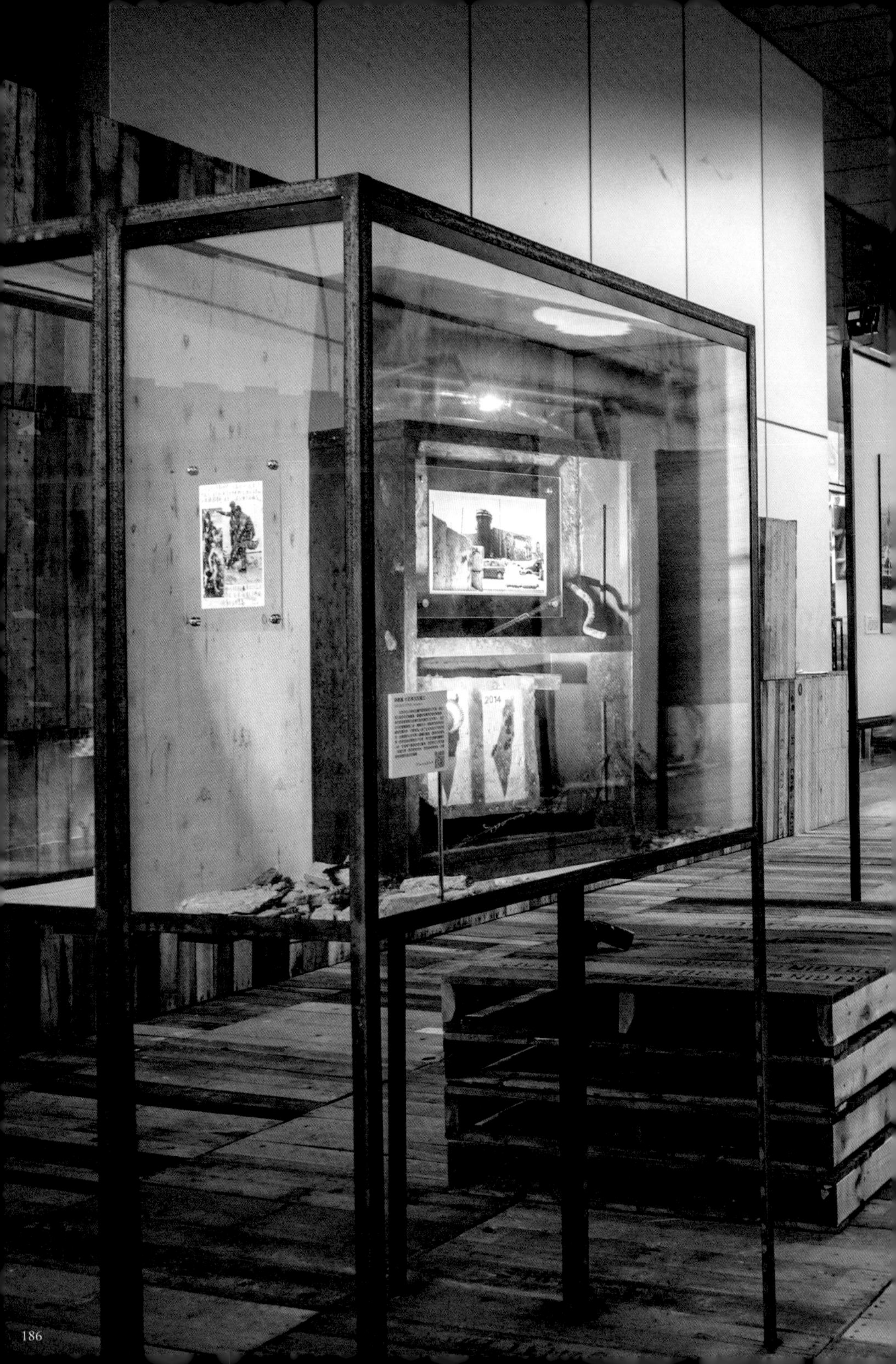

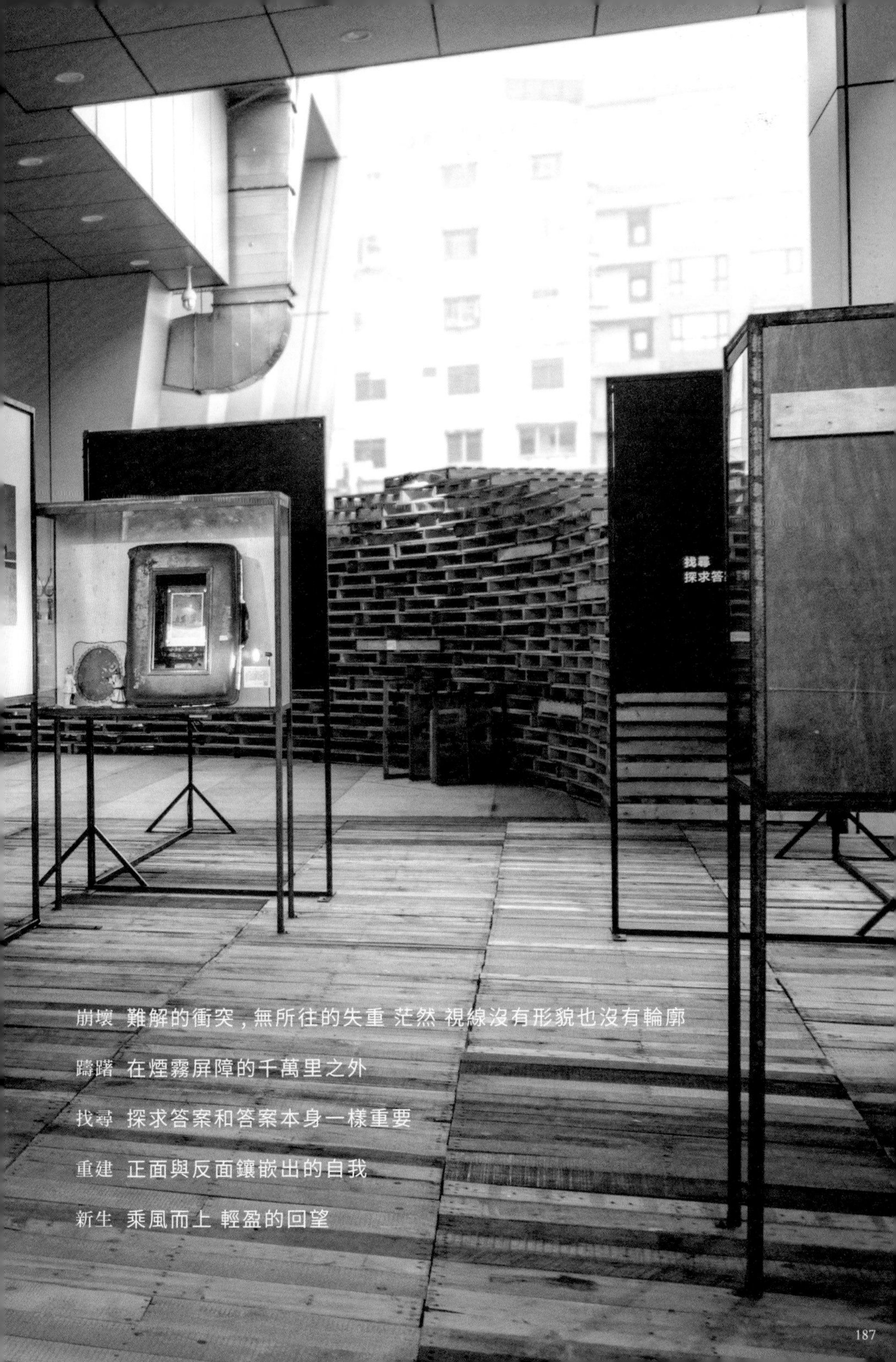

崩壞 難解的衝突，無所往的失重 茫然 視線沒有形貌也沒有輪廓

躊躇 在煙霧屏障的千萬里之外

找尋 探求答案和答案本身一樣重要

重建 正面與反面鑲嵌出的自我

新生 乘風而上 輕盈的回望

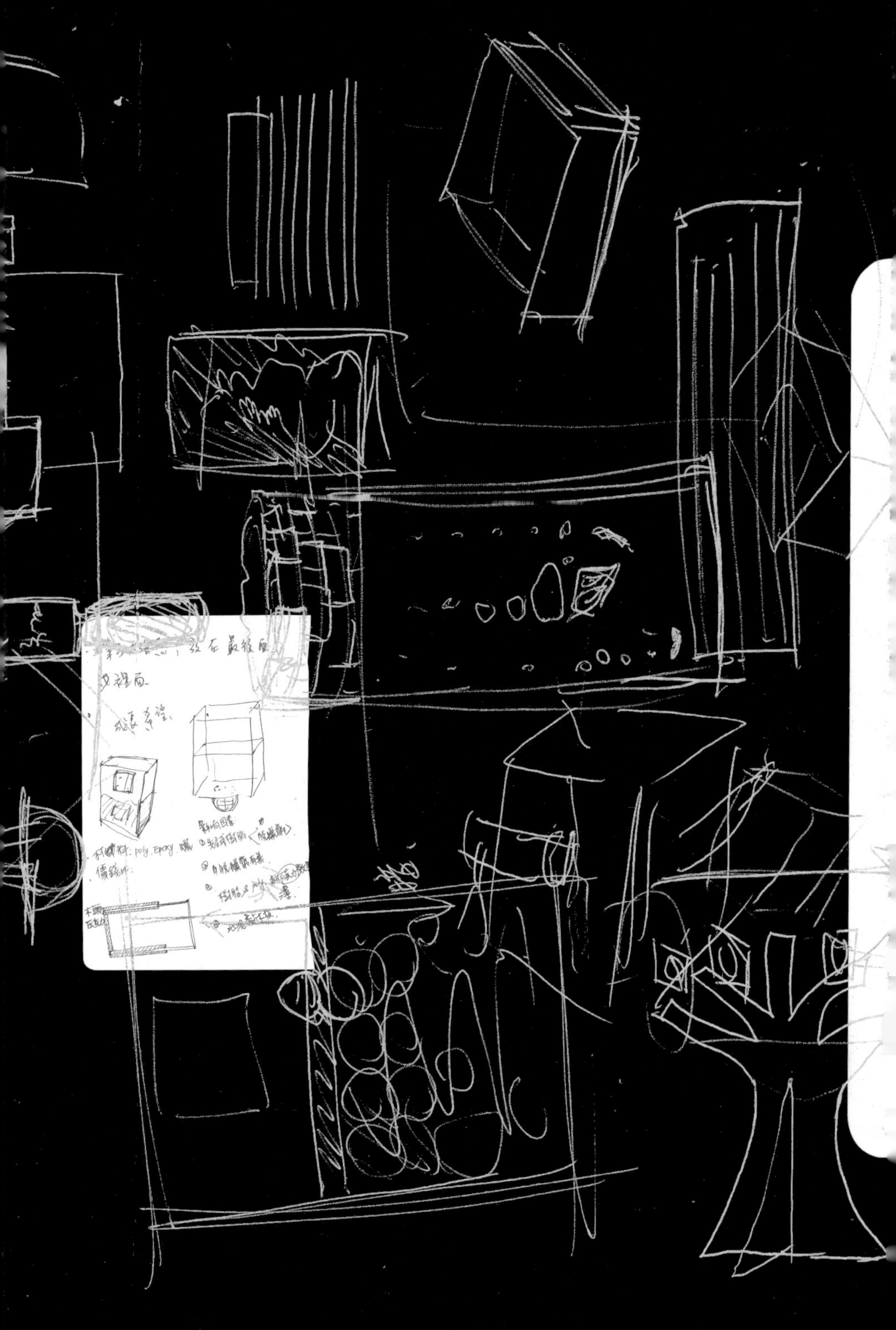
放在最後面
裡面
poly. Epoxy

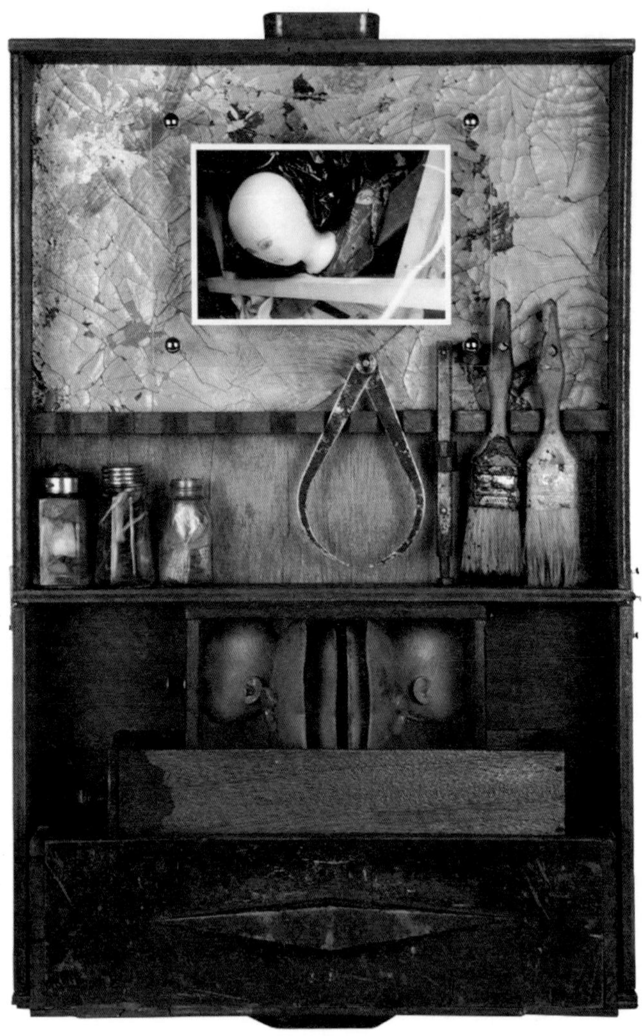

2

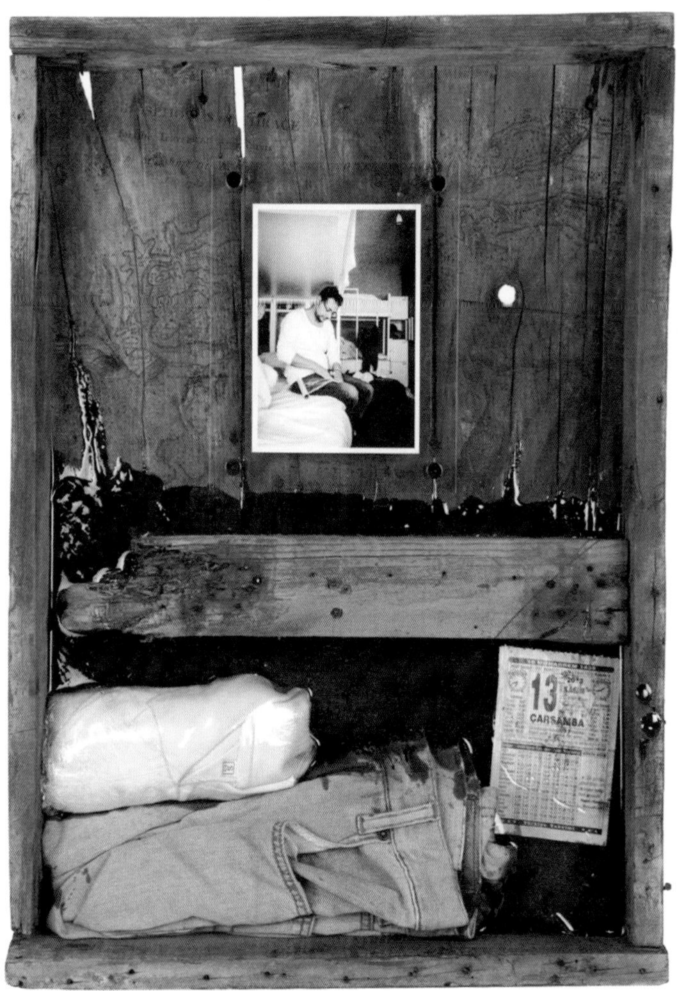

1

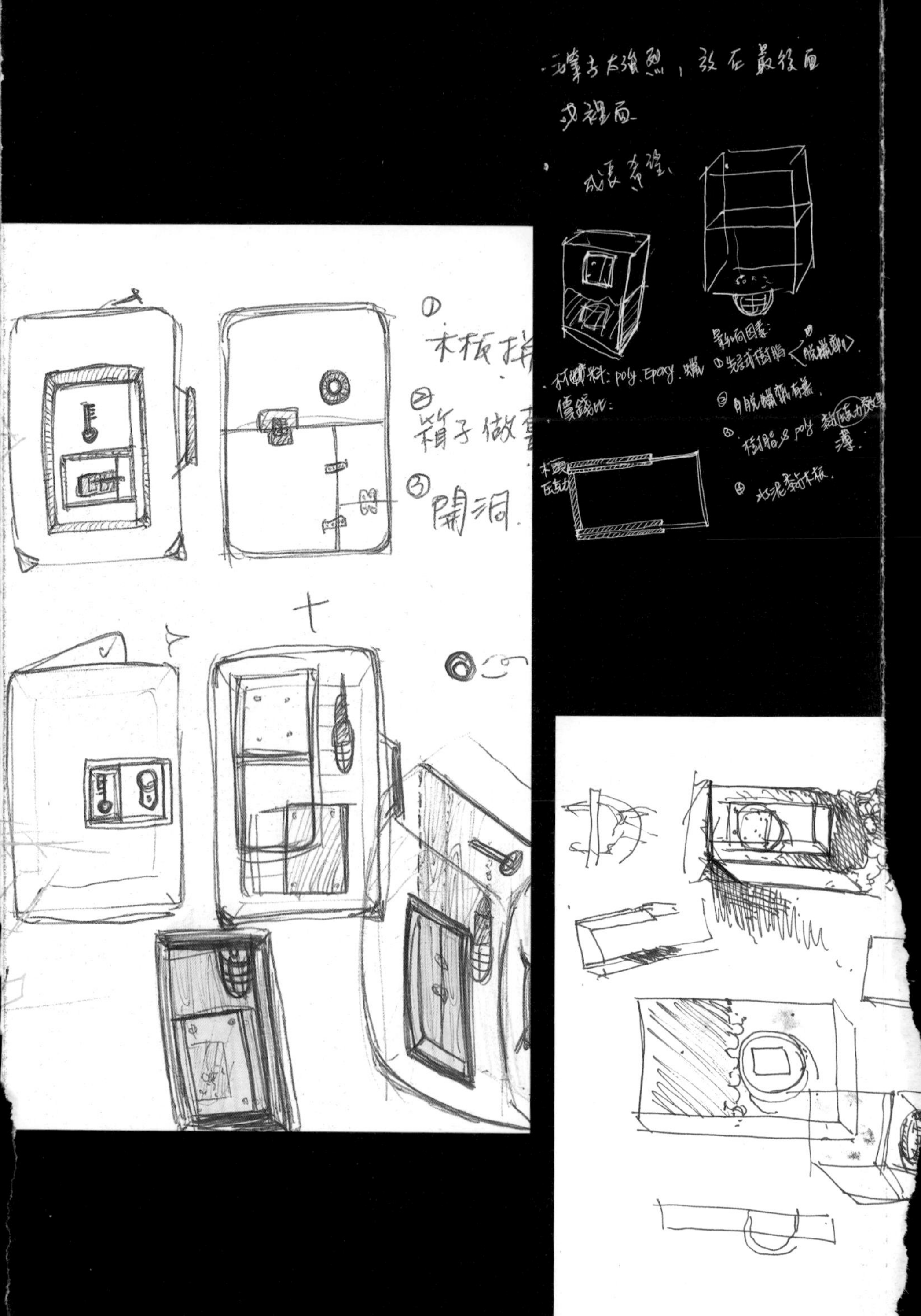

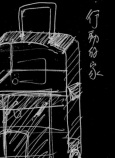

1、故事盒
2、多媒體
3、修圖
4、週邊

行動的家

照片 VS. 標頭

尺寸?

故事盒

這些故事盒來自「再見之後再見」裝置展。利用旅行物品、四處撿拾的舊物以及請國外朋友寄回的路邊垃圾，重新解構物件，用拼貼的方式透過不同的施作，還原故事的當下。

1	2	3	4	5
《橫跨博斯普魯斯》	《拾荒藝人》	《深夜市場的衝浪客》	《隔離牆》	《乘風而上的箏線》

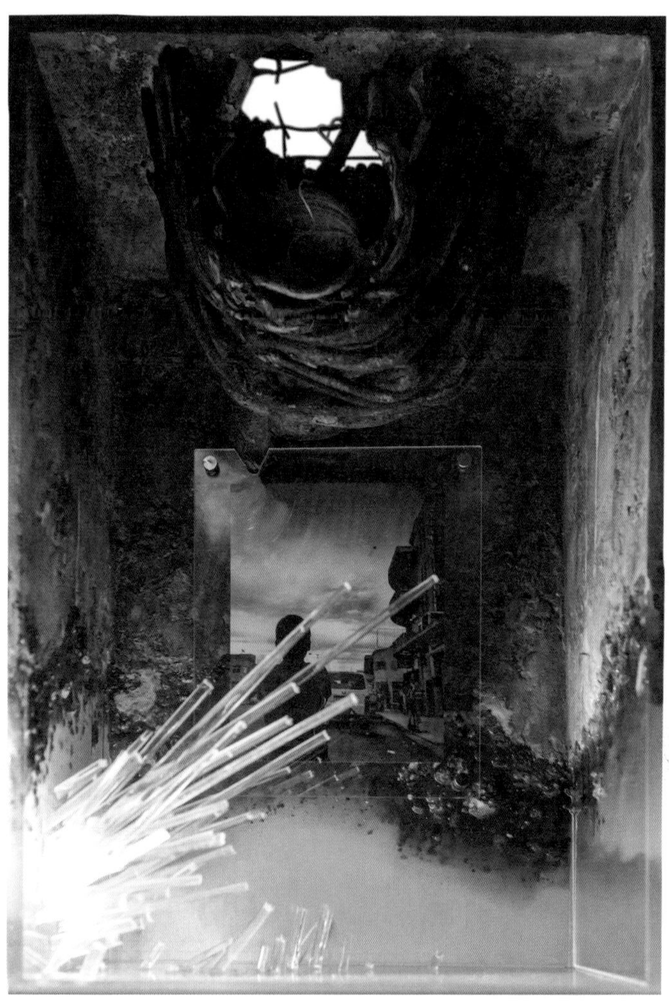

5

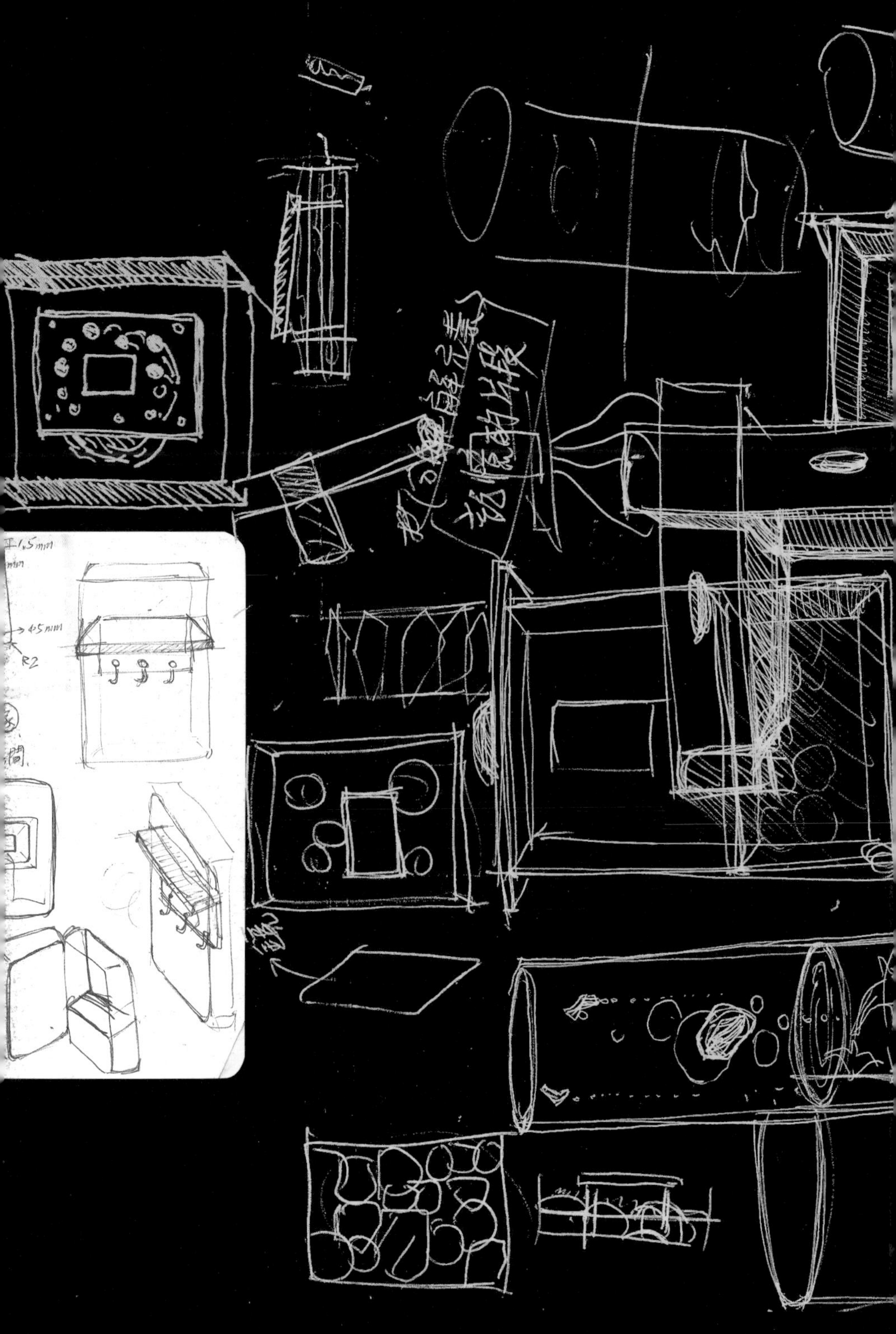

施權峰

Beyond beyond

是什麼展覽把公車開進去？還把垃圾展出來？

《再見之後再見 影像／裝置展》源自於旅行數千公里所留下的照片與故事，其中用來製作故事盒的物品包含「法國朋友的頭髮」、「廢棄切片的洋娃娃」、「切割的公車車頭」等稀奇古怪的「廢棄物」。藉由不同的施方式，還原故事發生的當下，拼貼出逃亡、重建、新生的心理轉折。展覽設計的動線是廢棄公車裝置作為開場，旅程穿插著十二件作品的語音導覽，其中的各種心境轉折與內在信念的探索，讓您細細品嚐。

語音導覽QR CODE

想看更多？請跟著地上的飛鳥走，

即可到達《再見之後再見 影像／裝置展》現場。

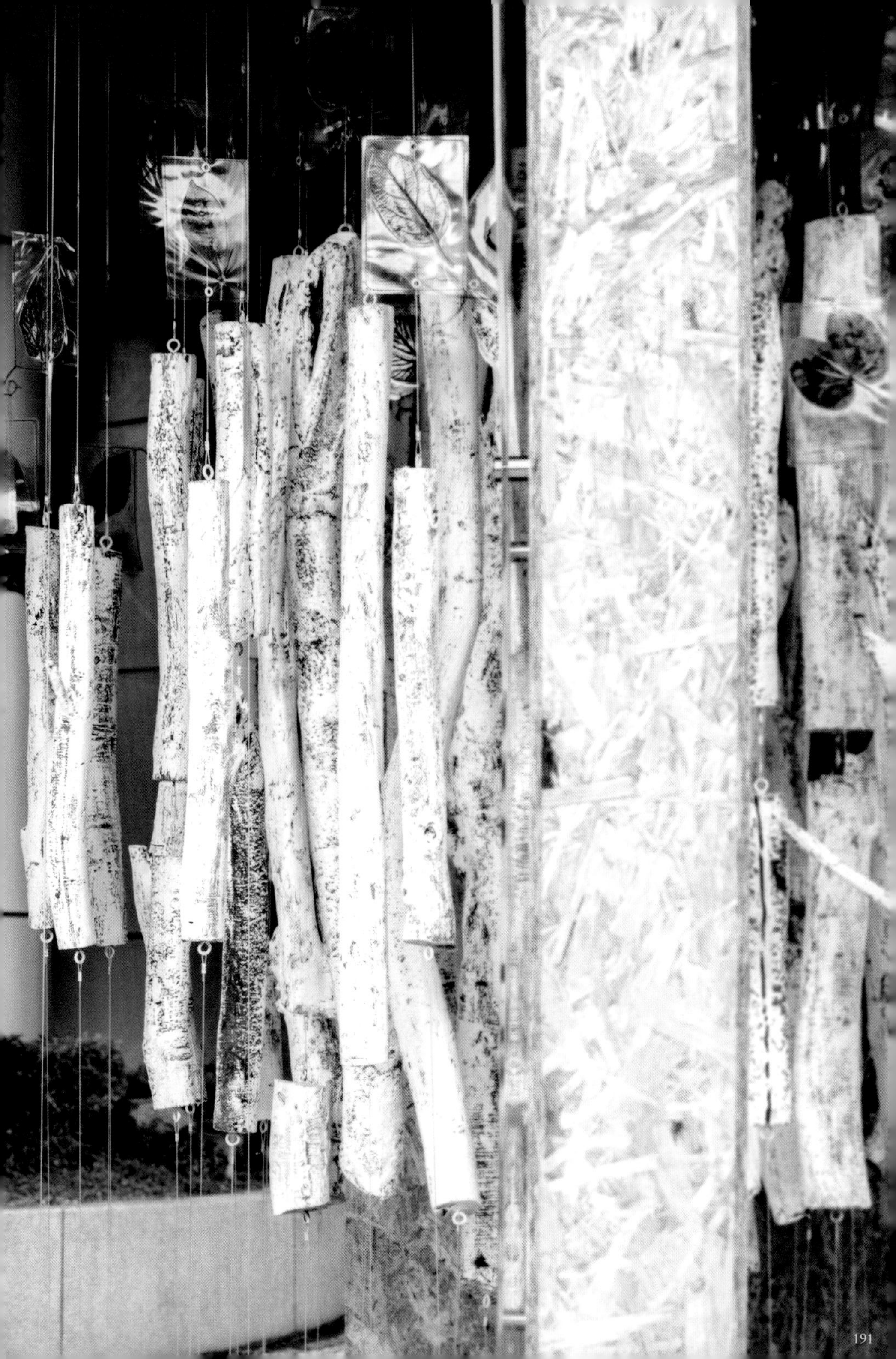

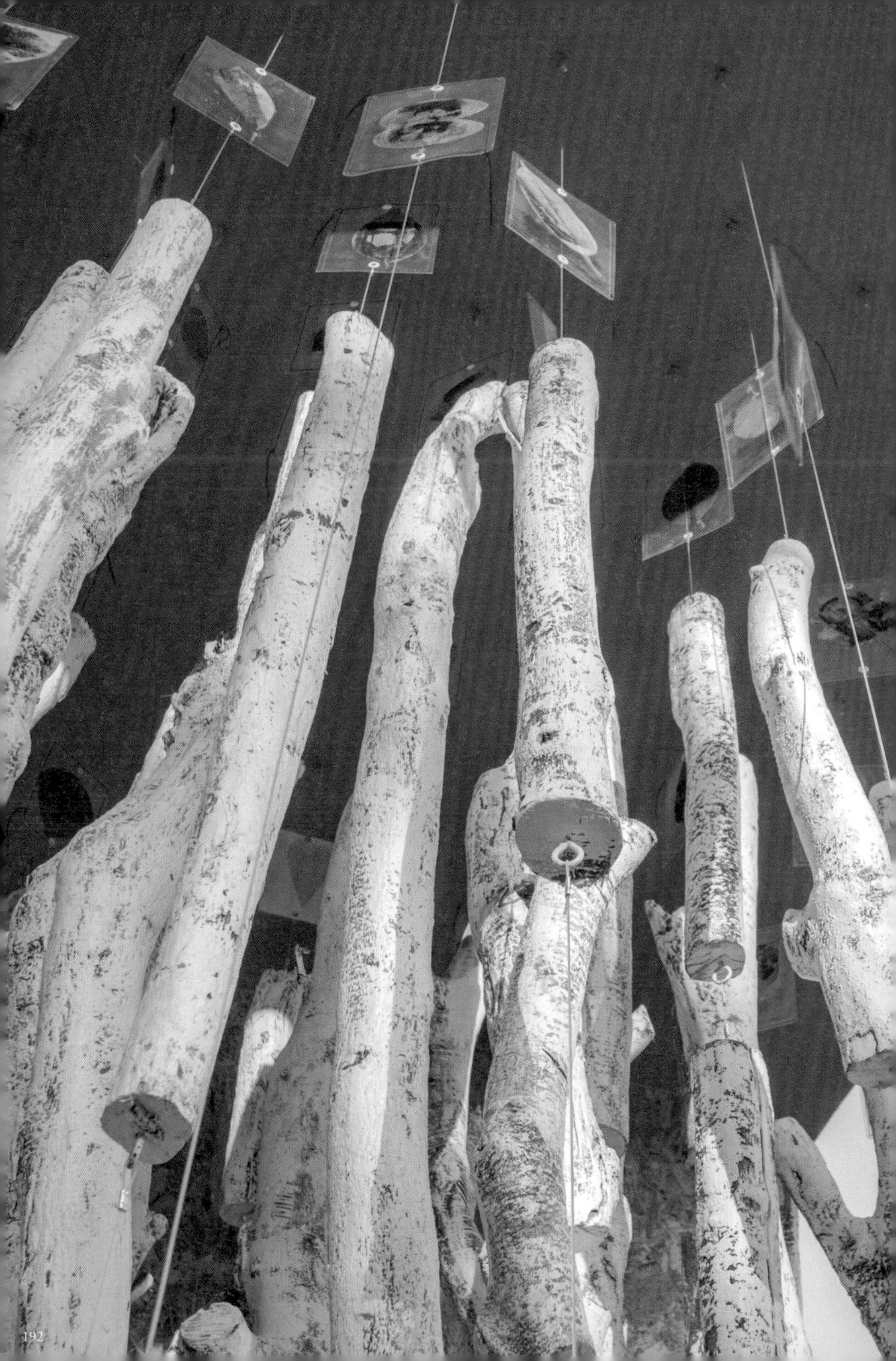

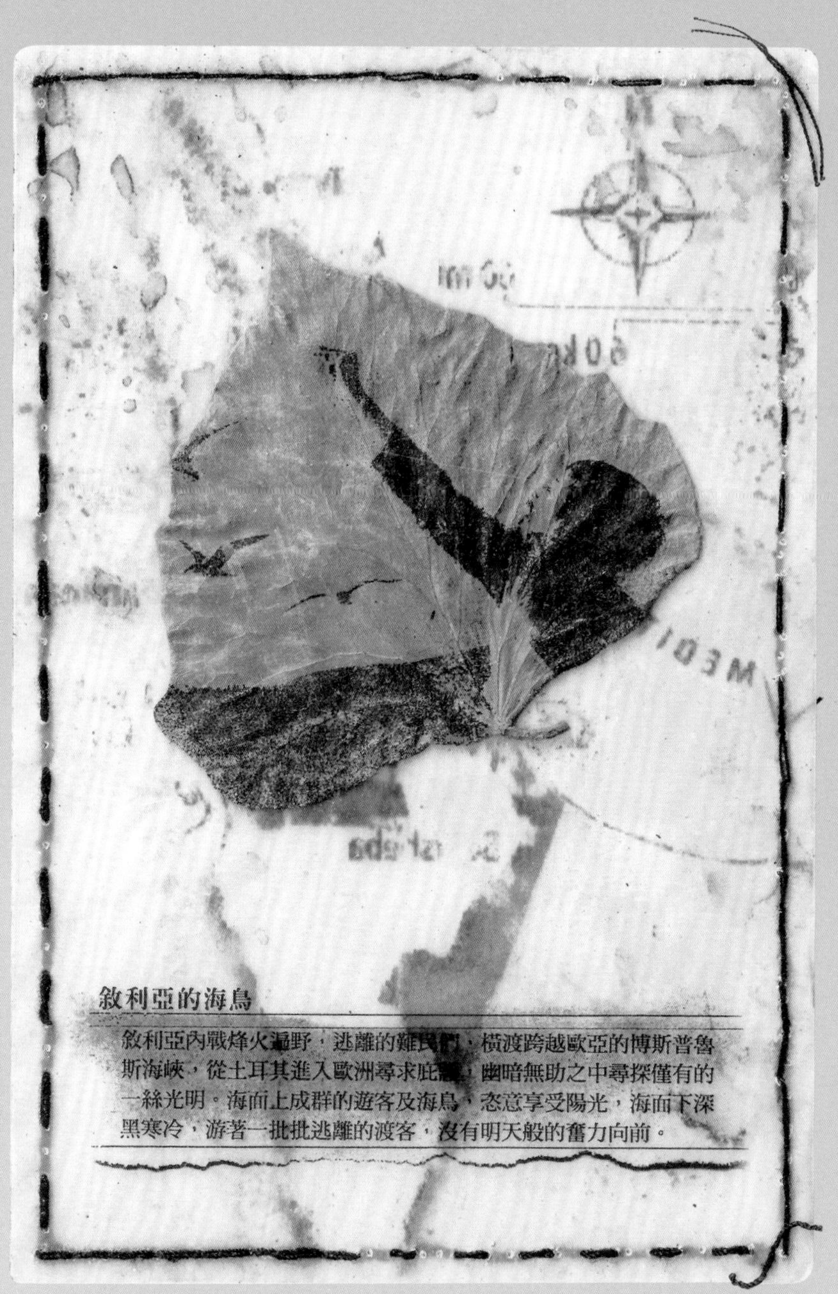
敘利亞的海鳥
敘利亞內戰烽火遍野，逃離的難民們，橫渡跨越歐亞的博斯普魯斯海峽，從土耳其進入歐洲尋求庇護，幽暗無助之中尋探僅有的一絲光明。海面上成群的遊客及海鳥，恣意享受陽光，海面下深黑寒冷，游著一批批逃離的渡客，沒有明天般的奮力向前。
MEDI

藉由『故事影像徵件計畫』募集大家的信念製作成故事葉，並將它們集結成一棵故事樹，以此與參觀者互動，邀請大家分享自己的故事，讓更多的正面信念交織茁壯。

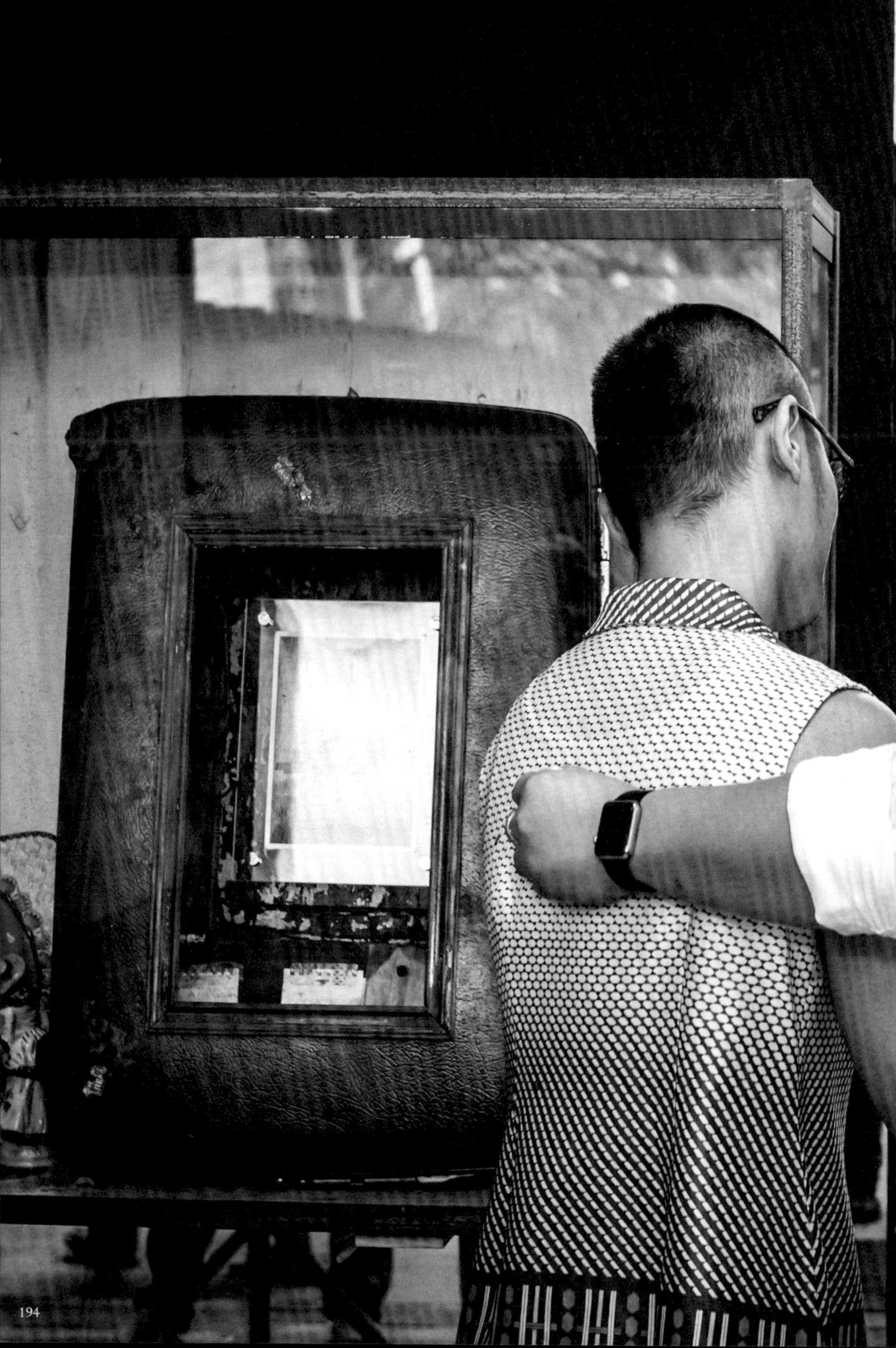

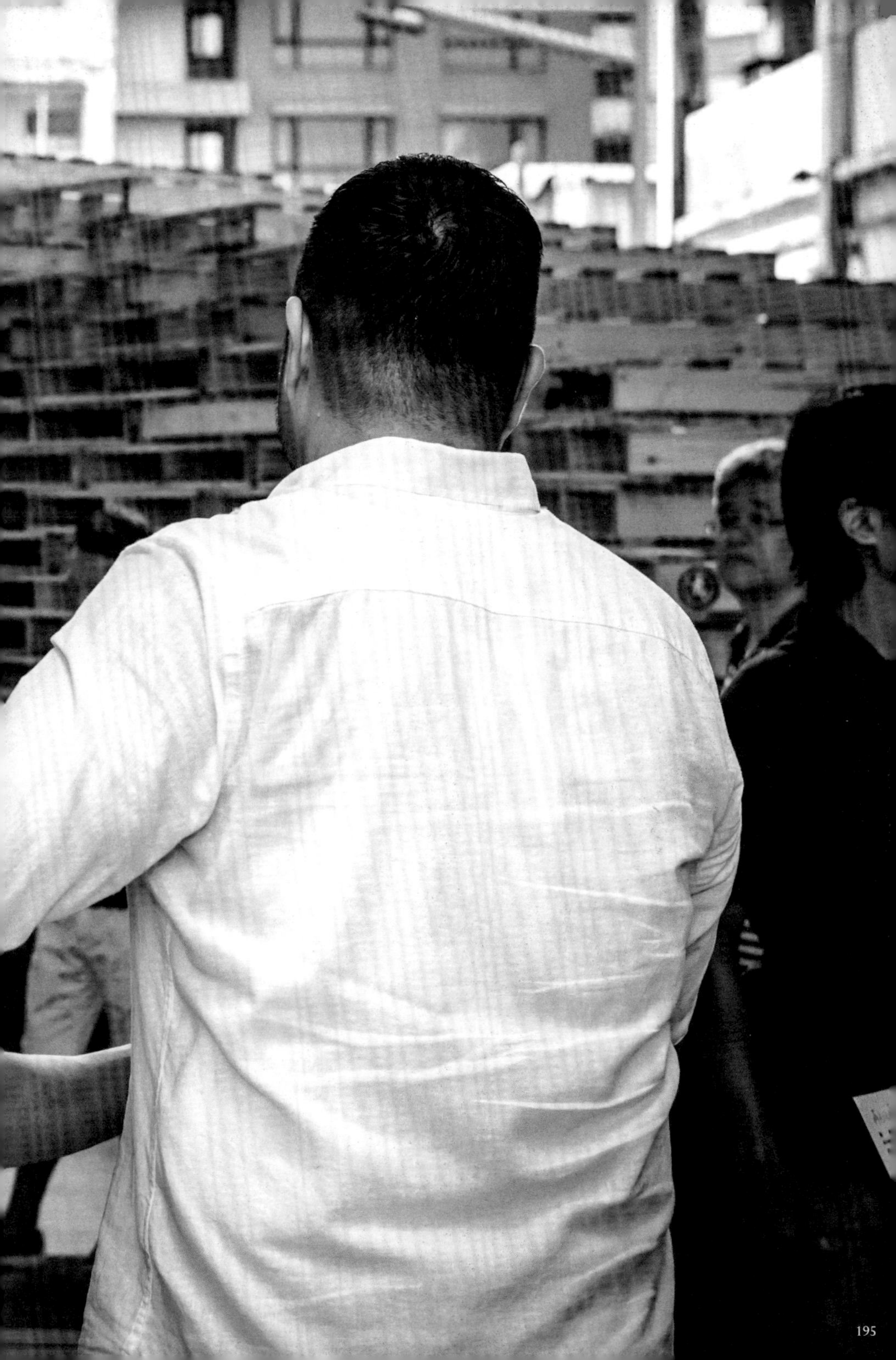

謝謝你們，這些故事才能看見光

故事會引來故事，故事也照亮故事。在「再見之後再見」裝置展，我見到的不只是我自己的新生，新的故事加入，也彷彿讓這份新生的力量更茁壯，加入新的人、鼓勵更多人，這段新的旅程，也彷彿不是我一人而已。也許，這裝置展的意義，是參與的每一個人所完成的。

展覽期間，有創作同業前來鼓勵、有結婚新人取景、也有懷抱旅行夢的人來交流，以及我無法忘懷的故事。有個女孩關鍵字是 2817/5000；女孩說，她在網路搜尋敘利亞相關的資料，看見裝置展的消息，讀到我和她一樣，得面對親戚爭產風波與痛苦，所以她決定來看展。然而，她行動不太方便，醫生規定一天最多只能走 5000 步路程，而她把這天的 2000 步額度獻給了這個展覽。她無法久站，所以帶了板凳前來。我一邊導覽照片裡的故事，也一邊和坐在板凳上的她聊著人生歷程，那天下午，傾聽對方不同的信仰，也碰撞不同人生觀與共鳴，三個小時過去，我們給彼此一個很久很久，彷彿比三個小時還久的擁抱。

無法忘記的，還有那群不想說再見的小五生。有別於活蹦亂跳的學齡孩子，他們異常的安靜聆聽每幅照片錄音導覽，就像老師規定他們甚麼作業似的，用手機一篇一篇拍下照片與展場每個角落。我問帶隊家長，是否需要我親自導覽，他們客氣婉謝。直到我結束兩個團體導覽，家長跟在兩個小學生身後走過來，想請我對他們的手機說兩句話。原本以為僅需簡單的解說與打招呼，沒想到，他們想錄給還在加護病房與病魔對抗的同班同學，尚未度過危險期，所以他缺席了。他們如此專注，只是想當他的眼睛與腳，代替他到處看，讓他知道，這世界也有許多人跟他一樣，在不同的角落中掙扎著、發光著。錄下影片，要他絕不能輕易說再見，而是要和同學們繼續在學校見面。在生命之前，我的展覽顯得微不足道，然而，因為這些新加入的故事，讓這個裝置展有了真正的意義。我知道，這本書，也正在召喚這樣的意義。

包括這個展覽，還有這本書的完成，讓我重新再走了好幾回這段旅程，比行程本身獲得更多，一路上，最重要、最感謝的就是冠廷（Quentin）還有葉媽媽、葉爸爸，因為他們全心力的相信及支持，讓這一切從夢想有了開始，並逐漸具體成形，讓我了解到相信的可能；是你們指引了我向前走的方向。

謝謝金色二參的支持，讓我非常有幸能和幾位夥伴一起做些從未做過的夢，尤其是 Sam（蔡旭偉）的幫助，讓這本書有了全然不同的面貌；還有 PO（李惠康）耐心付出完成這本書的精彩設計，跟小季（何季澄）的插畫讓這本單薄的書有了豐富的層次，以及 Teddy（林柏勛）堅持不懈推動展覽；還有最強後盾的阿至（莊曜至）。

溫暖感謝仲儀及鈺喬、秀如所給予的協助及盡心付出，跟竅門設計的大哥（何忠堂）指點，讓展覽有更上一層的呈現，還有為了展覽所需的裝置作品，特地從國外寄包裹的 Tiena（杜婷如）、和帶給人幸福的 Christelle Lamy，以及逃難時提供住宿的小潘、阿珀。並謝謝明山、Anna 的協助。感謝盧澤山主任的題字，跟鄭麗雪老師的幫忙，簡嘉賢與周相君二話不說協助攝影，以及庭郁總是不斷給予幫助和鼓勵。

特別謝謝 Yinjen 耐心的幫助在路途上所經歷的種種，帶我看到更寬廣的世界跟可能，以及學會堅毅的韌性。

僅以這本書獻給我的母親
還有在黑暗之中用力發光的每一樁故事

地中海逃生手冊

Every Step of the Way

作　　者　施權峰
總 編 輯　蔡旭偉（金色三麥內容發展中心）
封面設計　Hui Kang Li (cargocollective.com/huikangli)
排　　版　Hui Kang Li
插　　畫　何季澄
策展監製　林柏勛（金色三麥內容發展中心）
展覽總監　曾鈺喬
展覽執行　莊曜至
展覽攝影　簡嘉賢
配 音 員　陳彥鈞

發 行 人　葉冠廷
出　　版　金色三麥食品行銷股份有限公司
地　　址　新北市三重區新北大道二段 260 號一樓
電　　話　+886-2-7716-6666
發行協力　行人股份有限公司（行人文化實驗室）
總 經 銷　大和書報圖書股份有限公司
電　　話　+886-2-8990-2588

印　　刷　崎威彩藝
版　　次　二〇一六年九月初版一刷
定　　價　四〇〇元

ISBN　978-986-93604-0-1

地中海逃生手冊 / 施權峰作 . -- 初版 . -- 新北市 : 金色三麥，2016.10
面； 公分
ISBN 978-986-93604-0-1(平裝)

1. 旅遊文學 2. 世界地理

719　　105016301